Kontaktadresse nach EU-Produktsicherheitsverordnung:
produktsicherheit@droemer-knaur.de

DROEMER

Über den Autor:

Professor Dr. med. Karl H. Beine, geboren 1951, war bis 2020 Chefarzt am St.-Marien-Hospital Hamm und Professor für Psychiatrie und Psychotherapie an der Universität Witten/Herdecke. In seiner aktuellen Studie zu Tötungen in Krankenhäusern und Pflegeheimen hat er im Herbst 2018 mehr als 5000 Ärzt*innen und Pflegekräfte zu ihrer Praxis bei Lebensverkürzungen befragt. In dieser Taschenbuchausgabe präsentiert der Autor die Ergebnisse dieser Befragung erstmals einem breiten Publikum.

Karl H. Beine

Tatort Krankenhaus

Ein kaputtes System macht es den Tätern leicht

DROEMER

Besuchen Sie uns im Internet:
www.droemer.de

Aus Verantwortung für die Umwelt hat sich die Verlagsgruppe Droemer Knaur zu einer nachhaltigen Buchproduktion verpflichtet. Der bewusste Umgang mit unseren Ressourcen, der Schutz unseres Klimas und der Natur gehören zu unseren obersten Unternehmenszielen.
Gemeinsam mit unseren Partnern und Lieferanten setzen wir uns für eine klimaneutrale Buchproduktion ein, die den Erwerb von Klimazertifikaten zur Kompensation des CO_2-Ausstoßes einschließt.
Weitere Informationen finden Sie unter: www.klimaneutralerverlag.de

Eigenlizenz 2021
Vollständig überarbeitete Taschenbuchausgabe

Redaktion: Claudia Krader, München
Covergestaltung: ZERO Werbeagentur, München
Coverabbildung: Duda Vasilii / shutterstock.com
Satz: Adobe InDesign im Verlag
Printed in Germany
ISBN 978-3-426-30187-6

5 4 3 2

Inhalt

Vorwort zur Taschenbuchausgabe

Das ist die Situation in deutschen Krankenhäusern: Viel zu wenig schlecht bezahlten Helfern wird viel zu viel Arbeit aufgebürdet. Niemand muss deshalb zum Täter werden und widerrechtlich Patienten töten. Doch unter solchen Verhältnissen sinkt die Hemmschwelle, wird das Wegschauen begünstigt und die Aufdeckung von Straftaten erschwert.

Davon erzählt dieses Buch. Von ursprünglich hoch motivierten, aber letztlich haltlosen Helfer*innen, die vor den Augen ihrer Kolleg*innen in ihrer einsamen Sprachlosigkeit zu Mörder*innen geworden sind. Es ist das Zusammenwirken von spezifischen Persönlichkeitsanteilen mit äußeren Umständen, die eine destruktive Abwärtsspirale auslösen. Die langen Tatzeiträume und die hohen Opferzahlen sind mitverursacht durch eine Krankenhauswirtschaft, in der nicht das Patientenwohl, sondern Profit zur zentralen Stellschraube geworden ist. So ist das System selbst zur Gefahr geworden.

Kaum ein Ort, an dem wir uns sicherer fühlen und mehr Vertrauen haben als im Krankenhaus. Kaum ein Ort, an dem ein verstorbener Mensch weniger Aufsehen erregt als im Krankenhaus. Kaum ein Ort, an dem Tötungen schwieriger zu erkennen sind, als im Krankenhaus, wenn ein Helfer das tatsächlich will.

Umso besorgniserregender sind die Ergebnisse einer eigenen Studie, an der sich 2507 Ärzte*innen und 2683 Pflegekräfte aus deutschen Kliniken im Herbst 2018 beteiligt haben. 278 Ärzt*innen und 117 Pfleger*innen räumten ein, während ihrer Berufstätigkeit selbst schon aktive Sterbehilfe praktiziert zu haben, und zwar in 680 Fällen. 46 Ärzt*innen und 27 Krankenpfleger*innen, hatten in den 24 Monaten vor der Befragung sogar das Leben von Patienten aktiv und vorsätzlich bei 325 Patient*innen beendet, obwohl sie »kein Mal« um Sterbehilfe gebeten worden waren. Im Lichte dieser Ergebnisse wird die schon vorher zweifelhafte Rede von den Einzelfällen noch einmal fragwürdiger. Tötungen in deutschen Kliniken sind mit hoher Wahrscheinlichkeit nicht so selten, wie wir das vermuten und wie wir es uns wünschen. Vieles deutet auf ein großes Dunkelfeld hin.

Bis zu meiner Pensionierung im Januar 2020 war ich selbst mehrere Jahrzehnte Teil dieses Gesundheitssystems. Den kritischen Blick auf gefährliche Fehlentwicklungen zu erhalten und für Veränderungen zu arbeiten war mir nur möglich, weil ich in zahllosen Gesprächen und Gesten so viel Unterstützung bekommen habe von Patient*innen, Angehörigen, Kolleg*innen und last not least von meiner Familie. Diese Erfahrungen und Bindungen haben dieses Buch mitgeschrieben: danke!

Vor mehr als drei Jahrzehnten hat mein ärztlicher und akademischer Lehrer, Herr Professor Dr. Dr. Dörner, die Initialzündung für die Auseinandersetzung mit diesem Thema bewirkt. Auch er hat dieses Buch mitgeschrieben: danke!

Karl H. Beine,
im Frühjahr 2021

Wunsch und Wirklichkeit

Wenn wir krank werden, sind wir auf Hilfe angewiesen. Niemand kann sich den Tumor selbst herausoperieren, das kaputte Bein schienen oder den Wundverband eigenhändig anlegen. Wir brauchen dafür Unterstützung. Wenn es sich nicht vermeiden lässt, gehen wir in eine Klinik.

Dort erwarten wir Hilfe von Ärzt*innen und Pflegekräften, die Zeit für uns haben. Von ihnen möchten wir erfahren, was uns fehlt, wie wir behandelt werden können und wie unsere Aussichten sind. Sind wir selbst nicht dazu in der Lage, soll man uns waschen, kämmen, beim Anziehen und Zähneputzen helfen und beim Essen unterstützen. Wenn wir den Notknopf am Bett drücken, erwarten wir schnell den Beistand einer Pflegekraft. Wir wünschen uns kompetente Behandlung und Pflege sowie Zeit und ein offenes Ohr für unsere Sorgen oder die unserer Angehörigen.

Soweit die Wunschvorstellung. Mit der Wirklichkeit hat sie in vielen Kliniken leider wenig zu tun. Ärzt*innen und Pflegekräfte arbeiten dort an der Belastungsgrenze. Das war schon so, bevor im Januar 2020 die Corona-Pandemie begann. Seitdem ist es noch schlimmer geworden.

Helfer*innen werden wegen des Personalmangels zur Arbeit ins Krankenhaus beordert, sogar dann, wenn sie Kontakt mit Infizierten hatten oder selbst krank sind. »Arbeitsquarantäne« oder »Pendelquarantäne« nennt man das. Die Mitarbeitenden in Gesundheitsberufen sind ohnehin einem sehr viel größeren Infektionsrisiko ausgesetzt als die Allgemeinbevölkerung (Fischer-Fels, 2020). Durch solche Praktiken wird dieses Risiko noch erhöht.

Die Pandemie hat im Jahr 2020 die Wurzel des Übels überdeutlich gemacht. Die marktorientierte Krankenhausfinanzierung führte dazu, dass im Pflegebereich ein drastischer Stellenabbau stattfand. Krankenhäuser sind zu Wirtschaftsbetrieben geworden, die sich rentieren müssen.

Grundlage für die Bezahlung der Krankenhäuser durch die Krankenkassen sind die Fallpauschalen, die sogenannten DRGs (Diagnosis Related Groups). Geld fließt nur noch pro »Fall«. Die tatsächlichen Kosten des Krankenhauses spielen in diesem Vergütungssystem keine Rolle mehr. Der Geldbetrag, der erstattet wird, steht schon fest, bevor Art und Umfang von Diagnostik und Therapie festgelegt wurden. Der weitere Verlauf variiert ohnehin in weiten Grenzen. Deswegen werden Diagnostik und Therapie so gestaltet, dass die Vergütung vorteilhaft für das Krankenhaus ist. Die Preise für die Behandlung jedes einzelnen Patienten werden dafür mit einem unfassbar bürokratischen Aufwand ermittelt.

In anschließenden flächendeckenden »Abrechnungsschlachten« zwischen Krankenhäusern und Krankenkassen ist eine unüberschaubare Anzahl von Menschen damit beschäftigt, auf Kassenseite Rechnungen zu kürzen und auf Krankenhausseite das Geld einzutreiben. Als Folge dieser »Schlachten« beschäftigen beide Parteien, von Anwälten beraten, regelmäßig die Sozialgerichte. Nicht auszudenken, wie viele Menschen in den Krankenhäusern plötzlich Zeit für Patienten haben könnten, gäbe es ein einfaches und unbürokratisches Finanzierungssystem.

Einstweilen herrscht die Marktlogik: Mehr Nachfrage ist gut fürs Geschäft. Je mehr Fälle, umso besser. Noch besser, je weniger Kosten dieses »Mehr an Fällen« verursacht. Wie jeder Wirtschaftsbetrieb müssen sich die Krankenhäuser um Wachstum bemühen – also darum, dass bei ihnen ständig neue Patienten eingeliefert werden. Das müssen sie auch deshalb, weil das gegenwärtige Preissystem die Kliniken zur Konkurrenz untereinander zwingt. Dabei gibt es in diesem »Geschäftsfeld« keinen fairen Wettbewerb, denn die dafür notwendigen »Kunden« sind Patienten, kranke Menschen. Und wenn man krank ist, kann man keine wirklich freie Entscheidung treffen.

Im Krankenhausbereich herrscht mittlerweile ein Wettbewerb um den höchsten Erlös. Viele gut bezahlte Operationen sind gut fürs Betriebsergebnis. Genaues Beobachten, geduldiges Abwarten und einfühlsame Gespräche mit Patient*innen werden dagegen entweder extrem schlecht oder gar nicht bezahlt.

Wie durch ein Brennglas werden heutzutage die Fehlentwicklungen deutlich, die eingeleitet wurden, lange bevor das neue Coronavirus um die Jahreswende 2019/2020 auf Menschen übergesprungen ist. Die in Deutschland derzeit praktizierte Art der Finanzierung verursacht Personalknappheit, besonders beim Pflegepersonal, unnötige Kosten und schlechte Ergebnisse. Außerdem entwertet sie die Helfer*innen und reduziert sie zu Eurobeträgen, die jeden Monat auf Kostenstellen verbucht werden.

Das System der Fallpauschalen brachte keine Erleichterungen im Krankenhausbetrieb, sondern führte zu einer überbordenden Bürokratie, die zusätzliche Zeit kostet. Überlastung, Hetze und Arbeiten am Limit waren schon im Normalbetrieb die Regel, in Zeiten von COVID-19 gerät der gesamte Ablauf auf den Stationen an seine Grenzen.

Ein gefährlich krankes System

Tötungen in Kliniken hat es schon immer gegeben. Man wird sie wahrscheinlich nie vollständig vermeiden können. Aber es gibt Umstände, die tatbegünstigend wirken. Hetze und Leistungsdruck, Personalmangel und ein verantwortungsloser Umgang mit Fehlern gehören dazu.

Der Systemwandel in den Krankenhäusern mit den Fallpauschalen führte zu mehr Krankenhauspatienten bei weniger Pflegepersonal. Daraus resultierten unerträgliche Arbeitsbedingungen und eine mangelhafte Versorgung der Patient*innen. In der Vergangenheit reagierten die Verantwortlichen in den Kliniken auf diese Zustände mit Gleichgültigkeit.

Rund 30 Jahre ist es her, dass 1990 eine Tötungsserie in der Westfälischen Klinik Gütersloh aufgedeckt wurde. Tatort war ein Krankenhaus, in dem ich selbst von 1982 bis 1988 zum Facharzt ausgebildet wurde und später als ärztlicher Direktor gearbeitet habe. Ein pflegerischer Kollege, den ich kannte, brachte damals Patienten um, die ich behandelt hatte.

Du sollst nicht töten. Dieses Gebot und Gesetz zählt zu den Tabus, die in unserer Zivilisation tief verankert sind. Vorsätzliche Tötungen werden hart bestraft. Wir sind fassungslos, wenn ein Mensch umgebracht wurde. Noch größer ist das Entsetzen, wenn der Tatort ein Krankenhaus und der Täter ein Helfer war. Schließlich sind die Opfer kranke Menschen, ebenso hilflos wie arglos. Sie hatten sich voll Vertrauen ins Krankenhaus begeben. Dort geschah dann, was niemand für möglich hielt: Patient*innen wurden von Helfer*innen umgebracht. Das ist erschütternd – für die Hinterbliebenen und die Öffentlichkeit, für jeden Einzelnen.

Wie kann so etwas geschehen, wie werden Helfer zu Tätern? Wie kann es sein, dass quasi vor den Augen von Kolleg*innen gemordet wird? Welche Umstände verringern oder erhöhen das Risiko für derartige Verbrechen? Können wir sie überhaupt verhindern? Das sind Fragen, die sofort von der Tagesordnung verschwinden, wenn nach dem Bekanntwerden einer solchen Mordserie Schrecken und erste Empörung verebben. Wir müssen uns diesen Fragen aber stellen. Jeder von uns kann jederzeit krank werden und auf ein Krankenhaus angewiesen sein. Wir müssen uns dort sicher versorgt wissen.

Im Sommer 2019 schockierten dann die Taten des Krankenpflegers Niels H. die Bevölkerung der Bundesrepublik. Er hatte über einen Zeitraum von mehr als fünf Jahren nachweislich 87 Patienten ermordet (Landgericht Oldenburg, 2019). Dieser Fall nimmt allein durch sein Ausmaß eine Sonderstellung ein. Eines ist jedoch gewiss: Seine berufliche Umgebung hat versagt. Sie hat es ihm viel zu leicht gemacht und vieles vertuscht. In den meisten anderen Fällen, von denen später berichtet wird, verhielt es sich leider ähnlich.

Werden solche Mordserien bekannt, dann treten die Verantwortlichen aus Politik und Verwaltung sofort vor die Kameras und reden stereotyp von Einzeltaten krimineller Psychopathen. Sie bestehen darauf, dass man nicht ganze Berufsstände unter Generalverdacht stellen dürfe.

Die Behauptung, es handle sich um Einzelfälle, ist jedoch gänzlich unbewiesen und höchstwahrscheinlich falsch. Sie lenkt von der eigenen Verantwortung dafür ab, dass aus dem Krankenhauswesen eine Krankenhauswirtschaft geworden ist. Genau diese »Vermarktung« hat zu Versorgungsdefiziten und zu dieser personellen Misere geführt. Die Ökonomisierung der Abläufe führte in den Krankenhäusern durch Personalabbau, mehr Bürokratie und eine größere Zahl von Patient*innen zu einer verschlechterten Versorgung kranker Menschen. Doch die Kritik an diesem System wird meistens fadenscheinig so umgedeutet, als handelte es sich dabei um eine bösartige Pauschalkritik an Pfleger*innen und Ärzt*innen.

Am 22. Januar 2019 war der Prozess gegen Niels H. in vollem Gange. An diesem Tag strahlte *Welt TV* ein Interview zum Thema aus. Studiogast war der amtierende Hauptgeschäftsführer der Deutschen Krankenhausgesellschaft. Er sagte unter anderem: »Ich kann fest behaupten, dass sich ein solcher Fall heute nicht wiederholen könnte.« (Hinrichs, 2019)

Vom Zeitpunkt dieses Interviews bis zum November 2020 sind in Deutschland allein im Klinikbereich zwei Krankenpfleger und ein Arzt verhaftet worden. Sie alle sind dringend verdächtig (Krafft-Dahlhoff et al., 2020), im Krankenhaus Patienten umgebracht (Gerber, 2019) oder es zumindest versucht zu haben (Hans, 2020).

Manipulative Statements wie das des Hauptgeschäftsführers der Deutschen Krankenhausgesellschaft zeugen von der Unkenntnis in Bezug auf Einflussfaktoren und Häufigkeit solcher Verbrechen im Krankenhaus. Sie gaukeln Patientensicherheit vor, wo es keine gibt, und erschweren so eine wirksame Prävention.

Die dauerhafte Überforderung der Beschäftigten im Gesundheitssystem ruft bei den Betroffenen zwangsläufig Ohnmachtsgefühle und Frustrationen hervor: Sie sehen die Defizite, können aber nichts verändern. Dieser Dauerstress ist gefährlich. Wenn unter ständigem Zeitdruck im Laufschritt gearbeitet wird, muss der arbeitende Mensch sich selbst schützen. Denn die Kraft reicht nicht, und es gibt keine Zeit und keine Energie für den umsichtigen und aufmerksamen Blick nach rechts und nach links. Man beschränkt sich auf das Dringlichste und blendet alles andere aus. So sieht die Arbeit in deutschen Kliniken aus. Jede und jeder ist froh, wenn er oder sie am Schichtende die Tür hinter sich zumachen und nach Hause gehen kann.

Gefährlich wird es dann, wenn Ärzt*innen oder Pflegekräfte gereizt reagieren, Gespräche abblocken, Patienten grob behandeln oder beschimpfen. Wenn fester zugepackt, geschubst oder an den Haaren gezogen wird. Wenn Kranken nicht verordnete Medikamente verabreicht werden. Sind dann die unmittelbaren Kollegen nicht aufmerksam, schweigen sie oder reagieren nicht, schreiten Vorgesetzte nicht ein oder vertuschen das Beobachtete gar, dann wird eine Grenze überschritten. Diese Grenzüberschreitung kann für Patient*innen lebensgefährlich werden.

Ohnehin sterben in deutschen Krankenhäusern täglich nicht nur deshalb Menschen, weil ihre Erkrankung tödlich wäre oder sie an Altersschwäche gelitten hätten. Nein, sie sterben durch ärztliche Fehleinschätzungen, falsche Medikamente und Therapien oder überlastetes Personal, das Fehler macht. Das Aktionsbündnis Patientensicherheit geht von 20000 vermeidbaren Todesfällen in der Krankenhausversorgung aus – jedes einzelne Jahr. (Schrappe, 2018)

Einfach mal »nachhelfen«

Es gibt einen weiteren, erschreckenden Grund für den Tod von Menschen in deutschen Krankenhäusern: Mitarbeiter*innen »helfen nach«, sie praktizieren »unverlangte Sterbehilfe«. Wahrscheinlich keine Seltenheit, wie eine eigene Studie zeigte.

Im Jahr 2015 wurde an der Universität Witten/Herdecke eine Untersuchung zur Arbeitssituation der Gesundheitsberufe und zur Einstellung der Beschäftigten zum Lebensende durchgeführt. Daran beteiligten sich 4629 Ärzt*innen, Kranken- und Altenpfleger*innen. Sie alle füllten umfangreiche Fragebögen aus.

Eine Frage dort lautete: »Haben Sie selbst schon einmal aktiv das Leiden von Patienten beendet?« Eine andere Frage: »Haben Sie in den vergangenen zwölf Monaten schon einmal von einem oder mehreren Fällen gehört, dass jemand das Leiden von Patienten aktiv beendet hat?«

Gibt jemand an, das Leben eines Patienten aktiv beendet zu haben, kann damit Unterschiedliches gemeint sein. Darunter dürften aber auch solche Fälle sein, bei denen es sich um Tötung auf Verlangen oder gar unverlangte Tötungen handelt.

Die Auswertung der Fragebögen ergab Erschreckendes: 172 Personen hatten in den vergangenen zwölf Monaten von absichtlicher Lebensbeendigung am eigenen Arbeitsplatz erfahren. 77 der Befragten bekannten, selbst vorsätzlich lebensbeendende Handlungen durchgeführt zu haben. Mehr als ein Drittel dieser Personen war dafür nicht um Hilfe gebeten worden. (Beine und Schubert, 2017) Das Studienergebnis war ein deutlicher Hinweis darauf, dass es wahrscheinlich mehr Tötungsdelikte in deutschen Krankenhäusern gibt als bisher angenommen.

Diese Annahme wird durch eine eigene Folgestudie erhärtet. im Zeitraum von September bis Dezember 2018 nahmen ausschließlich in deutschen Kliniken beschäftigte Ärzt*innen und Pfleger*innen an einer anonymen Online-Befragung teil. Die Ärzt*innen wurden bundesweit über die Kooperation mit einem Adressenverlag per E-Mail angeschrieben. Pfleger*innen wurden über eine berufsspezifische Anzeige in einem sozialen Netzwerk, über einen Hinweis im Newsletter des Deutschen Berufsverbandes für Pflegeberufe und im Pflegeportal *Bibliomed* um Teilnahme an der Untersuchung gebeten. Am Ende beteiligten sich 2507 Ärzt*innen und 2683 Pflegekräfte. Sie wurden gefragt, ob sie während ihrer Berufstätigkeit aktive Handlungen mit dem Ziel durchgeführt hatten, das Leben eines Menschen absichtlich zu beenden. 278 Ärzt*innen (11,04 Prozent) und 117 Pfleger*innen (4,17 Prozent) hatten bereits das Leben mindestens eines Patienten absichtlich beendet. (Beine, 2020)

Die Ergebnisse dieser Studie weisen erneut auf eine hohe Dunkelziffer von Tötungsdelikten im Krankenhaus hin, die man natürlich auch – beschönigend – »unverlangte Sterbehilfe« nennen kann. (Mehr dazu ab Seite 179.)

Arbeitsüberlastung macht es Tätern leicht

Der von der Ökonomisierung erzwungene Personalabbau mit seinen Folgen ist bei den bisher bekannt gewordenen Tötungsserien eine der Ursachen für die späte Aufdeckung und die hohen Opferzahlen. Das System erschwert das Erkennen von und den offenen Umgang mit Fehlentwicklungen.

Deswegen reicht es nicht, die Persönlichkeitsstruktur der Täter zu betrachten, um das abgründige Phänomen der Mordserien in Kliniken zu verstehen. Es reicht nicht, das Verhalten der Teams und der Vorgesetzten zu analysieren.

Hinzukommen muss der Blick auf eine Krankenhauswirtschaft, die vermeidbare Krankenhausaufenthalte verursacht, gleichzeitig Personal abbaut und die Beschäftigten zwingt, permanent gegen eigene fachliche und ethische Ansprüche zu verstoßen.

Wir müssen zur Kenntnis nehmen, dass es beängstigende Mordserien in Kliniken gibt, und versuchen, frühzeitig jene Menschen zu erkennen, die Gefahr laufen, zu Tätern zu werden. Wir müssen verhindern, dass politisch und administrativ Verantwortliche, Vorgesetzte und direkte Kolleg*innen durch Unkenntnis, Ignoranz, Untätigkeit oder durch aktives Vertuschen die Tatzeiträume verlängern und damit für höhere Opferzahlen mitverantwortlich sind.

Die Lehren aus der Pandemie

Die Pandemie hat deutlich gemacht, dass man Betten und Beatmungsgeräte relativ schnell beschaffen kann, Pfleger*innen und Ärzt*innen aber nicht. Systematischer Personalabbau über Jahrzehnte hinweg und miserable Gehälter führen dazu, dass der

Nachwuchs ausbleibt. Mangelnde Wertschätzung und Gleichgültigkeit wirken auf Dauer demotivierend.

Doch in der Pandemie wurden die Gesundheitsberufe auf einmal als »systemrelevant« erkannt. Es waren ein paar kleinere Verbesserungen geplant. Die »Pflege am Bett« sollte aus den Fallpauschalen herausgerechnet und über ein eigenes Pflegebudget finanziert werden. 2019 war für vier medizinische Disziplinen im Krankenhaus ein fester Personalschlüssel für die Pflege eingeführt worden, zwar äußerst knapp bemessen, aber immerhin. Im März 2020 wurde diese Maßnahme gleich wieder ausgesetzt. Eingeführt als wichtige Maßnahme zur Stärkung der Patientensicherheit wurde sie mit Beginn der Corona-Epidemie für verzichtbar gehalten. Es gab schlicht zu wenig Fachpersonal.

Es muss endlich Schluss sein damit, dass in deutschen Krankenhäusern Helfer*innen permanent in eine nicht tragbare Verantwortung für zu viele Patienten gezwungen werden. Was das für die Patientensicherheit bedeutet, kann man seit vielen Jahren wissen. Die erhöhte Arbeitsbelastung bei Pflegekräften führt zu einer erhöhten Sterblichkeit von Krankenhauspatient*innen. (Aiken et al., 2014)

Wo Menschen arbeiten, passieren zwangsläufig Fehler. Irren ist menschlich, auch im Krankenhaus. Gerade deshalb muss dafür gesorgt werden, dass dort gute Arbeitsbedingungen herrschen. Das medizinisch und pflegerisch Notwendige und die menschliche Zuwendung müssen gefördert werden.

Missstände an deutschen Krankenhäusern

Fluch der Ökonomisierung

All jene, die Tag für Tag und Nacht für Nacht in deutschen Kliniken ihren Dienst an Menschen leisten, haben Respekt, Achtung und eine bessere Bezahlung verdient. Sie leiden seit Jahren unter den Arbeitsbedingungen. Sie wissen, wie es sich anfühlt, dreißig oder mehr Patienten allein versorgen zu müssen und eigentlich ständig für zu viele notleidende Menschen gleichzeitig da sein zu sollen.

Den Pfleger*innen, Ärzt*innen und Therapeut*innen, die in Kliniken ihre Arbeit tun, geht es schlecht und mit ihnen ihren Patienten. Die Mitarbeiter sind gehetzt, arbeiten im Dauerstress. Kein Wunder. Die Arbeitslast, besonders für Pflegende, ist in den letzten 25 Jahren stark angestiegen. Eine Pflegekraft muss heute deutlich mehr Kranke versorgen als noch vor zehn Jahren. Außerdem sind die Patient*innen älter und bleiben kürzer auf den Stationen. Die Folgen sind entsprechend: Stress und Erschöpfung, Hetze und Frust.

Es fehlt an Zeit für eine angemessene und vor allem menschenwürdige Versorgung. Damit wir uns richtig verstehen: Krankenhäuser sind keine Sehnsuchtsorte. Das brauchen sie auch nicht zu werden. Aber sichere Orte, an denen uns in der Not geholfen wird, das müssen sie sein und bleiben.

Wir vertrauen den Menschen, die dort arbeiten. Wir verlassen uns darauf, dass ein Arzt weiß, was er tut, und Pflegekräfte ihre Arbeit gut machen. So wie wir unsere Kinder in Krippen und

Kitas erzieherischem Personal anvertrauen, so möchten wir uns selbst den Mitarbeitenden in Krankenhäusern anvertrauen.

Sie können jedoch ihre Aufgabe nicht erfüllen, wenn sie, wie Wirtschaftsbetriebe, nach marktwirtschaftlichen Prämissen funktionieren sollen. Wenn anstelle der kompetenten medizinischen oder pflegerischen Versorgung die Wirtschaftlichkeit im Vordergrund steht. Ein Pflegemitarbeiter sagt dazu deutlich: »Es geht nicht mehr um den Patienten, sondern es geht um gut vergütete Leistung, um Geld.«

Das früher obligatorische Mitarbeiterfrühstück fällt mittlerweile häufig aus. Teambesprechungen finden oft nur noch zwischen Tür und Angel statt. Pflegekräfte und Mediziner*innen hetzen von Bett zu Bett, immer darauf bedacht, dass niemand zu Schaden kommt und die Station optimal belegt ist, um »Erlösausfälle« zu vermeiden. Unter diesen Voraussetzungen bleibt nur noch Zeit für das Nötigste. Keine Zeit mehr fürs Beobachten, für Beziehungspflege, für Gespräche, auch mit Angehörigen.

Vertrauensvolle Gespräche, das Erkennen von Bedürfnissen und Verhaltensbeobachtungen jedoch sind unverzichtbare Grundpfeiler für eine gute Versorgung, brauchen aber Zeit. Die Helfer*innen können weder in der nötigen Ruhe ihrer Arbeit nachgehen, geschweige denn, ihre Arbeit ausreichend reflektieren, wozu auch der Austausch mit dem Team gehört.

Außerdem zählt der Umgang mit Sterben, mit Leid und mit Tod in den Krankenhäusern zum Alltag – damit sind viele zwangsläufig überfordert. Jedem von uns würde es genauso gehen. Diese Arbeitsbedingungen führen dazu, dass viele Pflegekräfte und Ärzte ihre Arbeit nur noch freudlos und angestrengt tun.

Auch Patienten und Angehörige begreifen in der Regel schnell, dass das Krankenhaus nicht der Ort ist, für den sie es gerne halten möchten. Kranke merken, dass sie nicht die Aufmerksamkeit, die Informationen und die Betreuung bekommen, die sie sich wünschen und die ihnen zustünde. Oft verstehen sie nicht, was Ärzte ihnen erklären. Oder noch schlimmer: Niemand erklärt ihnen irgendetwas. Angehörige müssen sich im Klinikalltag damit abfinden, dass sie den Tagesablauf, die medizinische Routine stören. Sie halten mit ihren Fragen auf, werden abgewimmelt, belächelt oder zuweilen auch unfreundlich abgewiesen. (Berndt, 2013)

Solche Verhältnisse sind gefährlich, sie machen krank und verhindern Heilung. Patient*innen brauchen tragfähige Beziehungen zu den Pflegenden. Sie müssen spüren, dass man sich wirklich um sie kümmert. Das ist ein wichtiger Faktor, um gesund zu werden oder um die letzte Lebensphase würdig zu gestalten.

Für die Pflegekräfte ist Zeit eine Grundvoraussetzung dafür, dass sie ihre Aufgaben gut erfüllen können. Achtsamkeit im Umgang mit Patienten und die Zeit für den kollegialen Austausch sind unverzichtbar, um mit den Belastungen überhaupt zurechtzukommen. Keiner lässt vorsätzlich Patienten eine Stunde vor ihrem Mittagessen sitzen, ohne zu helfen. Niemand verwechselt in der Eile absichtlich den Blutdrucksenker mit dem Herz-Rhythmus-Medikament. Selbst die Krankenhaushygiene leidet seit Jahren unter dem Arbeitsdruck.

All diese Umstände tragen auch dazu bei, dass es nicht auffällt, wenn Kolleg*innen sich unter diesem Druck verändern, sich zurückziehen und verbittert werden. Es ist nicht verwunderlich, dass Achtsamkeit und Empathie abhandenkommen, dass sich Gleichgültigkeit und Zynismus entwickeln.

Kranke Menschen sind keine Kunden, Pfleger*innen, Ärzt*innen und Therapeut*innen keine Dienstleister*innen. Und Gesundheit ist keine Ware. Wenn die Beziehungen von Patient*innen zu ihren Helfer*innen zum Geschäftskontakt verkümmern, hat das Folgen für uns alle.

Geld heilt nichts

Wenn Kraft und Zeit nicht mehr für den umsichtigen und achtsamen Blick nach rechts und nach links reichen, dann muss man sich auf das Dringlichste beschränken und alles andere ausblenden. »Das ist eigentlich ein schöner Beruf, aber nicht zu diesen Bedingungen«, so formulierte es eine Krankenschwester.

In ihrer Not reagieren manche Pflegekräfte und Ärzt*innen mitunter sogar ablehnend oder barsch, was natürlich weder der Genesung der Patienten noch dem eigenen Wohlbefinden dient. »Nach 16 Stunden Notaufnahme, da wird der nächste Patient zum Feind«, so formulierte es neulich ein Arzt.

Manche machen nur noch Dienst nach Vorschrift, andere reduzieren auf Teilzeit, einige werden krank. »Ich gehe ständig mit dem Gefühl nach Hause, meine Arbeit nicht gut gemacht zu haben«, sagt eine Pflegerin. Das demotiviert, macht krank. Im Durchschnitt halten es Krankenpfleger und -schwestern nur sechs Jahre in ihrer Einrichtung aus, dann wechseln sie die Stelle oder gar den Beruf (Simon et al., 2010).

Diese Zustände sind seit Jahrzehnten bekannt, lange hat das niemanden interessiert. Inzwischen versucht die Politik gegenzusteuern. Der Fachkräftemangel in Krankenhäusern ist zum Thema geworden, aber schnelle Hilfe ist nicht in Sicht. Zu sehr haben die Gesundheitsberufe durch Gleichgültigkeit, mangelnde Wertschätzung und schlechte Bezahlung in den vergangenen Jahrzehnten an Attraktivität verloren. Das jahrzehntelange Sparen am Personal rächt sich bitter.

Zeitdruck und Stress machen unachtsam und fehleranfällig. Einen eindrucksvollen Beleg für diese alte Weisheit liefert das Experiment von Darley und Batson. Sie schickten dafür Studierende mit dem Auftrag in ein Nachbargebäude, dort einen Vortrag zu halten. Einem Drittel der Studierenden wurde gesagt, es wäre noch viel Zeit, dem mittleren Drittel, sie müssten sofort los, und dem Rest, sie wären zu spät dran. Auf dem Weg zum Vortragsort trafen die Untersuchungsteilnehmer überraschend auf einen am Boden liegenden, offenbar hilfsbedürftigen alten Mann, der hustete und stöhnte. Das Ergebnis: Von den Studierenden mit viel Zeit halfen 63 Prozent, von denen ohne Zeitdruck 45 Prozent und von denen in Zeitnot nur zehn Prozent. Ausschlaggebend für die Bereitschaft, Hilfe zu leisten, war der Zeitdruck. Viele sagten später, sie hätten den hilfsbedürftigen Menschen zwar gesehen, wären aber wegen des Zeitdrucks so in Gedanken gewesen, dass sie die Situation nicht wirklich wahrgenommen hätten. (Darley und Bateson, 1973)

So ist es im wirklichen Leben auch. Unter Zeitdruck steigt die Wahrscheinlichkeit, dass eine Situation nicht die nötige Beachtung erfährt und folglich auch als »nicht so wichtig« ausgeblendet wird. In genau solche Situationen werden die Mitarbeiter*innen in deutschen Krankenhäusern dauerhaft gezwungen. 2007 wurden in Deutschland 17,2 Millionen »Fälle« im Krankenhaus behandelt. Zehn Jahre später waren es 19,5 Millionen »Fälle«. Hinzu kommt, dass die Kranken im Durchschnitt älter geworden sind und mehr statt weniger Zuwendung brauchen.(Statistisches Bundesamt, 2018b)

Eine Studie zeigt, dass Klinikärzt*innen nur in 13 Prozent ihrer Arbeitszeit direkten Kontakt mit Patient*innen haben. Das ist etwa die Hälfte der Zeit, die Ärzt*innen vor dreißig Jahren am Patientenbett verbrachten. (Chaiyachati et al., 2019)

Dieser Mangel an Zeit für direkte Patientenkontakte ist ein wichtiger Grund für die Unzufriedenheit vieler Krankenhausmitarbeiter*innen. Bei einer Befragung des Marburger Bundes von 6200 Ärzt*innen beklagten zwei Drittel der Beschäftigten in Krankenhäusern, dass ihnen für die Behandlung ihrer Patienten nicht ausreichend Zeit zur Verfügung steht (Marburger Bund, 2017).

Im Jahr 2000 waren 332 269 pflegerische Vollkräfte in deutschen Krankenhäusern beschäftigt. Nachdem 2007 mit 298 325 der Tiefststand (Deutsche Krankenhausgesellschaft, 2015) erreicht wurde, ist die Anzahl der pflegerischen Vollkräfte wieder auf 328 327 im Jahr 2017 gestiegen (Deutsche Krankenhausgesellschaft, 2020). Die derzeitige Personalausstattung in der Pflege entspricht also knapp dem Niveau von 1995 (Klauber et al., 2018:70).

Es ist die jahrzehntelange systemisch verursachte Personalknappheit, die Mitarbeiter*innen dazu zwingt, an ihrer Belastungsgrenze und darüber hinaus zu agieren. Viele Mitarbeiter*innen sagen im Gespräch, dass sie ihre Arbeit trotzdem gern machen. Sie wollen helfen, damit es Menschen besser geht, aber sie merken oft, dass die Arbeitslast zu hoch ist, um wirklich gute Arbeit zu machen. Überforderung macht hilflos, Hilflosigkeit macht verzweifelt und Verzweiflung aggressiv. Die Folgen sind schlimm.

Pflege am Limit

Ein Kollege, nennen wir ihn Thomas, ist Mitte fünfzig. Seit vielen Jahren arbeitet er als Stellvertretender Pflegedienstleiter auf einer großen kardiologischen Intensivstation. Er sagte: »Noch bevor schwerwiegende Fehler passieren, merkt man, dass etwas nicht stimmt.«

Sein Beispiel: Ein Patient bekommt mit mehr als einer Stunde Verspätung sein Mittagessen. Er braucht Hilfe, kann sich nicht allein versorgen. Aber weil andere Dinge wichtiger sind, bleibt die Mahlzeit erst einmal stehen. Das ist für sich genommen noch kein Fehler, »aber meinen Kindern würde ich das nicht zumuten.« Im Krankenhaus, fügte er bitter hinzu, wären zuerst die Patienten die Leidtragenden, dann würden die Pflegekräfte missbraucht. »Wir sind es, die mit unserem Gewissen klarkommen müssen.« Manchmal würde er gerne kündigen, aber als Familienvater sei das nicht so leicht.

Auch Sabine, die seit dreißig Jahren in der Pflege arbeitet, würde am liebsten etwas anderes machen. Mit vier Kolleg*innen ist sie zuständig für 45 Betten – in den letzten Monaten waren sie sogar oft nur zu dritt.

Sabine brach vor einem Jahr mitten im Dienst zusammen. Kollaps, totale Überlastung. Das war ihr schon einmal passiert, einige Jahre zuvor, auf einer anderen Station. An ihrer derzeitigen Arbeitsstelle wären die Arbeitsbedingungen lange ganz in Ordnung gewesen, doch die Situation hätte sich kontinuierlich verschärft. Sie liebte ihr Team, machte ihre Arbeit mit Leidenschaft. Und jetzt fürchtete sie, dass genau das ihr Problem sein könnte. »Ich bin Perfektionistin«, sagte sie. »Und ich sehe, wenn ich die Arbeit nicht machen kann, die eigentlich gemacht werden müsste. Weil zu wenig Personal da ist. Das macht mich fertig.« Sie hätte schon lange keine Zeit mehr, um Patienten gründlich zu waschen. Und das wäre noch das geringste Problem.

Das ganze System wäre nur noch für eine Minimalversorgung ausgelegt. »Eigentlich dürften wir nur in das Zimmer reingehen, Blutdruck messen, Tabletten hinstellen, Pflaster wechseln, rausgehen. Mehr ist nicht drin. Wir haben aber viele alte, schwer kranke Leute auf Station, die man komplett versorgen muss. Das können wir nicht leisten, deshalb sind wir froh, wenn uns Angehörige einen Teil der Arbeit abnehmen.« Auf die Frage, ob das denn dann nur Arbeiten wie Hilfe beim Essen oder Waschen beträfe, blieb ihre Antwort zunächst aus. Sabine starrte eine Zeit lang ins Leere. »So sollte es sein. Natürlich.«

Zwischen den Zeilen konnte man deutlich heraushören, dass es auch für andere Dinge nicht mehr reicht. Die Situation verschärft sich zusätzlich zur Urlaubszeit oder wenn Kollegen krank sind. Dann muss unter Umständen ein Pfleger 15 zusätzliche Patienten mit übernehmen. Sogar offiziell heißt es dann, jetzt könne schon mal »von den Standards abgewichen werden«.

Sabines Geschichte ist eine von vielen, an der sich aufzeigen lässt, wie Personalknappheit und Arbeitslast zuerst Auswirkungen auf die Kranken haben und dann auf die Mitarbeitenden. Patient*innen können nur unzureichend versorgt werden. Pfleger*innen werden aufgrund der Überlastung krank, können und/oder wollen zu diesen Bedingungen nicht mehr in ihrem Beruf arbeiten.

Was könnten die Mitarbeiter aus den Krankenhäusern tun, um die Situation zu verbessern? Das Arbeitsrecht sieht die Möglichkeit vor, dass ein Arbeitnehmer bei Vorgesetzten eine Überlastungsanzeige machen kann. Wer seinen Arbeitgeber über eine akute Belastung in Kenntnis setzt, kann für etwaige Fehler in dieser Zeit schwerlich verantwortlich gemacht werden.

Konkret hilft das dem Überlasteten allerdings nur wenig weiter. Verfasst man eine solche Überlastungsanzeige, ändert sich zunächst einmal nichts. Man muss im Alltag trotzdem irgendwie klarkommen.

Wie eine Pflegerin einmal resigniert zu diesem Thema bemerkte: »Nach so einer Anzeige wird ja niemand Neues hergezaubert. Das Team muss das irgendwie schaffen. Und wenn dann einer wegen einer Belastungsanzeige vielleicht eine zusätzliche Pause bekommt, muss der Rest das wuppen. Da überlegt man sich schon, ob man so was macht. Zumal man nie weiß, was das langfristig für Konsequenzen nach sich zieht und ob es einen nicht den Job kosten kann.«

Trotzdem würden sich die Überlastungsanzeigen auf ihrer Station häufen. Klinikleitung, Ärzte und Mitarbeiter sollten in der steigenden Anzahl der Anzeigen ein Zeichen sehen. Ebenso in den typischen Angaben von Patient*innen in Bewertungsbögen über ihren Aufenthalt. Hektisches Personal und fehlende Erklärungen werden häufig beklagt. Für die Mitarbeiter wäre dieses Feedback zwar frustrierend, aber unvermeidbar, weil es die Realität wiedergäbe.

Im Grunde müsste es einen großen Aufstand geben. Doch resigniert erklärte die Krankenschwester: »Wir sind alle zu gutmütig.« Man übte den Beruf aus, weil man eben irgendwie sozial eingestellt wäre – und weil man sich die Situation schönredete.

Für Pflegekräfte wie auch für viele Ärzt*innen ist klar: Das finanzielle Betriebsergebnis ist das Maß der Dinge im Krankenhausalltag. Die Verwaltung hat aber nur wenig Einblick in die medizinischen Abläufe, gleichwohl wird dort bestimmt, wie es im Krankenhaus zu laufen habe.

Sabine, jene Krankenschwester, die die Überbelastung mit einem Kollaps büßen musste, sagte dazu: »Da fühle ich mich absolut vernachlässigt und verarscht, wenn mir dann einer sagt, ihr müsst noch schneller machen.«

Der Pflegedienstleiter einer Intensivstation pflichtete ihr bei. Wenige Betriebswirte wüssten, wie ein Krankenhaus funktioniere. Trotzdem wäre das Einzige, was zählte, die Fallzahl. Die Pflege hinge immer vom Etat des jeweiligen medizinischen Bereichs ab und litte an dem Problem, zu teuer zu sein – allein aufgrund des notwendigen Personals. Er bedauerte, dass der Berufsstand der Pflege sich in seinem Unternehmen, wie er die Klinik nannte, nicht positionieren könnte. Gegen die fortschreitende Ökonomisierung hätte es keine Widerstände gegeben, keine Gegenargumente. Im Gespräch mit ihm fielen auch die Worte »Opferrolle« und »Abwärtsspirale.« Der Ökonomisierungsprozess hätte vor allem eines mit sich gebracht: »Wir dünnen die Qualität in der Fläche aus, um punktuell leisten zu können, was gefordert ist.«

Sebastian ist Ende vierzig und Pfleger auf einer Herzstation. Er bedauerte, dass man »mehr die medizinischen Dinge und die organisatorischen und logistischen Abläufe verwaltet, als dass man sich wirklich ganzheitlich um den Patienten kümmern kann.« Seiner Meinung nach ordneten die Krankenhäuser sich zu sehr dem von der Politik und den Kassen auferlegten Fallpauschalensystem unter. Alles, was diese Unterordnung nach sich zog, hielt er für eine falsche Entwicklung: erzwungene Fallzahlsteigerungen, kürzere Liegezeiten, vor allem auf der Intensivstation. Dem Diktat der Ökonomie folgend müsste man Patienten schneller auf die Normalstation verlegen. »Früher haben wir Patienten noch aufgepäppelt, das ist heutzutage nicht mehr drin.«

Besonders zu kämpfen hätten seiner Meinung nach kardiologische Stationen, die frisch operierte Herzpatienten aufnehmen müssen. »Diese Kranken sind pflegerisch aufwendig!« Wenn er mitbekäme, dass von 35 Patienten nur fünf selbstständig auf die Toilette gehen können, dann würde er auf der kardiologischen Station aushelfen, sagte er. Eine Dauerlösung wäre das wegen der hohen eigenen Arbeitsbelastung aber nicht.

Eine Kollegin von der Kardiologie konnte ihm nur zustimmen. Sie sagte, der Stress hätte in den letzten zwei Jahren deutlich zugenommen. »Wir haben einfach viele Patienten, die direkt von den Wachstationen kommen.« Beispielsweise nach Eingriffen an den Herzklappen. Die Frischoperierten, so schilderte sie, blieben einen Tag auf der Intensivstation, dann würden sie bereits verlegt. »Diese Patienten können nicht viel, manche sind verwirrt, und alle muss man mobilisieren.« Das kostet Zeit. Ihr Fazit: »Eigentlich ist es unmenschlich, was gefordert wird. Das ist nicht zu schaffen.«

Eine pflegerische Stationsleitung beschrieb den ganz normalen Arbeitsalltag so: »Ich arbeite immer unter Druck. Auf der Station gibt es 45 Betten, das Telefon klingelt nonstop. Patient A muss zum Röntgen, Patient B bekommt einen Herzkatheter, muss vorher aber noch ein Langzeit-EKG machen. Wenn ich jemanden zum Röntgen begleiten muss, dauert das, und ich bin weg von der Station, kann mich also nicht um andere Patienten kümmern. Permanent prasseln Informationen auf einen ein, nichts darf vergessen werden.« Das alles sei »schon sehr dicht«. Es klang, als würde sie sich selbst Mut zusprechen, wenn sie sagte: »Es gelingt mir in der Regel, ruhig zu bleiben.« Man müsste nach Kräften versuchen, alles irgendwie am Laufen zu halten. Dass da auch einiges durch das Raster fiele, wäre logisch. »Ich führe oft keine korrekte Reinigung bei den Patienten durch, säubere höchstens Gesicht, Zähne und vielleicht den Genitalbereich.«

Viel schlimmer als diese Katzenwäsche fand sie, dass ihr keine Zeit mehr für Gespräche bliebe. Die meisten Patienten hätten einen großen Redebedarf, müssten schließlich ja auch aufgeklärt werden. »Manche fragen mir regelrecht Löcher in den Bauch«, sagte sie, und fast klang es wie ein Vorwurf. Hinzu kämen die besorgten Angehörigen, die sich vor Ort oder über das Telefon ein Bild vom Krankheitszustand des Patienten verschaffen wollten.

Angehörige mit ihrem berechtigten Bedürfnis nach Aufklärung oder auch nur einem anteilnehmenden Gespräch schienen für viele Pflegekräfte ein echtes Problem zu sein. Nicht wenige klangen genervt, als sie darüber sprachen. Natürlich könnte man das Bedürfnis nach Aufklärung verstehen, aber die Zeit, die sie mit solchen Gesprächen verbrächten, fehlte ihr bei der restlichen Arbeit, erklärte die Intensivpflegerin eines städtischen Klinikums.

Auf ihrer Station lag eine junge Frau, die gerade einen Suizidversuch hinter sich hatte. Mit fünfzig Pillen eines Medikaments, das gegen epileptische Anfälle verwendet wird, hatte sie versucht, sich das Leben zu nehmen. Nun lag sie im künstlichen Koma, während Ärzte und Pfleger versuchten, das Gift aus ihrem Körper herauszubekommen.

Die Intensivschwester schilderte, wie sie der verzweifelten Mutter und der weinenden Schwester der Patientin erklärte, was geschehen war und wie es weitergehen würde. Als eine halbe Stunde später der Bruder der Patientin kam und ebenfalls nachfragte, verwies sie ihn an die Mutter. Man möge sich doch bitte innerfamiliär auf einen Ansprechpartner einigen, der die Informationen dann weitergeben könnte. Ihr Vorschlag stieß auf Verwunderung, die Familie fühlte sich brüskiert. Als der Bruder später noch einmal nachfragte, holte die Schwester genervt die diensthabende Ärztin. »So etwas ist nicht toll, aber am Ende bleibt einem nichts anderes übrig.«

Gespräche mit Patienten und Angehörigen werden zur lästigen und unangenehmen Pflicht. Berücksichtigt man die Arbeitsbelastung und die geringe Zahl der Pflegekräfte, ist das verständlich. Jeder, der in den vergangenen Jahren selbst im Krankenhaus war oder Angehörige dort hatte, weiß, dass die Zuwendung zu Patienten mit ihren körperlichen und seelischen Nöten die Ausnahme ist. Überfordertes und gehetztes Pflegepersonal, eilige und geschäftige Ärzt*innen, die keine Zeit haben für ein aufklärendes Gespräch oder ein gutes Wort, sind die Regel. Der Mensch mit seinen Ängsten scheint zu stören.

Den meisten Krankenhausmitarbeitern ist dieses Missverhältnis bewusst. Dagegen tun können sie kaum etwas. »Viele meiner Kollegen blenden das aus, sonst könnten sie sich nicht mehr im Spiegel ansehen. Die meisten von uns sind mit großem Idealismus in diesen Beruf gegangen, in der Realität, so wie sie derzeit ist, kommt man da schnell an seine Grenzen«, erklärte eine Intensivpflegerin.

Alle Gespräche belegten die große Unzufriedenheit, die unter Mitarbeitern im Pflegebereich herrscht. Eine eigene Studie an der Universität Witten/Herdecke bestätigte 2015 diesen Eindruck: Befragt wurden 5055 Mitarbeiter des Gesundheitssystems, knapp drei Viertel kamen aus dem Bereich der Pflege. Über 40 Prozent der Krankenpfleger*innen gaben an, mit ihrer beruflichen Situation unzufrieden zu sein. (Heukroth, 2016)

Kranke Helfer*innen

Unzufriedenheit macht krank und ist eine der Ursachen dafür, dass Krankenhausmitarbeiter*innen häufiger ausfallen als Beschäftigte in anderen Branchen. Kurzfristige Krankschreibungen sind an der Tagesordnung. Vollzeitkräfte reduzieren auf Teilzeit. Mitarbeiter, die der körperlichen Belastung nicht mehr standhalten, lassen sich versetzen oder gehen vorzeitig in Rente. Wenig erstaunlich, wenn man bedenkt, dass seit Einführung der Fallpauschalen etwa 35 000 Stellen in der Klinikpflege abgebaut wurden. (Simon, 2008)

Krankenhausverwaltungen fahren unterschiedliche Strategien, um mit einem Personalausfall umzugehen. Einige haben einen Mitarbeiterpool, der bei Bedarf angerufen werden kann. Das allerdings wird umso schwieriger, je mehr Teilzeitkräfte in der Pflege arbeiten. Derzeit sind es 58 Prozent (Statistik der Bundesagentur für Arbeit, 2020). Denn in dieser Situation führt jeder zusätzliche Dienst dazu, dass sich Überstunden ansammeln, die aufgrund der dünnen Personaldecke nicht wieder abgebaut werden können. In vielen Kliniken wird dieses Problem auf dem Rücken der Mitarbeiter ausgetragen. Sprich: Wenn einer ausfällt, müssen die anderen eben mehr leisten.

Andere Stationen haben einen sogenannten Hintergrunddienst eingeführt, der nicht mit pflegerischen Arbeiten betraut ist, sondern der sich beispielsweise um die Dokumentation kümmert. Theoretisch wird dieser Dienst von vornherein im Monatsplan als Puffer für den Tag- und Nachtdienst vorgehalten. Er kann daher bei kurzfristigen Krankheitsfällen einspringen. Aber sobald zwei Mitarbeiter gleichzeitig krank sind, kann es eng werden. Außerdem gibt es eine Einschränkung: Wenn die Mitarbeiter ohnehin schon durch Überstunden belastet sind, wird der Hintergrunddienst oft nicht mehr eingeplant. Aus Kostengründen, wen wundert es. Folglich liegen die Krankheitstage in den Gesundheitsberufen deutlich über dem Durchschnitt aller Beschäftigten (Kliner et al., 2017:34).

Wenn Pflegekräfte krank werden oder von Vollzeit auf Teilzeit reduzieren, kann sich dahinter auch eine Ausweichstrategie verbergen. Um dem Arbeitsstress aus dem Weg zu gehen oder um das wiederherzustellen, was man heute als Work-Life-Balance bezeichnet. Eine Krankenpflegerin sagte dazu: »Ich arbeite drei Tage, dann habe ich mindestens drei Tage frei. Nur so kann ich die Belastung schultern.«

Leisten kann sich das in diesem Job aber nur, wer keine Familie zu ernähren hat. Eine Krankenpflegekraft in der höchsten Gehaltsstufe verdient monatlich brutto etwa 3200 Euro, eine Intensivpflegekraft etwas mehr.

Fehlermeldungen kümmern keinen

Im Zusammenhang mit mangelnder Fehler- und Kommunikationskultur kritisierten ausnahmslos alle unsere Gesprächspartner das Fehlermeldesystem CIRS. Die Idee, anonym über Fehler oder Vorkommnisse berichten zu können, wäre grundsätzlich nicht schlecht. In vielen Kliniken gäbe es entsprechende Meldebögen, die ausgedruckt oder elektronisch verschickt werden könnten. Allerdings: Oft gibt es einfach niemanden, der sich um die Fehlermeldungen kümmert, sie bearbeitet und dafür sorgt, dass Konsequenzen gezogen werden.

Ein Arzt sagte dazu: »Entweder die Zettel bleiben liegen, oder die gleichen Leute, die schon vorher Bescheid wussten, sind jetzt wieder zuständig. Dabei kommt nichts raus.«

In einigen Krankenhäusern werden nur einzelne Fälle bearbeitet, das Gros der eingereichten Meldungen vermodert unbearbeitet im Posteingang. Ärzte und Pflegekräfte schilderten, dass diese Form der Nachlässigkeit und Ignoranz seitens der Verantwortlichen dazu führte, dass im Laufe der Zeit kaum jemand eine solche Meldung abschickte. Zu groß ist der Frust darüber, dass Beobachtungen unbeachtet und damit folgenlos blieben. Auch hierin liegt eine weitere Ursache für das häufig resignative Arbeitsklima.

Diese Umstände verstärken die Erfahrung, dass es keine Rolle spielt, ob Fehler passieren oder nicht. Es interessiert niemanden wirklich und hat keine Konsequenzen.

Einige der labilen Helfer, die im Laufe der Zeit allmählich zu Tätern werden, deuten – gefangen in ihrer Privatlogik – die Untätigkeit der anderen als stillschweigendes Einverständnis.

Ein Pflegedienstleiter meinte dazu lapidar: »Wo gehobelt wird, da fallen Späne – auch im Krankenhaus.«

Vier Tötungsserien aus Deutschland

Folgen des Wegsehens

Betrachtet man die Psychogramme von Serientätern im Krankenhaus, dann fällt Folgendes sofort auf: Das Bild des krankhaften Psychopathen, der nicht weiß, was er tut, und sich nicht steuern kann, greift zu kurz. Es sind meist verschlossene, unsichere Menschen, die lange unauffällig bleiben und ein normales Leben führen. Die in der Rückschau festgestellten psychischen Störungen waren vorher nicht ohne Weiteres zu erkennen. Generell ist es schwierig, frühe Warnzeichen richtig zu interpretieren und präventiv zu handeln. So ein Vorgehen erfordert aufseiten aller Beteiligten Sensibilität, Achtsamkeit und Aufklärungswillen.

Nun sieht das deutsche Strafrecht vor, dass ein Mensch unter bestimmten Voraussetzungen vermindert oder gänzlich schuldunfähig ist. Nämlich dann, wenn eine schwerwiegende psychische Störung festgestellt wird. Das war bei keinem der in diesem Buch geschilderten Täter*innen der Fall.

Belastende Arbeitsbedingungen, mangelnde Anerkennung und schlechte Bezahlung rechtfertigen in keiner Weise ein gewaltsames Verhalten gegenüber Patienten oder gar deren Ermordung. Aber permanenter Zeitdruck und Stress reduzieren Aufmerksamkeit und Aufnahmefähigkeit. Sie machen nicht nur anfällig für Fehler, sondern auch für Grenzverschiebungen. Man schaut weg, wenn man Fehler bemerkt, um nicht zusätzlich Zeit zu verlieren.

»Na ja, so schlimm war es ja nicht. In Box zwei die Infusion, die kann nicht warten, und die Medikamentengabe in Box eins muss noch dokumentiert werden. Ach ja, die Angehörigen der Neuaufnahme warten auch noch.« Solche und ähnliche Situationen sind seit Jahrzehnten Alltag in deutschen Krankenhäusern. »Wir sind erschöpft, überarbeitet und ausgelaugt. […] Wir arbeiten hier mit schwer kranken Menschen zusammen und nicht mit leblosen Gegenständen«, heißt es in einem Brief, den die Pfleger*innen der Hamburger Asklepios Klinik Sankt Georg im Juni 2016 geschrieben haben (Gnirke et al., 2016). Personalmangel, keine Zeit für Patienten, keine Zeit für Reflexion, keine Zeit für den kollegialen Austausch und erst recht keine Zeit für die nötigen Pausen. Die Linderung der momentanen Not schwer kranker und sterbender Patienten ist allemal wichtiger.

Die beharrlichen Hinweise der Pflegenden, Ärzte und Ärztinnen auf diese Missstände in den vergangenen Jahrzehnten sind wirkungslos geblieben. Die Sorgen und Nöte wollte in einem kollektiven Verdrängungs- und Verleugnungsprozess kaum jemand zur Kenntnis nehmen, derweil die Gewinne der privaten Klinikbetreiber gestiegen sind.

Tagtäglich erfahren die Beschäftigten im Gesundheitswesen so ihre Ohnmacht und Hilflosigkeit gegenüber bestimmten Krankheitsverläufen und im Hinblick auf die Personalnot. Weist man ständig auf Gefahren hin und wird damit nicht ernst genommen, steigt die Anspannung. Es entsteht ein Nährboden für Gleichgültigkeit. »Ich kann ja sowieso nichts machen.« – »Das ist jetzt echt nicht meine Baustelle.« So berichtete eine Kollegin über einen gravierenden Fehler, den sie beobachtet hatte, und ihren Umgang damit.

Vor einem dauerhaften Übermaß an Leiden müssen Menschen sich schützen, sich desensibilisieren. So fällt es fast zwangsläufig viel zu spät auf, wenn Kollegen oder Kolleginnen mit der Situation nicht zurechtkommen, aus der Rolle fallen und sich unangemessen verhalten.

Ohne Anspruch auf Vollständigkeit werden in diesem Buch 38 abgeurteilte Tötungsserien dokumentiert, die sich in Krankenhäusern ereignet haben. Im deutschen Sprachraum ist allein in der jüngeren Vergangenheit eine Reihe von Tötungsserien gerichtsbekannt geworden (siehe Fallübersicht am Ende des Buches). Erläuterungen zu medizinischen Fachausdrücken und Medikamenten gibt es im Glossar.

Im Folgenden wird an vier deutschen Beispielen die Entwicklung vom Helfer zum Täter beschrieben. Die Persönlichkeitsveränderungen werden in der Rückschau erkennbar. Zudem wird deutlich, wie stark die Reaktionen der Kolleginnen und Kollegen das Verhalten der Täter*innen beeinflussen. Es zeigt sich, dass der Umgang von Vorgesetzten mit ersten Hinweisen entscheidenden Einfluss auf Tatzeiträume und Opferzahlen hat. Anhand der Beispiele werden Entwicklungen nachvollziehbar, die mit Bagatellen beginnen und mittels schleichender Grenzverschiebungen am Ende zu tödlichen Konsequenzen führen.

Der Fall Niels H.

Die nachfolgende Darstellung basiert auf Gerichtsakten, den Urteilen des Landgerichts Oldenburg vom 6. Juni 2019, vom 26. Februar 2015, vom 23. Juni 2008 und vom 22. Dezember 2006 sowie eigenen Prozessbeobachtungen.

Am 6. Juni 2019 wurde Niels H. wegen Mordes an 85 Menschen verurteilt. In einem vorangegangenen Gerichtsverfahren war er bereits wegen zweifachen Mordes zu einer lebenslangen Freiheitsstrafe verurteilt worden.

Seit 2006 wurden insgesamt vier Gerichtsprozesse geführt, um die Wahrheit herauszufinden. Umgebracht hat Niels H. die Menschen an seinen Arbeitsplätzen, den Intensivstationen der Kliniken Oldenburg und Delmenhorst. Denn er ist ausgebildeter Krankenpfleger und Rettungsassistent.

Niels H. mordete stets nach dem gleichen Muster. Er spritzte Patienten die Überdosis eines Medikaments, um einen lebensbedrohlichen Notfall zu provozieren. Meist verwendete er dafür Gilurytmal®. War dann der Ernstfall eingetreten, versuchte er seine Opfer zu »retten«. Er liebte den Nervenkitzel, war süchtig nach dem Kick von Reanimationen, wollte mit seinen Fähigkeiten glänzen und als Retter hofiert werden.

Seinen mörderischen Weg begann Niels H. im Juni 1999 auf der Intensivstation 211 des Klinikums Oldenburg. Dort brachte er 29 Menschen um, ohne dass dies zunächst strafrechtliche Konsequenzen hatte. Im Gegenteil. Ausgestattet mit einem guten Zeugnis schied er am 14. Dezember 2002 in Oldenburg aus und trat am nächsten Tag seinen Dienst im Klinikum Delmenhorst an, wo ihm weitere 58 Menschen zum Opfer fielen.

Erst im Juli 2005 wurde er festgenommen. Er war damals 28 Jahre alt, verheiratet und Vater einer kleinen Tochter.

Über den gesamten Zeitraum der Ermittlungen gegen ihn hinweg hat Niels H. hartnäckig gelogen. Die Oldenburger Staatsanwaltschaft hat das Verfahren gegen ihn verzögert. Zwei Kliniken haben sich nach Kräften bemüht, die Vorfälle unter den Teppich zu kehren. Das hat dazu geführt, dass einige seiner Taten verjährt sind und Entschädigungsfristen überschritten wurden. Die Wahrheitsfindung wurde durch die Länge der verstrichenen Zeit extrem erschwert. Viele Hinterbliebene werden die tatsächliche Ursache für den Tod ihrer Angehörigen wohl nie erfahren.

Vom ängstlichen Jungen zum Pfleger

Niels H. wurde 1976 geboren und wuchs zusammen mit seiner Schwester im Elternhaus in Wilhelmshaven auf. Er verhielt sich altersgemäß, war normal und unauffällig wie andere Kinder auch, so liest und hört man, wenn die Kindheit von Niels H. zur Sprache kommt. Nicht einmal eine deutlich sichtbare Missbildung der rechten Ohrmuschel schien ihn zu beeinträchtigen, obwohl er auf diesem Ohr nichts hörte.

Auch im Kindergarten erinnerten sich die Erzieher*innen an nichts Auffälliges. »Ein Kind, wo man sagen würde, mit Liebe zu Hause behütet, sehr gut erzogen, sehr ordentlich – einfach unauffällig. Dann kann man sich das nicht vorstellen, dass so ein Junge so einen Weg geht«, so eine seiner Erzieherinnen. Er spielte gerne mit Lego, schwärmte später für Modern Talking und Rudi Völler. (Gerlach, 2018)

Aber er war auch ein ängstliches Kind, das nicht alleine sein konnte. Verließen die Eltern das Haus, verfiel er in Panik, weil er die fixe Vorstellung hatte, Mutter und Vater kämen nicht wieder. Später litt er zusätzlich unter Höhen- und Flugangst.

Ab 1982 besuchte Niels H. die Grundschule. Die Lehrer haben Niels H. zwar nicht als besonders ehrgeizig in Erinnerung behalten, aber als sportlich. »Der Junge war gut integriert und anerkannt, Jungs wie Mädchen mochten ihn. Ein angenehm unauffälliger Typ.« Rücksicht auf andere habe er genommen, empathisch sei er gewesen, fällt einem anderen Lehrer ein: »Niemals hätte ich von ihm gedacht, dass er sich so entwickeln würde.« Eine Mitschülerin beschreibt ihn als einen »liebenswerten, lustigen Kerl«. Einige Mädchen seien in Niels verliebt gewesen, auch sie habe eine Zeit lang für ihn geschwärmt. (Gude et al., 2018)

Sein Traumberuf in Kinderzeiten: Feuerwehrmann. Schon als

kleiner Junge war er fasziniert von Rettungsabenteuern und den Männern, die aktiv ins Geschehen eingriffen, auch wenn's gefährlich wurde. Jedem Blaulicht lief Niels hinterher und hörte sogar den Polizeifunk ab. Aber ein Handicap beim Hören, Höhenangst und dann Feuerwehr – das passte nicht zusammen. So wurde er am Ende nicht Feuerwehrmann, sondern Krankenpfleger, wie sein Vater und Vorbild. Der arbeitete als engagierter und anerkannter Pfleger in Wilhelmshaven. Seine Patienten begegneten ihm auf der Straße mit Dankbarkeit und Respekt.

Die Schule verließ Niels H. mit einem Sekundarabschluss I. Nach einem Jahr auf einer berufsbildenden Schule begann er 1994 die Ausbildung zum Krankenpfleger in Wilhelmshaven, im gleichen Krankenhaus, in dem auch sein Vater arbeitete. Er zog zu Hause aus und zusammen mit einem Freund in eine Wohnung im Personalwohnheim.

Zwischen dem dreizehnten und achtzehnten Lebensjahr hatte Niels H. seine »erste große Liebe« erlebt. Mit Beginn der Ausbildung ließ er sich jedoch auf flüchtigere Beziehungen ein. Am Wochenende gab's reichlich Alkohol. In dieser Zeit begann Niels H. auch, gelegentlich Tilidin® und Tramal® zu nehmen. Unter den Auszubildenden war er anerkannt und wurde sogar zum Kurssprecher gewählt. Bald darauf lernte er eine neue feste Partnerin kennen und zog mit ihr zusammen.

Niels H. spielte mit Begeisterung Fußball, schaffte es bis in die A-Jugend und musste den Sport dann aufgeben, weil er wegen der Ausbildung nicht genügend Zeit für das Training hatte. Fußball war seine Leidenschaft. Ein schönes Tor sei wie eine gelungene Reanimation, erzählte er später.

Von klein an hatte sich Niels H. Mühe gegeben, Aufmerksamkeit zu bekommen und im Mittelpunkt zu stehen. Das ließ ihn sowohl zum allseits beliebten Klassenclown als auch zum Rädelsführer werden. Später stellte er bei sich eine Art Sensationslust fest. Geschah etwas Schlimmes, schaute er hin und nicht weg. Bald spürte er den Wunsch in sich, selbst ein Retter zu sein.

1997 machte Niels H. sein Examen zum Krankenpfleger. Ein Jahr später schloss er die Zusatzausbildung zum Rettungsassistenten erfolgreich ab. Wie er selbst berichtete, ging es ihm bei der Arbeit in seiner Ausbildungsklinik gut. Er bekam viele positive Rückmeldungen – nicht von allen, aber von den meisten Patienten.

Seine Beziehung endete, und Niels H. wohnte vorübergehend wieder bei seinen Eltern, bis er mit seiner neuen Freundin zusammenzog. Aber auch diese Liaison endete nach wenigen Monaten. Er kam ein weiteres Mal zurück nach Hause. Kurze Zeit später lernte er wieder eine Frau kennen, mit der er dann in Wilhelmshaven in einer gemeinsamen Wohnung lebte.

Bei der Arbeit an der Klinik in Wilhelmshaven wurde es ihm schnell zu langweilig. »Das kann doch nicht alles gewesen sein«, dachte er. Auch Vorgesetzte rieten ihm irgendwann zu einer Veränderung.

Wechsel nach Oldenburg

Am 15. Juni 1999 wechselte er an das Klinikum Oldenburg, in die Herzchirurgie. Fast zeitgleich mit Niels H. trat dort ein neuer Chefarzt seinen Dienst an, ein renommierter Herzchirurg. Damit erhöhte sich die Zahl der schwierigen und komplizierten Eingriffe am Herzen. Arbeitsanfall und Belastung wurden spürbar größer. Niels H. gefiel das. Schwer krank seien die Patienten da gewesen, häufig nicht ansprechbar und abhängig von Apparaten. »Hier ist die Action, hier wirst du was«, war sein Gedanke.

Schon nach einigen Wochen Anleitung konnte er selbstständig arbeiten, kam gut bei Kollegen und Vorgesetzten an. Hilfsbereit, freundlich und offen sei er gewesen. Mumm habe er gehabt und eine große Klappe. Ein netter Typ, freundlich und zugewandt. So wurde er von den Oldenburger Kollegen und Kolleginnen charakterisiert. »Der hat gut gepasst auf die damalige Herzchirurgie«, meinte einer.

Ende 2000 trennte sich seine damalige Freundin von ihm. Die gemeinsame Wohnung wurde aufgelöst. Von da an lebte er alleine in Oldenburg. Er begann, vor allem abends mehr Alkohol zu trinken, um abschalten zu können. Tagsüber nahm er mitunter Tilidin® oder Tramal®, um mit dem Stress besser fertigzuwerden. Niemandem fiel bei der Arbeit sein Alkoholkonsum oder der Tablettenmissbrauch auf. Die Frage, warum er Alkohol und Drogen brauchte, um zu funktionieren, stellte er sich nicht.

Vereinzelt war später von ehemaligen Kollegen zu hören, Niels H. sei nicht ehrlich gewesen, sei ein Angeber, spiele sich auf.

Anfang der 2000er-Jahre galt der Pfleger als engagiert und als jemand, der sich bereitwillig um besonders schwierige Fälle kümmerte. Seine Vorgehensweise bei Reanimationen wurde als kompetent und entschlossen anerkannt. Einmal nahm er sogar einer etwas zögerlichen Kollegin den Reanimationswagen aus der Hand. Niels H. konnte sehr gut intubieren, wurde dafür auch gelobt, was ihm sichtlich guttat. Die Ärzte waren froh, wenn Niels H. Dienst hatte. Sie klopften ihm auf die Schulter. Jeder Handgriff bei ihm habe gesessen, er sei immer federführend gewesen.

Alles nur Zufall?

Einigen der Kolleg*innen fiel mit der Zeit auf, dass Niels H. bei Reanimationen sofort zur Stelle war, sich geradezu vordrängte. In späteren Vernehmungen war dann auch von Gerüchten die Rede.

Im Oktober 2000 gab es für die gesamte Belegschaft der Station von Niels H. eine gemeinsame Segeltour ans Ijsselmeer. »Wenn die alle wüssten, was ich getan habe«, dachte er damals. Erst knapp 19 Jahre später stand fest, dass er damals bereits mindestens drei Patienten getötet hatte.

In dieser Zeit unterhielt Niels H. für einige Monate eine Beziehung mit einer etwas älteren, vorgesetzten Kollegin auf seiner Station. Natürlich habe es einen gewissen Reiz für ihn gehabt, dass die ältere Chefin sich für ihn interessierte. »Ein Verhältnis zu haben mit der stellvertretenden Stationsleitung kann von Vorteil sein«, so Niels H. im November 2018 vor Gericht.

Mit ihr redete Niels H. über Kollegen, die keine Ahnung hätten, über die Angst der Assistenzärzte vor Reanimationen und deren fehlendes Wissen. Die Beziehung endete jedoch nach kurzer Zeit, gefolgt von einer Liaison mit einer anderen Kollegin, die ebenfalls nicht von Dauer war.

Psychisch ging es ihm zu dieser Zeit nicht gut. Er litt unter Ängsten und suchte sich deshalb einen Psychiater. Der sprach von einem depressiven Syndrom mit häufigen Angstattacken, verordnete Antidepressiva und empfahl Niels H. eine Psychotherapie, die er aber nie in Angriff nahm.

Ein Kollege berichtete bei einer Befragung, dass es häufig Notfälle gegeben habe, wenn Niels H. im Dienst war. Viele Pfleger hätten etwas geahnt, behaupteten er und andere ehemalige Kollegen. Doch es wurde geschwiegen, weil die Pflegedirektorin das so gewollt hätte. Das Klinikum könne sich nicht noch einen Skandal leisten, soll sie gesagt haben.

Zeitgleich sorgte das Oldenburger Klinikum nämlich aus ganz anderen Gründen für bundesweite Schlagzeilen. Oldenburger Ärzte hatten Patienten verunreinigtes Kontrastmittel gespritzt. Zwei Menschen starben. (Holm, 2001) Auch das bundesweit berühmt gewordene Oldenburger Baby war noch nicht vergessen.

Der Junge mit Trisomie 21 hatte seine eigene Spätabtreibung 1997 überlebt. Man ließ das Kind in der Oldenburger Klinik neun Stunden lang in ein Handtuch gewickelt unversorgt liegen, bis jemandem auffiel, dass der Junge lebte. (Guido et al., 2015)

Das schwarze Wochenende

Das Wochenende vom 14. bis zum 16. September 2001 auf der Oldenburger Intensivstation muss »der Horror« gewesen sein, so schilderte es jedenfalls eine Krankenschwester, die damals mit Niels H. gemeinsam Nachtdienst hatte. Auch 17 Jahre später erinnerten sich alle ehemaligen Kollegen und Kolleginnen im Zeugenstand an dieses »schwarze Wochenende«. Niels H. gab zu, dass er an jenem Wochenende mehrmals »manipuliert« habe.

Fünf Patienten wurden allein in der Nacht vom 14. zum 15. September 2001 auf der Oldenburger Intensivstation mehrfach reanimiert. Drei Menschen starben. Grauenvoll sei es gewesen, so eine Krankenschwester. Von Zimmer zu Zimmer seien sie gerannt. Einmal sei der Alarm losgegangen, und sie sei ins Zimmer gelaufen. Da sei Niels H. schon da gewesen und habe eine Spritze in der Hand gehabt. Sechs Reanimationen in einer Nacht – die letzte gegen sechs Uhr morgens. Verunsicherungen und Gerüchte nahmen nach dem »schwarzen Wochenende« zu. Doch danach ermordete Niels H. weitere 57 Patienten.

Zunehmende Verdachtsmomente

Bereits in der Zeit vor diesem Wochenende war vielen aufgefallen, dass Niels H. sehr oft bei Reanimationen präsent war. Die meisten hatten das für Zufall gehalten. Das änderte sich nun.

Niels H. stand von diesem Zeitpunkt an unter Beobachtung, einige misstrauten ihm inzwischen. Es fiel auf, dass eine Reihe von Patienten viel Kalium im Blut hatte. Keiner konnte sich das damals erklären.

Viele Mitarbeiter*innen berichteten bei den späteren Ermittlungen von ständigen »Kaliumhoch-Diskussionen«. Häufige Laborkontrollen, ständige Beratungen und die Anweisung der Stationsleitung, auf Kalium besonders zu achten, brachten keine Aufklärung. Die hohen Kaliumwerte traten weiterhin auf.

Eine frühere Kollegin erinnerte sich an zwei Situationen, in denen es von ihr betreuten Patienten plötzlich schlechter ging und sie sich gefragt habe, ob Niels H. etwas damit zu tun haben könnte. Sie hätte ein ungutes Gefühl bekommen und Niels H. barsch aufgefordert, von ihren Patienten wegzubleiben. Der stellvertretende Stationsleiter Johann K. meinte, sie solle nicht so sein, Niels H. habe nur helfen wollen.

Der Chefarzt nahm die Angelegenheit ernster, wies auf die häufige Präsenz und den Aktionismus von Niels H. bei den zahlreichen Reanimationen hin und forderte seine Oberärzte auf, besonders auf ihn zu achten.

Einer der Oberärzte meinte später, allen wäre das Verhalten von Niels H. bereits vorher aufgefallen. Es war die Zeit, in der verdächtige Spitznamen auftauchten. Es war die Rede vom »Sensen-Högel« oder vom »Todes-Högel«.

Nach dem »schwarzen Wochenende« bat der Chefarzt den pflegerischen Stationsleiter, die Namen der anwesenden Pflegekräfte zum Zeitpunkt von Reanimationen und Todesfällen zu dokumentieren. Anhand dieser Liste wurde deutlich, dass Niels H. in diesen Fällen sehr viel häufiger präsent war als andere Pflegekräfte.

Die Liste wurde vom Chefarzt, dem pflegerischen Stationsleiter, dem Geschäftsführer und der Pflegedirektorin ausführlich besprochen. Der Stationsleiter wollte die Polizei informieren, wurde aber ausgebremst. Eine Gefährdung der Abteilung, ja des gesamten Krankenhauses aufgrund von vagen Verdachtsmomenten und Zufällen sei nicht zu akzeptieren, so das Votum der Chefs. Der Stationsleiter schwieg – wohl auch, weil er um seinen Job fürchtete.

Am 28. November 2001 wurde dann im Ausbildungszentrum des Klinikums eine Dienstbesprechung für die Mitarbeiter*innen der Herzchirurgie anberaumt. Oberärzte, Assistenzärzte und viele Pflegekräfte waren anwesend, auch Niels H. Es ging um die unerklärlich hohen Kaliumwerte. Man kam überein, Kalium gesondert zu lagern, um Verwechslungen auszuschließen. Viele der Anwesenden konnten sich bei späteren Befragungen jedoch nicht mehr an diese Kaliumkonferenz und auch nicht an ihre Teilnahme erinnern.

Einen Tag nach der Kaliumkonferenz beantragte Niels H. seine Versetzung in die Anästhesie. Einem Vernehmungsbeamten schilderte er später, dass er gedacht habe, sie kämen ihm langsam auf die Schliche. Die Luft wurde dünn.

Vonseiten der Klinik hatte es bereits einige Bestrebungen gegeben, Niels H. zum Verlassen der Intensivstation zu motivieren. In einem Mitarbeitergespräch bekam er gesagt, dass sein Verhalten auf der Intensivstation nicht länger tragbar sei und er versetzt werden solle.

Kurz vor dem Wechsel in die andere Abteilung wurde von einer lautstarken Diskussion zwischen Niels H. und einem Vorgesetzten auf der Station berichtet. Am Ende hätte Niels H. gesagt, er würde dann jetzt eben auf die Anästhesie gehen. Es war also ein offenes Geheimnis, dass Niels H. die Intensivstation nicht freiwillig verließ.

Abschied mit Vorlauf

Am 10. Dezember 2001 begann Niels H. mit seiner Arbeit auf der Oldenburger Anästhesiestation. Reanimationen waren dort bis dato recht selten. Das änderte sich nun.

In den insgesamt neun Monaten, die Niels H. dort beschäftigt war, wurde mindestens fünfzehnmal reanimiert. Eine äußerst ungewöhnliche Tatsache, die für viel Gesprächsstoff sorgte. Im Kollegenkreis machte man sich Gedanken, weil Niels H. bei sehr vielen der Reanimationen dabei war und immer eine wichtige Rolle spielte. Teilweise unter spektakulären Umständen. Einmal im Fahrstuhl, ein anderes Mal im Schleusenbereich eines Operationssaals. Für besonderes Aufsehen sorgte eine Situation bei der Einleitung der Narkose vor einer Herzoperation. Als der Chefarzt der Herzchirurgie Niels H. sah, soll er geäußert haben, dass er ihn (Niels H.) hier nicht haben wolle. »Der bringt hier Leute um«, soll der Chefarzt gesagt haben. Danach durfte Niels H. für die Kardiochirurgie keine Narkosen mehr begleiten.

Ende August 2002 wandte sich Niels H. schließlich an den Betriebsrat. Aufgelöst und besorgt schilderte er, dass ihm überall mit Misstrauen begegnet werde – und das verstehe er nicht. Bei einem gemeinsamen Gespräch mit der Geschäftsführung und der Pflegedirektorin kam heraus, dass diese die Vertrauensbasis für eine weitere Zusammenarbeit nicht mehr gegeben sahen. Mehrfache Nachfragen des Betriebsrates brachten keine Klarheit über die Gründe dafür. Der Personalchef erklärte, er kenne den Fall, könne aber nicht mehr sagen. Der Betriebsrat hatte den Eindruck, dass »gemauert« wurde.

Nur wenige Wochen später, am 20. September 2002, musste wieder ein Patient im Aufwachraum der Anästhesiestation überraschend reanimiert werden. Niels H. hatte Herzrhythmusstörungen festgestellt. Der übliche Alarm war ausgeblieben.

Dieser unerklärliche Zwischenfall rief den Chefanästhesisten auf den Plan. In Absprache mit dem Geschäftsführer und der Pflegedirektorin zitierte er Niel}s H. zu einem Gespräch unter vier Augen. Es hieß, man habe kein Vertrauen mehr zu ihm, und machte ihm ein »Angebot«. Entweder er wechsle in den Hol- und Bringdienst oder er kündige und werde sofort freigestellt. Sein Gehalt wolle man dann für die nächsten drei Monate weiterzahlen und ihm ein gutes Arbeitszeugnis ausstellen.

In einem Gesprächsprotokoll des Betriebsrates vom 26. September 2002 heißt es, dass der damalige Geschäftsführer, Rudolf M., im kleinen Kreis den Betriebsrat bat, Niels H. zum Verlassen des Hauses zu motivieren. Es seien in der Anwesenheit des Pflegers mehrfach Notfallsituationen entstanden. Man habe den Verdacht, er hätte diese Notfälle absichtlich herbeigeführt. Zum seinem eigenen Schutz und auch zum Schutz der Patienten müsse er das Haus verlassen – auch um einen möglichen Imageschaden zu verhindern.

Der Betriebsrat fragte nach, ob diese Notfallsituationen nicht auch zufällig entstanden sein könnten. Die protokollierte Antwort des Geschäftsführers lautete, das halte er »für nahezu ausgeschlossen«. Rudolf M. bat außerdem »ausdrücklich um Verschwiegenheit«.

Zufälle konnten das tatsächlich nicht gewesen sein. Im Jahr 2001 starben 58 Prozent aller Patienten auf der Station 211, wenn Niels H. Dienst hatte.

Niels H. kündigte schließlich zum 31. Dezember 2002 und löste den Arbeitsvertrag kurz vorher auf. Die Pflegedirektorin und der Geschäftsführer schrieben ihm, wie zugesagt, ein gutes Zeugnis. »Umsichtig, gewissenhaft und selbständig« habe er gearbeitet, und in »kritischen Situationen […] überlegt und sachlich richtig« gehandelt. Die ihm übertragenen Aufgaben habe er zur »vollsten Zufriedenheit« erledigt. Er sei aufgrund »seiner

Einsatzbereitschaft und seines kooperativen Verhaltens [...] im Mitarbeiterkreis und bei Vorgesetzten »beliebt und geschätzt« gewesen. Aus dem Klinikum sei er »auf eigenen Wunsch« ausgeschieden.

Neue Stelle in Delmenhorst

Am 15. Dezember 2002 trat Niels H. seinen Dienst auf der Intensivstation in Delmenhorst an. Kollegen schildern ihn anfangs als offen, unkompliziert, witzig und meist gut gelaunt. Und er konnte sehr gut reanimieren. Das sagten alle. Dazu kam sein Humor – wo er war, da wurde viel gelacht. Nett und freundlich und sehr gut bei Notfällen, so hieß es stets, wenn ehemalige Kollegen zu Niels H. befragt wurden.

Schon bald nach dem Wechsel der Arbeitsstelle hatte Niels H. seinen großen Auftritt. Er löste den überforderten und nervösen Assistenzarzt ab und rettete dem Patienten das Leben. Viel Anerkennung brachte ihm das ein. »Der braucht keine Einarbeitungszeit«, war die allgemeine Ansicht. Alle zeigten sich froh, dass jetzt jemand mit solchen Fähigkeiten zum Team gehörte.

Ein nahestehender Kollege schilderte ihn als guten Kumpel, aufgeschlossen, lustig und unkompliziert. Manchmal hätte er mit Geschichten aus dem Rettungsdienst geprahlt. Die Stimmungsschwankungen seien ihm jedoch aufgefallen. Niels H. sei schnell gereizt gewesen. Später habe er sich zurückgezogen, viele Nachtdienste gemacht.

Laut, lustig und nie dienstunfähig, immer unter Dampf. So beschrieb ihn ein anderer Kollege. Wenn was los gewesen sei, dann war er dabei. In Notfallsituationen habe er sich vorgedrängelt und andere beiseitegeschoben. Im Kollegenkreis sei Niels H. als Rettungs-Rambo belächelt worden.

Eine Kollegin hatte Niels H. sogar als Angeber in Erinnerung. Laut, extrovertiert, überkandidelt. War er da, musste das jeder mitkriegen.

Medizinisch eins und pflegerisch vier, so hatte Niels H. in den Augen mehrerer Kollegen gearbeitet. Eine Krankenschwester drückte das deutlich aus. Nachlässig und schlampig in der Pflege sei er gewesen, ohne Gespür für die Patienten. Nach den Reanimationen habe sich Niels H. um nichts weiter gekümmert. War jemand gestorben, hatte er den Leichnam einfach liegen gelassen und nicht für die trauernden Angehörigen hergerichtet.

Niels H. wandte sich eher den Ärzten zu. Man habe sich gut verstanden, er sei immer freundlich und hilfsbereit gewesen, so einer der Ärzte aus Delmenhorst. Bei den Arztkollegen und -kolleginnen sei er sehr beliebt gewesen, als Intensivpfleger sehr geschickt und fähig. Gelegentlich habe er selbst Patienten intubiert. Viele junge Ärzte waren froh, wenn Niels H. mit ihnen zusammen Dienst hatte. Eine Ärztin meinte, dass sie gedacht habe, ihre Patienten wären bei ihm gut aufgehoben.

Niels H. selbst war der Überzeugung, dass es kaum einen Unterschied zwischen seiner Arbeit und den ärztlichen Tätigkeiten gegeben habe. Er erinnerte sich, dass es nach Reanimationen viel Lob gegeben hatte. Dann hätte er sich stark fühlen können und einen angenehmen Erschöpfungszustand gespürt. Das hätte seinen Akku aufgeladen und ihm genug Bestätigung gebracht.

Unfall mit Folgen

Im April 2003 hatte Niels H. auf dem Weg zum Nachtdienst einen Verkehrsunfall. Er blieb körperlich unverletzt, bekam aber Panikattacken, die mit angstlösenden Medikamenten behandelt wurden. Die Angst ging so weit, dass er Autobahnen mied und wenn möglich über Land fuhr. Sogar im Rettungsdienst ließ er andere ans Steuer, wenn es auf die Autobahn ging.

Kurz nach diesem Unfall lernte Niels H. zudem seine spätere Ehefrau kennen. Er gab seine Oldenburger Wohnung auf und zog zu ihr. Am 2. April 2004 wurde geheiratet, und im Juli 2004 kam die gemeinsame Tochter zur Welt. Die Geburt verlief kompliziert. Die Gynäkologin forderte Niels H. auf, seiner stark blutenden Frau einen Venenkatheter zu legen. Der erfahrene Rettungssanitäter und Krankenpfleger war schockiert. Mitgeholfen hat er nicht.

Notfälle häufen sich

Mit der Zeit sei er ernster geworden, habe angegriffener gewirkt, berichteten andere Teammitglieder aus Delmenhorst. Nur bei Notfällen, da sei er immer sofort aktiv geworden. Bevor der Arzt da gewesen wäre, hätte er schon intubiert, wie eine Kollegin erzählte. Sie erinnerte sich an Reanimationen, die aus dem Nichts nötig wurden. Und sie erinnerte sich, dass vermehrt Menschen ins Krankenhaus eingeliefert wurden, die bereits beatmet waren, wenn Niels H. Rettungsdienst fuhr, obwohl dies gar nicht notwendig gewesen wäre.

Anfänglich hieß es in Delmenhorst: »Schön, dass Niels H. da ist.« Später, als sich die Notfälle häuften, spürten viele, dass etwas nicht stimmte. Kollegen wollten nicht mehr mit ihm zusammenarbeiten. Oder er durfte deren Patienten nicht mehr betreuen. Jedenfalls gab es viel Gerede. »Der zieht es an.« – »Typisch Niels. Überall knallt's.« – »Lassen wir uns überraschen, wenn wir mit Niels H. Dienst haben, dann können wir uns wieder auf viele Reanimationen einstellen.«

Eine Kollegin verbot ihm, bei ihren Patienten Perfusor-Spritzen auszuwechseln. Gleichmütig hätte er das zur Kenntnis genommen. Einer anderen Kollegin blieb ein Vorfall aus dem Frühjahr 2003 in Erinnerung.

Sie war gerade mit einem Patienten beschäftigt, als Niels H. ins Zimmer kam und diesem Patienten eine Spritze gab. Sie habe nicht sauber gearbeitet, und er müsse den Zugang freispritzen, antwortete Niels H. auf ihre erstaunte Frage. Dann habe er vorgeschlagen, gemeinsam eine Zigarette zu rauchen. Kaum im Raucherzimmer angekommen, sei der Alarm losgegangen. Sie lief gleich los zu ihrem Patienten, hatte eine Ahnung. Im Zimmer stand bereits ein Arzt. Man konnte nichts mehr machen.

Die Reaktion ihres Vorgesetzten, als sie ihm von diesem Vorfall und ihren Vermutungen berichtete, war abwehrend. Sie solle sich nicht so anstellen, die Menschen würden nun mal älter und könnten sterben. Wenn sie das nicht mehr aushalte, dann müsse sie eben aufhören. Wieso sie denn hier überhaupt die Klappe so aufreiße. Eine Kollegin, mit der sie darüber sprach, hätte ihr gesagt, dass sie Rufmord betreibe, schließlich habe sie keine Beweise.

Sogar Supervision habe es auf der Station gegeben, so berichtete sie dem Gericht. Die Supervisorin sei eine Bekannte des leitenden Stationspflegers gewesen. »Da haben alle schön geschwiegen. Niels H. war kein Thema.«

Sie war die einzige ehemalige Kollegin, die Niels H. im Gericht lange direkt anschaute. Sie sagte: »Er tut mir leid … dass ihm keiner helfen konnte.«

Einige Kollegen vereinbarten, auf die Patienten aufzupassen, wenn Niels H. Dienst hatte. Mehrmals war informell über die vielen Todesfälle spekuliert worden. Der pflegerische Stationsleiter habe gesagt, dass nichts nach draußen dringen solle, dem Ruf des Hauses nicht geschadet werden dürfe. »Der hat uns das Maul verboten«, so der Kommentar eines Pflegers.

Mehrere Pfleger*innen hatten gemerkt, dass Niels H. unruhigen Patienten Dormicum® spritzte, obwohl das Medikament nicht verordnet worden war. Eine Reaktion gab es deswegen nicht. Das seien ja schließlich seine Patienten gewesen, sagte eine ehemalige Kollegin später.

Niels H. wiederum warf im Prozess seinen Kollegen vor, ihn nicht gestoppt zu haben. »Man hat ja gesehen, dass ich etwas injiziere, und unmittelbar danach tritt die Reanimationssituation ein«, sagte er in der Weser-Ems-Halle.

Auch habe er abfällig über andere Menschen geredet, über alte Patienten, die immer noch da wären, und auch über Ärzte. Nach einem Gespräch mit einem Arzt äußerte er: »Der Idiot, der weiß gar nix.« Nachdem ihm ein Arzt Bilder von seiner Hochzeit gezeigt hatte, meinte er: »Der hat alles, und ich muss nehmen, was übrig bleibt.«

Es ist vorbei

Ein ernsthafter Verdacht gegen Niels H. will einem der Pfleger erst kurz vor dessen Verhaftung in Delmenhorst in den Sinn gekommen sein. Da habe Niels H. gefragt, ob sich das überhaupt lohne, alte Leute zu operieren. Am nächsten Morgen sei dieser Patient tot gewesen. Und Niels H. hatte Nachtdienst gehabt.

Er war auch am späten Abend des 9. Mai 2005 im Dienst. Da starb ein Patient nach stundenlanger erfolgloser Reanimation. Am nächsten Morgen fand ein Kollege im Spritzenabwurfbehälter mehrere leere Gilurytmal®-Ampullen. Er steckte die Ampullen in eine Plastiktüte und übergab sie seiner Schichtleiterin mit der Bemerkung, er habe Niels H. in Verdacht. Als nichts passierte, fragte er nach. Mit so einer Aussage müsse man sehr vorsichtig sein, und so richtig traue sich da keiner ran, lautete die Antwort der Leiterin.

Bei ihren späteren Vernehmungen schilderte diese Pflegerin, dass sie ihren Vorgesetzten über den Fund informiert habe. Sie hatte ihm die Ampullen gegeben und gesagt, man müsse das melden. Der Vorgesetzte soll sie darauf hingewiesen haben, ihre Kompetenzen nicht zu überschreiten. Danach hatte sie mit ihm nicht mehr über den Vorfall gesprochen. Niels H. tötete nach diesem Fund vier weitere Menschen.

Am 22. Juni 2005 wurde er dann erwischt. Eine Kollegin betrat zufällig ein Krankenzimmer und traf dort auf Niels H. Regulär sollten bei dem Patienten über einen Perfusor kontinuierlich kreislaufstabilisierende Medikamente zugeführt werden. »Der Patient hat keinen Druck mehr«, meinte Niels H. zu ihr.

Die Krankenschwester bemerkte sofort, dass die Medikamentenzufuhr unterbrochen und der Alarm ausgeschaltet war. Sie setzte die Zufuhr wieder in Gang, schaltete den Alarm ein und verhinderte so für den Moment das Schlimmste. Als sie nachfragte, wollte Niels H. »nichts gemacht« haben. Doch die Krankenschwester zog einen Kollegen ins Vertrauen, der dann im Abfall vier leere Gilurytmal®-Ampullen entdeckte. Niemandem auf der Station war Gilurytmal® verordnet worden. Sie informierten ihre Vorgesetzten und entnahmen eine Blutprobe.

Am übernächsten Tag stand es um die Mittagszeit fest: Im Blut des Patienten war Gilurytmal® gefunden worden. Das war am 24. Juni 2005, einem Freitag. Für Niels H. der letzte Arbeitstag vor seinem Urlaub. Die Verantwortlichen meinten, dass sie deswegen Zeit hätten, um das weitere Vorgehen zu beraten. Sie ließen ihn im Dienst. Und an diesem Freitagabend, unmittelbar bevor er in Urlaub ging, mordete Niels H. zum letzten Mal.

Ein paar Tage später wurde Niels H. noch während seines Urlaubes zu einem Dienstgespräch in die Klinik gebeten und mit dem Verdacht konfrontiert. Niemals, so Niels H.s erste Reaktion, würde er einem Patienten ohne ärztliche Anordnung ein Mittel gegen Herzrhythmusstörungen geben.

Noch einmal Tage später wandte sich die Klinikleitung dann an die Polizei. Die Ermittlungen begannen.

Gleich bei seiner ersten Vernehmung am 7. Juli 2005 räumte Niels H. ein, einem Patienten eigenmächtig und ohne ärztliche Anordnung Gilurytmal® gespritzt zu haben. Angeblich wollte er dem Patienten helfen, auf keinen Fall schaden. »Um Gottes willen, ich bring doch keine Leute um«, so seine Worte. Bei den Assistenzärzten fehle es an Kompetenz und bei den Ober- und Chefärzten werde eine gewisse Arroganz und Ignoranz an den Tag gelegt, sodass die Patienten keine optimale Behandlung bekämen.

In seiner Kitteltasche fand die Polizei eine leere Schachtel Sotalex®-Ampullen. Nie habe er dieses Medikament eigenmächtig verwendet, behauptete er.

Als Niels H. später in der Vernehmung erfuhr, dass wegen des ungeklärten Todesfalls eine Obduktion und eine toxikologische Untersuchung veranlasst wurden, fiel ihm plötzlich ein, dass er 40 Milliliter Gilurytmal® gespritzt habe. Doch niemals zuvor habe er ein Medikament ohne ärztliche Anordnung gespritzt. Den Alarm habe nicht er abgeschaltet und auch nicht die Zufuhr der verordneten Medikamente unterbrochen. Gilurytmal® sei ein Medikament gewesen, das in Delmenhorst so gut wie gar nicht verwendet worden sei, auf keinen Fall sei es ein Standardmedikament gewesen.

Einen Tag später kam Niels H. für zweieinhalb Monate in Untersuchungshaft. Wieder auf freiem Fuß, arbeitete er in zwei verschiedenen Altenheimen und im Rettungsdienst – als Krankenpfleger und Rettungsassistent.

Seine Ehefrau trennte sich von ihm, und es ging ihm schlecht. Er wohnte bei einem Freund, verlor zusätzlich an Halt und trank exzessiv hochprozentigen Alkohol. Schließlich ließ sich Niels H. in einer psychiatrischen Klinik behandeln. Er berichtete den Ärzten von dem bevorstehenden Gerichtsverfahren. Er habe in einem Fall unverordnet Gilurytmal® gespritzt. Seine Beschwerden wurden als depressive Episode unter Belastung und nach Panikattacken diagnostiziert.

Ab September 2005 gab es in Delmenhorst einen neuen Geschäftsführer. Der gleiche Rudolf M., der schon in Oldenburg mit Niels H. als Geschäftsführer befasst war, führte ab diesem Zeitpunkt die Geschäfte beider Häuser.

Insgesamt hat das Landgericht Oldenburg gegen vier damalige Mitarbeiter der Klinik in Delmenhorst ein Gerichtsverfahren wegen Totschlags durch Unterlassen eingeleitet. Die Prozesse gegen sie sollen im Jahr 2021 beginnen.

Die erste Verurteilung

Ein erster Prozess gegen Niels H. fand 2006 vor dem Landgericht in Oldenburg statt (Landgericht Oldenburg, Urteil vom 22.12. 2006). Es wurde ihm nachgewiesen, dass er dem Patienten Dieter M. eigenmächtig Gilurytmal® gespritzt und dadurch eine lebensbedrohliche reanimationspflichtige Vergiftung verursacht hatte. Der schwer kranke Mann überlebte diesen Anschlag zwar, starb aber einen Tag später. Nicht nachgewiesen werden konnte, dass die Medikamentenvergiftung ursächlich für den Tod war.

Seinem psychiatrischen Gutachter schilderte Niels H., dass ihm an diesem Tag unwohl gewesen sei, er eine Art inneren Stillstand gespürt und gleichzeitig unter Strom gestanden hätte. Ruhephasen wären für ihn schwer erträglich. Weiter führte er aus, er sei süchtig nach Anerkennung gewesen, habe sich durch einen Notfall Abwechslung und Bewunderung verschaffen wollen.

Am 22. Dezember 2006 wurde Niels H. wegen versuchten Totschlags zu fünf Jahren Haft und einem fünfjährigen Berufsverbot verurteilt.

Zu wenig, fand die Witwe des Opfers und ging in die Berufung. Der Bundesgerichtshof hob das Urteil auf, der Fall musste neu verhandelt werden. Am Ende des neuen Verfahrens lautete das Urteil am 23. Juni 2008 auf siebeneinhalb Jahre Haft und lebenslanges Berufsverbot wegen versuchten Mordes (Landgericht Oldenburg, 2008).

Fast vier Jahre nach der Tat, im Mai 2009, ging Niels H. ins Gefängnis.

Zeitungsartikel mit Folgen

Im Frühjahr 2008 las Kathrin L. in der Lokalzeitung über diesen Prozess. Wie elektrisiert erinnerte sie sich an das, was vor fünf Jahren geschehen war. 2003 wurde ihre Mutter im Klinikum Delmenhorst behandelt und war überraschend gestorben. Den Pfleger aus der Zeitung kannte sie. Der hatte sich damals um ihre Mutter gekümmert. Von Anfang an hatte sie das Gefühl gehabt, dass etwas schiefgelaufen war. Dieses Bauchgefühl war plötzlich wieder da.

Am 27. März 2003 hatte Kathrin L. ihre Mutter das letzte Mal lebend gesehen – auf der Intensivstation. Die 61-Jährige, selbst Krankenpflegerin, war lungenkrank, zeitweilig sah es nicht gut aus. Doch dann schien das Schlimmste überstanden. Die Mutter hatte neuen Lebensmut gefasst, wollte raus aus der Klinik und zu ihrer Tochter ziehen. »Zum Abschied winkte sie mir hinterher«, erinnert sich Kathrin L. an diesen Abend. Und dann war da plötzlich dieses grässliche Gefühl, unten auf dem Parkplatz, »so ein Schaudern: Als hätte ich meine Mutter heute zum letzten Mal gesehen.« Spätabends rief sie noch einmal in der Klinik an, um sich nach ihrer Mutter zu erkundigen. »Im Moment gut«, lautete die lapidare Antwort des Pflegers.

In der Nacht klingelte dann Kathrin L.s Telefon. Am Apparat derselbe Pfleger. Ihrer Mutter gehe es nicht gut, sagte er, sie möge besser kommen. Kathrin L. setzte sich ins Auto und raste ins Krankenhaus. Zu spät. Man habe alles getan, der Mutter aber leider nicht mehr helfen können.

Kathrin L. brach zusammen. Ihr Leben geriet aus den Fugen, sie trauerte, wurde depressiv. Ihr Gefühl: »Hier ist was faul.« Dieser Gedanke hat sie über all die Jahre nie losgelassen. Beweisen konnte sie aber nichts.

Ihr Umfeld reagierte skeptisch. Kollegen und Freunde glaubten, sie würde sich verrennen. Tatsächlich kreisten ihre Gedanken mit der Zeit nur noch um den Tod der Mutter. Die Unsicherheit nagte, sie konnte nicht mehr schlafen, nicht mehr arbeiten. Freunde und Verwandte distanzierten sich, kaum jemand wollte sich ihre bohrenden und quälenden Überlegungen weiter anhören. »Sozialer Abstieg«, so bezeichnete sie selbst diese Zeit später.

Sofort nach der Zeitungslektüre wurde Kathrin L. aktiv. Sie rief bei der Polizei in Delmenhorst an, schilderte den Fall ihrer Mutter und bat um Klärung der Frage, ob Niels H. in jener Nacht Dienst hatte, in der ihre Mutter starb. Er hatte. Aber es tat sich nichts. Ständig rief sie bei der Kripo und der Staatsanwaltschaft an, fragte nach, ließ sich nicht abwimmeln, drängte darauf, dass ihre Mutter exhumiert und untersucht werden sollte. Einmal hörte sie: »Exhumierungen sind teuer.« Ein anderes Mal: »Der sitzt doch schon.«

Die damalige Oldenburger Staatsanwaltschaft wurde auch nicht aktiv, als sie 2006 erfuhr, dass die Sterberate auf der Delmenhorster Intensivstation drastisch angestiegen war, während

Niels H. dort arbeitete. Im Jahr 2002 waren dort 78 Menschen gestorben. Im ersten Dienstjahr von Niels H. (2003) waren es 177 und im folgenden Jahr 170. Nach seiner Verhaftung fiel die Sterberate wieder auf das vorherige Niveau.

Eine drastische Steigerung wurde auch beim Gilurytmal®-Verbrauch auf Niels H.s Station festgestellt. Siebenmal häufiger wurde das Medikament in den Jahren 2003 und 2004 bestellt und geliefert als vorher. Ärztlich verordnet worden war es kaum – und verabreicht werden durfte es eigentlich nur nach ärztlicher Anordnung.

All das wusste die damalige Staatsanwaltschaft. Passiert ist nichts. Das änderte sich auch nicht, als sich eine ehemalige Patientin meldete. Im Dezember 2004 habe sie auf der Intensivstation in Delmenhorst einen Kreislaufzusammenbruch erlitten. Man habe sie reanimiert. Unmittelbar vor dem Zusammenbruch bemerkte sie einen Krankenpfleger mit einem komischen Ohr an ihrem Bett.

Diese Frau war überzeugt, dass Niels H. für ihren Kollaps verantwortlich war. Das Ermittlungsverfahren wurde von der Staatsanwaltschaft Oldenburg jedoch eingestellt und erst 2015 wieder aufgenommen.

Strukturelle Mängel bei der Oldenburger Staatsanwaltschaft und persönliche Versäumnisse der Dezernenten seien für dieses Systemversagen verantwortlich, stellte ein Sonderausschuss im Niedersächsischen Landtag zur Rolle der Staatsanwaltschaft später fest (Calderone, 2016).

Viele Jahre später, 2015, schien es für kurze Zeit sogar, als müsste sich der damals zuständige Oldenburger Staatsanwalt strafrechtlich verantworten. Osnabrücker Staatsanwälte wollten Anklage wegen Strafvereitelung im Amt und Rechtsbeugung erheben. Das Landgericht Oldenburg ließ aber die Klage nicht zu und stellte das Verfahren ein. Dem Staatsanwalt sei kein strafrechtlicher Vorwurf zu machen. Immerhin wurde »fortlaufend die Akte gefördert«. Es sei »ohne Bedeutung«, ob seine Maßnahmen sinnvoll und zielführend waren. (Ramelsberger, 2016)

Im Frühjahr 2009 erreichte Kathrin L. endlich ihr erstes Etappenziel. Ihre Mutter wurde exhumiert und gerichtsmedizinisch untersucht. Für Kathrin L. hieß es einmal mehr zu warten. Ein Jahr später erfuhr sie, dass tatsächlich der Wirkstoff Ajmalin, ein Bestandteil des Medikaments Gilurytmal®, bei ihrer Mutter gefunden worden war.

Damit war klar, dass Ajmalin auch nach so langer Zeit noch toxikologisch nachweisbar ist. In den Jahren 2009 und 2010 wurden acht weitere, während der Dienstzeit von Niels H. unter fragwürdigen Umständen verstorbene Menschen exhumiert und untersucht. Bei vier der Toten wurde ebenfalls Ajmalin gefunden, ohne dass es verordnet gewesen wäre. Doch es passierte wenig – bis sich bei der Staatsanwaltschaft Oldenburg die Zuständigkeiten und auch die verantwortlichen Personen änderten.

Zum dritten Mal vor Gericht

Im September 2014 begann der dritte Prozess gegen Niels H. – mehr als elf Jahre nach dem Tod von Kathrin L.s Mutter. Es wurde darin nachgewiesen, dass Niels H. der Frau eine Überdosis Gilurytmal® gespritzt hatte. Seine Reanimationsversuche waren vergeblich. Die 61-Jährige starb.

Es war also, wie von der Tochter befürchtet, beim Tod der Mutter nicht mit rechten Dingen zugegangen. Zwölf Jahre hatte ihr Kampf gedauert, bis Niels H. für sein Verbrechen bestraft wurde.

Durch ihre Hartnäckigkeit brachte sie einen großen Stein ins Rollen. In diesem Prozess wurde Niels H. noch ein weiterer

Mord nachgewiesen. Bei zwei weiteren Patienten, die er ebenfalls mit Gilurytmal® vergiftet hatte, konnte die Todesursache leider nicht eindeutig geklärt werden.

50 Ampullen Gilurytmal® waren im Jahr 2002 auf der Delmenhorster Intensivstation verbraucht worden. Mit dem Dienstbeginn von Niels H. im Jahr 2003 stieg der Verbrauch bis auf 380 Ampullen im Jahr 2004 an. Im April 2004 hatte sich sogar die interne Arzneimittelkommission des Krankenhauses mit dem Gilurytmal®-Verbrauch beschäftigt. Wegen der hohen Bestellmenge wurde sogar die Auslieferung vereinfacht – sie erfolgte nun ohne weitere Prüfung. Bis dahin konnte Gilurytmal® nur als sogenannte Sonderanforderung, mit ober- oder chefärztlicher Unterschrift geordert werden. Ab diesem Zeitpunkt genügte ein Häkchen.

An einen Zeitreihenvergleich der Verbrauchszahlen konnte sich der Chefapotheker vor Gericht nicht erinnern, wohl aber daran, dass es sich bei Gilurytmal® um ein preiswertes Medikament handelte. Im Gegensatz zum Verbrauchsanstieg von Gilurytmal® wurde ein Anstieg bei den Bestellmengen von Antibiotika oder Zytostatika sehr wohl geprüft. Diese Medikamente sind allerdings ungleich teurer.

Niels H. hat die Taten gestanden und in der Hauptverhandlung 2014/2015 stets beteuert, dass er nur das Medikament Gilurytmal® verwendet habe und immer nur ein einziges Mal bei einem Menschen. Er habe auch nur an bewusstlosen Patienten »manipuliert«. An seiner vorherigen Arbeitsstelle in Oldenburg hätte er so etwas nie gemacht.

Im Februar 2015 wurde Niels H. wegen zweifachen Mordes, zweifachen Mordversuchs und gefährlicher Körperverletzung zu einer lebenslangen Haftstrafe verurteilt. Gleichzeitig stellte das Gericht die besondere Schwere der Schuld fest und erteilte ihm ein lebenslanges Berufsverbot (Landgericht Oldenburg, 2015).

Gegenüber Mitgefangenen in der JVA Oldenburg hatte sich Niels H. schon früher damit gebrüstet, viel mehr Menschen ins Jenseits befördert zu haben, als das bis dahin bekannt war. »Bei 50 habe ich aufgehört zu zählen«, soll er gesagt haben. »Dann bin ich ja der größte Serienmörder der Nachkriegsgeschichte.«

Während des dritten Prozesses gestand Niels H. im Januar 2015 seinem psychiatrischen Gutachter, dass er in Delmenhorst sehr viel mehr Menschen getötet hätte. Das löste weitere umfangreiche und aufwändige Ermittlungen aus, die schließlich zum vierten Prozess führten.

Umfangreiche Ermittlungen

Noch während des dritten Prozesses setzte Oldenburgs Polizeidirektion im Oktober 2014 eine Sonderkommission ein, die SOKO Kardio. Diese Kommission untersuchte alle Sterbefälle während der Dienste von Niels H. und kurz danach. Sie ermittelte an allen seinen bisherigen Arbeitsplätzen, untersuchte sein persönliches Umfeld und seinen Werdegang. Die Ermittler vernahmen viele Pflegende und Ärzt*innen, aber auch Verantwortliche, die mit ihm zusammengearbeitet hatten. Sie ließen auch auf 67 Friedhöfen 134 Exhumierungen mit anschließenden gerichtsmedizinischen Untersuchungen durchführen.

Niels H. wurden die Krankenunterlagen der Verdachtsfälle in Auszügen zur Verfügung gestellt. Es gab sechs Verhöre mit einer Gesamtdauer von mehr als 30 Stunden.

Im Verlauf dieser Vernehmungen blieb Niels H. zunächst dabei, in Oldenburg nicht »manipuliert« zu haben. Es sei ihm zu dieser Zeit in Oldenburg psychisch extrem schlecht gegangen. Er beschrieb seine »Entmenschlichung« durch die hoch technisierte Apparatemedizin. Nur mit Alkohol und Schmerzmitteln habe er überhaupt die Fassade aufrechterhalten können. Dadurch habe sich über diese Oldenburger Zeit ein Schleier gelegt, der sein Erinnerungsvermögen beeinträchtige.

Gestützt auf diese Deutung konnte Niels H. dann allmählich auch die »Manipulationen« der Oldenburger Zeit eingestehen. Zunächst nur vage, schilderte er später Details seiner Taten und konkrete Abläufe. Auch dass er neben Gilurytmal® andere Medikamente, z.B. Kalium, missbraucht und einzelne Opfer mehrfach vergiftet hatte, räumte er schließlich ein. Ebenso, dass er Patienten vergiftet hatte, die wach und ansprechbar waren. Als Erklärung für die vorangegangenen Erinnerungslücken gab er an, die Taten bis dato verdrängt zu haben.

Der letzte Prozess

Im Januar 2018 erhob die Oldenburger Staatsanwaltschaft schließlich Anklage gegen Niels H. wegen Mordes in 100 Fällen. Am 30. Oktober 2018 begann der Prozess. Mit einer Schweigeminute für die Opfer.

Die Anzahl der Prozessbeteiligten war riesig – allein mehr als 100 Nebenkläger mit 17 Rechtsvertreter*innen waren beteiligt. Deswegen und wegen des großen öffentlichen Interesses wurde der Prozess in die Weser-Ems-Halle verlegt, in der für gewöhnlich Feste oder Konzerte stattfinden. Dort waren zwei Großbildschirme installiert worden, um allen Beteiligten das Geschehen gut zugänglich zu machen. Niels H. trug bei der Verhandlung stets eine schussfeste Weste. An 25 Verhandlungstagen wurden 32 Zeugen befragt und Toxikologen, Anästhesisten, Gerichtsmediziner, forensische Psychiater und Psychologen als Sachverständige gehört. Am 6. Juni 2019 fiel das Urteil: lebenslange Freiheitsstrafe wegen Mordes an 85 Menschen. Außerdem stellte das Gericht die besondere Schwere der Schuld fest und erteilte ihm ein lebenslanges Berufsverbot (Landgericht Oldenburg, 2019).

Dreiundvierzigmal hat Niels H. eine »Manipulation« gestanden. »Manipulation« war seine Umschreibung für die in vielen Fällen tödlichen Vergiftungen und die Qualen, die seine Opfer während ihrer »Rettung« erleiden mussten. Manchmal hieß es auch, er habe »mit Medikamenten eingegriffen« oder jemanden »in die Krise geführt«. In fünf Fällen hat er »Manipulationen« bestritten, und zweiundfünfzigmal konnte sich Niels H. nicht erinnern, schloss aber eine »Manipulation« nicht aus.

Als Tatwerkzeuge benutzte Niels H. zweiundvierzigmal Gilurytmal® (Wirkstoff Ajmalin) und vierundzwanzigmal Xylocain® (Wirkstoff Lidocain). Sieben Menschen tötete er mit Kalium, neun mit Sotalex® (Wirkstoff Sotalol), zwei mit Cordarex® (Wirkstoff Amiodaron). In einem Fall konnte das Gericht nicht feststellen, mit welchem Medikament Niels H. das Opfer vergiftet hatte.

Niels H. spritzte die Medikamente unbemerkt in toxischen Dosierungen und verursachte dadurch lebensbedrohliche Zustände bei seinen Patienten, die in 85 Fällen nachweislich tödlich endeten.

Das Leid der Opfer

Einige Angehörige waren froh über die Bestätigung eines lange gehegten Verdachtes, als nach Jahren die Ermittlungen und die Exhumierungen anfingen. »Wir haben uns schon immer gedacht, da stimmt was nicht«, berichtete eine Polizeibeamtin von den Reaktionen. Sie hatte die Angehörigen während der Ermittlungen begleitet und um Verständnis für die notwendigen Exhumierungen und Untersuchungen geworben. Bei den meisten Angehörigen verspürte sie eine große Betroffenheit. Manche hätten es aber gar nicht so genau wissen wollen. Die erneute Auseinandersetzung mit den Todesfällen hat in den meisten Fällen zumindest Narben hinterlassen, nicht selten auch schwer heilende Wunden.

So bei der Witwe von Adnan T. Alles sei in Ordnung gewesen, ein schönes, zufriedenes Leben, so erzählte sie einer Hörfunkreporterin. Ihr Mann war 47 Jahre alt, als er an einem heißen Sommertag 2004 einen Kreislaufkollaps erlitt. Der Krankenhausarzt in Bremen konnte die Beschwerden nicht deuten. Er stellte ein »Hyperventilationssyndrom« fest und schickte Adnan T. nach Hause. Tatsächlich hatte er aber einen Schlaganfall mit Sehstörungen, Schwindel und verwaschener Sprache gehabt. Seine Frau überredete ihn, ins Krankenhaus nach Delmenhorst zu gehen.

Sie blieb bei ihm, fuhr am dritten Tag kurz nach Hause, weil ihr der Arzt gesagt hatte, dass keine Lebensgefahr mehr bestünde. Morgens um fünf bekam sie dann einen Anruf. Man habe ihren Mann wiederbeleben müssen, sie solle bitte sofort kommen. Begleitet von ihrem Bruder und ihrem Schwager fuhr sie ins Krankenhaus. Eine Stunde war sie noch bei ihm. »… dieses Piepen, zuletzt diese Töne … diese Pieptöne, diese Herzschläge … Auf jeden Fall ist er dann verstorben. Leider.« Plötzlich war sie Witwe, mit zwei kleinen Kindern. Aber sie schaffte es, brachte die Kinder durch.

Zwölf Jahre später stand eine Polizistin vor der Tür. Ihr Mann sei vermutlich von Niels H. ermordet worden und müsse exhumiert werden. Adnan T. war in der Türkei bestattet worden, weshalb es länger dauerte, bis sie Gewissheit hatte.

Heute steht fest, dass Niels H. Adnan T. mit Lidocain vergiftet hat. Seine Witwe macht sich Vorwürfe, weil sie ihn damals drängte, ins Klinikum Delmenhorst zu gehen. Sie fragt sich, ob er sonst vielleicht noch am Leben wäre. Inzwischen ist sie krank, kann nicht mehr arbeiten: »Ich kann da nicht abschließen und sagen, okay, das war damals so und so. [...] Diese Belastung, ich weiß gar nicht, wie ich das ausdrücken soll. Dann kommen die Bilder immer wieder hoch, dieses Piepen, dieses Geräusch, Krankenhaus, Herztöne, zuletzt dieser durchgehende Ton. Und wenn ich so einen Ton im Film höre, dann natürlich automatisch, manchmal laufen mir automatisch die Tränen los. Und wenn meine Kinder dabei sind, möchte ich denen das nicht zeigen. Und dieses Sich-Beherrschen. Alles in sich reinfressen, das ist sehr schwer.« (Krausz, 2018)

Andrea W. hatte ihren Vater kurz vor Weihnachten im Jahr 2002 verloren. Gemeinsam verfolgte die Familie den Prozess und verpasste keinen Verhandlungstag. Die Gerichtsverhandlung brachte für sie Gewissheit. Niels H. hatte ihren Vater im Delmenhorster Krankenhaus mit Gilurytmal® vergiftet. Nach erfolgloser Reanimation starb Herr W. im Alter von 64 Jahren. »Wir sind froh, dass wir es jetzt hinter uns gebracht haben – und das war jetzt auch das Letzte, was wir für unseren Papa tun konnten. Ich denke, wir haben alles noch mal gegeben, dass er auch seine gerechte Strafe dafür kriegt«, so Andrea W. am Tag der Urteilsverkündung.

Bernhard B. dagegen kam bereits im Spätsommer 2001 im Klinikum Oldenburg ums Leben. Niels H. war angeklagt, den 63-Jährigen mit Lidocain ermordet zu haben. Das Medikament war Herrn B. nicht ärztlich verordnet worden, und der unerwartete und nicht beherrschbare Herzstillstand konnte gut durch Lidocain verursacht worden sein. Herr B. war einer von drei Patienten, die an jenem schwarzen Wochenende starben, als Niels H. in einer Nacht fünf Menschen vergiftete.

Niels H. erinnerte sich gut. Möglicherweise habe er mehrfach »manipuliert«, räumte er ein. Doch an Herrn B. konnte er sich nicht erinnern, wie er behauptete. Die Todesursache konnte letztlich nicht geklärt werden.

Der Sohn hatte den Prozess als Nebenkläger verfolgt und konnte es nach der Urteilsverkündigung kaum fassen: »Es ist sehr, sehr bitter. Man ist jetzt … zweieinhalb Jahre durch die Hölle gegangen … es ist im Moment schwer erträglich. Es ist ja überhaupt nichts klar … sie können es ja nicht eindeutig nachweisen … und das ist gerade das, was so bitter ist. Ich hätte mir gewünscht, dass es klar ist, unumstößlich«.

Das Urteil ist seit dem 11. September 2020 rechtskräftig (Bundesgerichtshof, 2020).

Der Rettungssanitäter Matthias C. überlebte eine »Manipulation« durch Niels H. Die beiden arbeiteten als Kollegen im Rettungsdienst. Als Matthias C. im Juni 2004 einen schweren Verkehrsunfall hatte, schien es, als hätte er Glück gehabt. Niels H. war im Dienst. Matthias C. saß eingeklemmt in seinem Auto fest. Niels H. »versorgte« ihn mit einem Medikament. Er bekam Atemnot und verlor das Bewusstsein. Niels H. intubierte seinen Kollegen ohne Probleme. Matthias C. wurde ins Krankenhaus gebracht und erholte sich. Niels H. besuchte ihn, kümmerte sich rührend um den Kollegen. Der war seinem Retter dankbar, ließ ihn sogar bei sich wohnen und lieh ihm Geld, als Niels H. aus der Untersuchungshaft entlassen wurde und seine Frau sich trennte.

Mit Niels über die Vorwürfe zu reden sei unmöglich gewesen, das hätte er sofort abgeblockt und beteuert, an den Anschuldigungen wäre nichts dran, erzählte Matthias C. Reportern.

Als sich Ende 2014 die Polizei bei Matthias C. meldete, hatte er den Verkehrsunfall längst vergessen. Aber der Kripobeamte klärte ihn auf, dass er wohl auch zu den Opfern von Niels H. gehöre. Ein Gutachter habe festgestellt, dass »Atemstillstand und Bewusstlosigkeit« wahrscheinlich durch ein Muskelrelaxantium verursacht gewesen sei, das Niels H. eigenmächtig gespritzt habe.

Die Polizei erstattete Strafanzeige wegen versuchten Mordes. Indem Niels H. aber Matthias C. erfolgreich reanimierte, trat er nämlich von der Tötungsabsicht zurück. Deshalb ging es nur noch um gefährliche Körperverletzung – und die war verjährt. Das Verfahren wurde ohne Entschädigung eingestellt, wie elf weitere Verdachtsfälle.

Matthias C. geriet in eine schwere psychische Krise, hatte Flashbacks, konnte nicht schlafen und nicht mehr arbeiten. Inzwischen leidet er unter Panikattacken, und das nicht nur, wenn er ein Martinshorn hört. »Nichts ist mehr so, wie es mal war«, sagte er einem Journalisten. Einmal hatte er sich eine Platzwunde am Kopf ohne Betäubung nähen lassen, weil er keine Spritzen mehr ertragen kann.

Grausame Bilanz

Die meisten Menschen tötete Niels H. im Nachtdienst, nämlich 48. Vier sind ohne Reanimation gestorben, sechsundsechzigmal wurde vergeblich reanimiert. Diese Prozeduren zogen sich teilweise über Stunden hin und wurden manchmal auch mehrfach vorgenommen. Kein Wunder, dass dabei ab und zu ein Herzvorhof zerriss. In fünfzehn Fällen war es nicht möglich festzustellen, ob eine Reanimation stattgefunden hatte oder nicht.

Seine Opfer waren im Durchschnitt knapp 73 Jahre alt, ein 34-jähriger Mann war sein jüngstes und eine 96-jährige Frau sein ältestes Opfer. Im Durchschnitt waren seine Opfer sechs Tage auf der Station, bevor Niels H. sie umbrachte. Allein 37 Menschen ermordete er bereits am Aufnahmetag oder am Tag danach.

Niels H. tötete in Oldenburg 31 Menschen und in Delmenhorst 56, insgesamt 34 Frauen und 53 Männer. Sein erstes Opfer starb am 7. Februar 2000 in Oldenburg, sein letztes am 24. Juni 2005 in Delmenhorst.

Wahrscheinlich ist die Opferzahl jedoch wesentlich höher. Mehr als 130 Menschen, die im Dienst von Niels H. gestorben waren, wurden feuerbestattet und konnten nicht untersucht werden. Zusätzlich wurden zwar bei einer ganzen Reihe von Exhumierten die von Niels H. verwendeten Substanzen nachgewiesen, waren aber auch zuvor von den Ärzten aus therapeutischen Gründen ärztlich verordnet worden. Eine Verurteilung war in diesen Fällen nicht möglich.

Im Gerichtssaal meinte Niels H. zu den Zeiträumen, in denen keine Morde nachweisbar waren: »Ich habe keine Pause gemacht. Das waren dann erfolgreiche Reanimationen.« Er könne wohl sagen, dass die Mehrheit der Reanimationen erfolgreich gewesen sei.

Niemand weiß, wie viele Taten unentdeckt blieben, weil vergiftete Patienten einige Tage weiterlebten oder Brüche in den Krankengeschichten nicht zu erkennen waren.

Für die Morde in Delmenhorst setzte Niels H. dreißigmal Gilurytmal®, achtzehnmal Lidocain, fünfmal Sotalol® und einmal Kalium ein.

Auch in Oldenburg benutzte Niels H. am häufigsten Gilurytmal®, nämlich zwölfmal. In jeweils sechs Fällen gab er Kalium und Lidocain, viermal Sotalol und in zwei Fällen Cordarex®. Bei einem Verstorbenen ließ sich die Substanz nicht ermitteln, Niels H. war aber auch da zweifelsfrei der Täter.

In 15 Fällen konnte Niels H. der Mord nicht eindeutig nachgewiesen werden. Das bedeutet nicht, dass er diese Taten nicht begangen hat. In den Körpern der Verstorbenen wurde Lidocain gefunden. Doch das könnte aus der regulären Behandlung stammen. Eine kausale Tötungshandlung konnte Niels H. jedenfalls nicht nachgewiesen werden. Er wurde in diesen Fällen freigesprochen – im Zweifelsfall für den Angeklagten.

Eine Mauer des Schweigens

Niels H.s ehemalige Kollegen und Kolleginnen trugen wenig zur Wahrheitsfindung bei. Schon die Mitglieder der SOKO Kardio hatten über »auffällig wenige Erinnerungen« berichtet.

Eine Polizistin hatte den Eindruck, dass bei den ehemaligen Teammitgliedern aus den Krankenhäusern Angst eine große Rolle spielte. Angst, den Job zu verlieren, als »Kollegenschwein« dazustehen oder selbst in Verdacht zu geraten. »Es gab Personen, die gefühlt den Namen Niels H. noch nicht gehört hatten«, so eine Beamtin.

Es solle die Anweisung der Geschäftsführung im Oldenburger Klinikum gegeben haben, dass die Vernehmungen ausschließlich in Begleitung des Rechtsbeistands erfolgen sollten, berichtete ein Polizist. Die Kosten für den Rechtsbeistand wurden vom Klinikum übernommen. Auch auf Konsequenzen für ihren Job hätte man die Mitarbeiter hingewiesen. Diese intensive »Personalführung« durch die Leitung des Krankenhauses wurde vielfach bestätigt.

Eine Oldenburger Krankenschwester schrieb einem ehemaligen Kollegen, dass über die Vorgänge nicht geredet werden dürfe. Die Anwälte hätten jedem einzelnen Befragten gesagt, was man sagen dürfe und was nicht und wie man sich ausdrücken solle.

Entsprechend fielen die Aussagen im vierten Prozess aus. Gleichförmig und quasi ohne greifbare Erinnerungen. Eine regelrechte Schwarmamnesie.

Der leitende Oberarzt, Herr Dr. H., kannte Niels H. angeblich nur von einem Bild in der Zeitung. Von der Strichliste, der Kaliumkonferenz und einem Verdacht gegen Niels H. habe er angeblich nie etwas mitbekommen: »Ich identifiziere mich als Operateur und war nicht verfügbar.« Erst nachdem ihm seine eigene Aussage während einer früheren Befragung vorgelesen wurde, erinnerte er sich, dass sein Chef ihn damals aufforderte, ein Auge auf Niels H. zu haben. Im März 2015 hatte Dr. H. außerdem angegeben, dass sein Chef ihn über die gehäuften Reanimationen bei Niels H. persönlich informiert hatte. Dr. H. wurde vereidigt.

Der stellvertretende Stationspfleger Johann K. gab an, kaum Erinnerungen zu haben. Über die Befragung durch die Polizei sagte er: »Die suchen einen zweiten Täter. Da wird man nicht gerecht behandelt.«

Während seiner Aussage im Prozess wusste er nichts mehr von Gerüchten über Niels H. und die häufigen Reanimationen. Ihm wurde vorgehalten, mehrere Teammitglieder hätten Gespräche mit ihm über genau diese Gerüchte geschildert. Doch auch das half seinem Gedächtnis nicht weiter. Auch nicht an die ständigen Kaliumdiskussionen im Kollegenkreis, an denen er beteiligt war, wie mehrere Zeugen berichtet hatten.

Da wollte sich jemand nicht erinnern. Auch nicht daran, dass er zu einer aufgebrachten Kollegin gesagt hatte, sie solle sich nicht so anstellen, Niels H. habe doch nur helfen wollen.

Seine Aussagen zum »schwarzen Wochenende« blieben ebenfalls sehr vage: »Das war ein anstrengendes Wochenende.« Von der Strichliste wollte Johann K. erst 2017 gehört haben. Von der Kaliumkonferenz wusste er gar nichts mehr, obwohl er wahrscheinlich teilgenommen hatte. Bemerkenswert war der aggressive Unterton seiner Bemerkungen: »Bei mir ist niemand gewesen, der gesagt hat, Niels hat gerade einen Menschen umgebracht.« Er wurde ebenfalls vereidigt.

Anders verhielt sich die Sache bei Frank L., einem ehemaligen Kollegen von Niels H., der inzwischen in Rente gegangen war.

Auch ihm wurde im Vorfeld des vierten Prozesses vom Oldenburger Klinikum zu einem Rechtsbeistand geraten.

Er berichtete, dass er mit einem Frankfurter Anwalt gesprochen hätte, den ihm das Klinikum vermittelte. Dieser hätte ihm vorgeschlagen, seine Aussagen vorher mit ihm abzustimmen. Er hätte das abgelehnt, obwohl das Klinikum sämtliche Kosten übernehmen wollte, weil er sich bedrängt fühlte. Frank L. berichtete im Januar 2019 vor Gericht offen und glaubhaft über das, was er wusste.

Über die Oldenburger Interna wurde er meist von Ewald H. informiert, der während des Prozesses Krankenpfleger auf der Station 211 war. Die beiden Männer waren befreundet. Frank L. weiß von ihm, dass die Auffälligkeiten in Sachen Niels H. häufig an die Vorgesetzten und die Klinikleitung herangetragen wurden. Es hätte kleinere Konferenzen und Dienstbesprechungen gegeben, aber geschehen wäre nichts. »Jetzt haben sie den auf die Anästhesie abgeschoben, bei all dem, was hier passiert ist. Die Führung wurde schmallippig.« So will Frank L. von Ewald H. über den Wechsel von Niels H. in die Anästhesie informiert worden sein. »Ach, der Todes-Högel ist wieder da.« Bemerkungen wie diese gab es nach Auskunft von Frank L. schon im Jahr 2000.

Ausführlich sind im Prozess die Tausenden SMS und E-Mails aus dem Jahr 2014 dokumentiert worden, die Frank L. und Ewald H. ausgetauscht hatten. Ewald H. lobt Frank L. für seinen Mut: »Hut ab vor deiner Entscheidung. Da können sich einige eine Scheibe abschneiden.« An anderer Stelle: »Super – es werden einige mächtig nervös. Es wird alles rauskommen, die Wahrheit kommt ans Licht, was für ein Sumpf.«

Besonders bedeutsam für die Wahrheitsfindung war der Umstand, dass der damalige Geschäftsführer des Oldenburger Klinikums, Herr Dr. Dirk T., im Jahr 2014 zahlreiche Mitarbeitergespräche führte. Als immer deutlicher wurde, dass Niels H. auch in Oldenburg getötet hatte, engagierte Dr. T. zur Krisenbewältigung externe Berater, die für die Protokolle der Mitarbeitergespräche verantwortlich waren.

Dr. T. sagte 2014 vor Gericht aus: »Es gab damals im Haus Leute, die wussten, dass Niels H. Patienten schädigt.« Der Staatsanwaltschaft händigte Dr. T. diese Protokolle allerdings erst 2016 aus, nachdem die Ermittler auf die Abschrift eines solchen Protokolls gestoßen waren und auf Herausgabe sämtlicher Protokolle bestanden hatten.

Am 30. Januar 2019 versuchte Dr. T. im Gerichtssaal, sein Verhalten mit seiner Fürsorgepflicht als Arbeitgeber zu rechtfertigen. Er habe den Vertrauensschutz sichern wollen. Bei den Mitarbeitergesprächen 2014 jedenfalls hatten sich viele der Teammitglieder von Niels H. sehr viel besser erinnern können als in diesem letzten Prozess.

Das galt besonders für Ewald H., den ehemaligen Freund von Frank L. Bei seiner Befragung im Zeugenstand im Februar 2019 erinnerte er sich kaum an etwas: »Ich habe Niels H. nie als jemanden wahrgenommen, der an auffällig vielen Notfallsituationen beteiligt war.« Als ihm seine elektronische Korrespondenz mit Frank L. vorgehalten wurde, blieb er trotzdem bei der Darstellung, nichts bemerkt zu haben. Die Informationen, die Frank L. von ihm bekommen haben wollte, hätte er nicht gegeben. Kein Wunder, dass die beiden Männer heute kein Wort mehr miteinander reden.

Ewald H. sei auf ihn zugekommen, der habe etwas loswerden wollen, berichtete Dr. T. als Zeuge. Ewald H. hätte geschildert, wie der Chefarzt über Niels H. gesagt habe: »Der bringt hier Leute um.« Man habe sich damals an die Krankenhausleitung gewandt, da sei aber nichts passiert.

Doch 2019 erinnerte Ewald H. sich nicht mehr. Auch er wurde vereidigt, wie mehrere andere Zeugen und Zeuginnen auch.

Unfreiwillige Helfer und Mitschuldige

Nachdem das Urteil gegen Niels H. im September 2020 rechtskräftig geworden ist, geht es nun um die strafrechtliche Schuld der anderen direkt oder indirekt Beteiligten. An der moralischen Verantwortung der Angeklagten in Delmenhorst und in Oldenburg kann es keinen Zweifel geben.

Rudolf M., damaliger Geschäftsführer 2002 in Oldenburg, hatte es »für nahezu ausgeschlossen« gehalten, dass es sich bei den Ereignissen rund um Niels H. um zufällige Notfälle handelte. Trotzdem hatte er ausdrücklich um Verschwiegenheit gebeten und darauf gedrängt, dass Niels H. das Krankenhaus ohne Aufsehen verließ.

Die Oldenburger Pflegedirektorin hat Niels H. ein wahrheitswidriges Zeugnis ausgestellt, sodass er sofort und problemlos eine neue Stelle fand. Sie soll 2005, nach Niels H.s Verhaftung auf einer Station gesagt haben: »Sind wir froh, dass wir den los sind, und nun wollen wir nicht mehr darüber reden.«

Der Chefarzt der Oldenburger Herzchirugie, Prof. D., hatte die Mitarbeiter gebeten, auf Niels H. ein Auge zu haben, und ihn nicht mehr auf seiner Station haben wollen, weil ihm der die Patienten umbrächte.

Der damalige Chefanästhesist am Klinikum Oldenburg, Prof. W., hatte zu Niels H. kein Vertrauen mehr und machte ihm das mit der Führungsriege abgestimmte »Angebot«.

Der pflegerische Stationsleiter, Bernd N., hatte eine Liste geschrieben, aus der eindeutig hervorging, dass niemand so häufig bei Reanimationen und Todesfällen im Dienst war wie Niels H.

Und schließlich noch einmal zu Rudolf M., der ab September 2005 zusätzlich in Delmenhorst die Geschäfte führte. Er hatte weiter geschwiegen und konnte auch 2018 keine eigenen Fehler erkennen: »Mit dem Wissen von damals sehe ich nicht, wie ich mich anders hätte verhalten sollen.« (Großekemper, 2018)

Das Landgericht Oldenburg hat bereits die Klage gegen Mitarbeiter der Klinik Delmenhorst zugelassen. Zwei Ärzte, ein pflegerischer Stationsleiter und seine Stellvertreterin hatten die Polizei nicht eingeschaltet und müssen sich wegen Totschlags durch Unterlassen vor Gericht verantworten.

Ob sich auch die damals Verantwortlichen des Klinikums Oldenburg einem Strafprozess stellen müssen, ist im Frühjahr 2021 noch nicht entschieden.

Gegen mehrere Zeugen aus dem vierten Prozess, allesamt Menschen, mit denen Niels H. in Oldenburg eng zusammengearbeitet hatte, leitete die Staatsanwaltschaft ein Verfahren wegen des Verdachts auf Meineid ein. Der Ausgang des Verfahrens ist offen.

Mensch ohne Empathie

Bereits in den drei vorangegangenen Prozessen war Niels H. forensisch und psychiatrisch begutachtet worden. Ergebnis: Er wusste, was er tat, wusste, dass das verboten war. Mehrfach hatte er Vergiftungen aus Angst abgebrochen, entdeckt zu werden. Damit hatte er seine Steuerungsfähigkeit unter Beweis gestellt. Zweifel an seiner uneingeschränkten strafrechtlichen Verantwortung für die Taten gab es zu keinem Zeitpunkt.

Dennoch: Niels H. ist psychisch gestört. Bei ihm wurde eine sogenannte kombinierte Persönlichkeitsstörung festgestellt, mit vorwiegend narzisstischen, histrionischen und dissozialen Anteilen.

Narzisstische Persönlichkeiten haben einen ausgeprägten Mangel an Einfühlungsvermögen, überschätzen ihre eigenen Fähigkeiten. Narzissten wollen primär anderen imponieren und bewundert werden.

Eine histrionische Persönlichkeit imponiert durch Dramatik und ein extremes Streben nach Beachtung. Menschen mit diesem Persönlichkeitsstil inszenieren sich selbst so, dass es »nie langweilig« wird und immer »was los ist«.

Typisch für dissoziale Personen sind Verantwortungslosigkeit und die Missachtung sozialer Normen, Regeln und Verpflichtungen.

Bei Niels H. kam zu all dem unter Belastung noch eine emotionale Labilität mit ängstlichen, depressiven Phasen dazu. Außerdem trank er im Übermaß Alkohol und nahm über längere Zeiträume Schmerzmittel und Beruhigungsmedikamente. Eine wirkliche Suchterkrankung bestand allerdings nicht. Keiner von denen, mit denen er eng zusammenarbeitete, hatte je bemerkt, dass Niels H. bei der Arbeit alkoholisiert war oder unter Medikamenteneinfluss stand.

Bei Niels H. traten laut Gutachten gleich mehrere auffällige und abweichende Persönlichkeitsmerkmale und Verhaltensmuster zutage. Da war zum einen die grundlegende Störung seines Selbstwertgefühls und zum anderen seine Empathielosigkeit.

Er lehnte sich selbst innerlich ab, gierte aber gleichzeitig nach Aufmerksamkeit und Anerkennung. Dabei handelte er extrem egozentrisch, benutzte andere Menschen, um seine Augenblicksbedürfnisse zu befriedigen. Hinzu kamen seine Neigungen zu manipulativem und extrovertiertem Verhalten und seine Stimmungsschwankungen.

Gestört hingegen war seine Fähigkeit, tragfähige soziale Kontakte und zwischenmenschliche Beziehungen zu gestalten. Als besonders defizitär erwies sich sein Mangel an Empathie.

Ausdruck und Folge seiner gestörten Persönlichkeit ist auch die fehlende Glaubhaftigkeit. Hatte er zunächst behauptet, ausschließlich Gilurytmal® und das auch nur ein einziges Mal missbraucht zu haben, vergiftete er in Wahrheit viele Menschen mit diesem Medikament. Noch während des dritten Prozesses 2014/2015 hatte Niels H. hartnäckig behauptet, er hätte in Oldenburg niemanden getötet. Der Job auf der Oldenburger Intensivstation wäre so spannend und herausfordernd gewesen, dass er keinen zusätzlichen »Kick« gebraucht hätte. Im Verlauf der Ermittlungen hatte Niels H. das sogar beim Leben seiner Tochter beschworen.

Erst nach und nach konnte er sich bei den Vernehmungen ab Juni 2016 allmählich »erinnern«, auch in Oldenburg »manipuliert« und »mit Medikamenten eingegriffen« zu haben. Seine vorherige »Erinnerungslosigkeit« erklärte Niels H. mit dem Druck am Arbeitsplatz, mit seiner »Entmenschlichung«. Zusätzlich wäre er durch Alkohol und Drogen benebelt und psychisch angeschlagen gewesen. Die Erinnerungen wären erst ganz allmählich zurückgekehrt.

Nach diesem Muster stellten sich auch zu anderen Themen erst allmählich wieder »Erinnerungen« ein. Wenn es für ihn günstig schien, erinnerte er sich an Details. »Verdrängt« habe er die Taten, nicht bewusst gelogen, so Niels H. Aus »reiner Überzeugung« habe er die Taten in Oldenburg früher bestritten. Bei einer Vernehmung sagte H. über seine Taten in Oldenburg: »Ich hatte das total vergessen.« An anderer Stelle und zu einem anderen Zeitpunkt auch: »Ich wollte nicht daran denken.« Bei einer weiteren Gelegenheit: »Total vergessen hatte ich das nie – ich hatte keinen Gedächtnisverlust.«

Die Wahrheit ist: Niels H. hatte weder vergessen noch verdrängt. Das waren vielmehr wissentliche und zweckgerichtete Falschaussagen, also Lügen. So jedenfalls ein überzeugender Gutachter. Niels H. erinnerte sich vornehmlich so, dass seine Aussagen vorteilhaft für seine Außendarstellung waren. So hatte er lange bestritten, auch wache Patienten vergiftet und Menschen mehrfach traktiert zu haben. Doch er vergiftete nachweislich mindesten drei Menschen mehrfach und gab schließlich zu, dass er auch wache Patienten zu Tode gebracht hatte, auch mit Lidocain.

Lange hatte er geleugnet, dieses Medikament überhaupt eingesetzt zu haben, und seine Lüge sogar noch ausgeschmückt. Lidocain hätte er nicht genommen, weil man damit ein sogenanntes »stone heart« verursache, ein versteinertes Herz, das erstarre, unfähig zu schlagen, verbunden mit schrecklichen Todesängsten für die Patienten.

Doch die Gutachten waren eindeutig. Niels H. log mit hoher Qualität und verfügte über eine erhebliche manipulative Kompetenz. Er war geltungssüchtig und sagte, was ihm für den eigenen Selbstwert vorteilhaft erschien. Doch er log nicht immer und nicht nur.

In Kindheit und Jugend lassen sich schwerlich plausible Erklärungen für die spätere Entwicklung von Niels H. finden. Es gab keine Vernachlässigungen, keine Traumatisierungen. Durch seine Hörbehinderung war er nicht sehr gehandicapt. Er selbst sah darin jedoch ein starkes Motiv für sein frühes Bemühen, sich hervorzutun, um ja nicht gehänselt zu werden. Von sich selbst sagte Niels H., dass er früh »jedem Blaulicht hinterher« gelaufen sei, mit dem Wunsch, selbst so ein Feuerwehrheld zu werden. Er wäre eben sensationslüstern.

Erwähnenswert sind seine frühen Ängste. Er litt bis zum dreizehnten Lebensjahr unter der Angst, seine Eltern könnten ihn verlassen oder einfach nicht wieder nach Hause kommen. Später trat seine Höhenangst in den Vordergrund. Äußerlich entwickelte er sich zu einem lustigen, integrierten und geselligen jungen Mann, der im Persönlichkeitskern aber ängstlich-unsicher war und blieb.

Diese Angst und diese Unsicherheit passten überhaupt nicht zu seinem Wunschbild von sich selbst, so wollte er auf keinen Fall angesehen werden. Die Auseinandersetzung mit diesen sogenannten aversiven Affekten vermied er jedoch strikt. Sie waren mit zu viel Widerwillen verbunden. Die offene und (selbst-)kritische Reflexion seines defizitären Selbstwertgefühls war für ihn unerträglich.

Auch deshalb wählte er intuitiv den Beruf des Krankenpflegers. Zum einen hatte ihm sein Vater vorgelebt, wie man in diesem Beruf große Wertschätzung bekommen konnte. Zum anderen kam es seiner Selbstunsicherheit entgegen, dass er es in diesem Beruf vorwiegend mit hilfebedürftigen und abhängigen Menschen zu tun haben würde. Außerdem war dieser Beruf für ihn attraktiv, weil er ihm mit vielen unvorhersehbaren Herausforderungen, einem Gegenentwurf zur Routine verbunden schien. Er wählte diesen Beruf auf der Suche nach äußeren Reizen, die ihn vom Blick nach innen ablenken konnten.

Auf diese Weise hatte der Erfolg im Beruf für Niels H. von Beginn an eine zentrale Bedeutung für seine Stabilität in allen Lebensbereichen. Er überspielte seine Probleme mit Humor, ließ sich wegen seiner technischen Kompetenz feiern und bot eine glatte Fassade. Das Übermaß an Arbeit diente vorwiegend dem Ziel, von den Ängsten, der inneren Leere und der Unsicherheit abzulenken und das empfundene Selbstwertdefizit auszugleichen. So kam er nach Oldenburg in die renommierte Herzchirurgie – ehrgeizig und versessen auf Lob und Anerkennung, aber ohne inneren Halt. Die Zugehörigkeit zu dieser Elite war für ihn erstrebenswert. Und er hoffte auf Erlebnisse, auf »Kicks«.

Gleich zu Beginn seines Dienstes in Oldenburg war ihm ein Pfleger mit einem blutgetränkten Kittel begegnet, was er zuvor noch nie gesehen hatte. Der habe gemeint, dass man einem Patienten gerade 100 Blutkonserven »reingedrückt« hätte.

So ein Pfleger wollte er auch werden. Bedenken wischte er beiseite. »Ich wollte dazugehören«, sagte Niels H., anerkannt werden von einer »elitären Gruppe«, vom »harten Kern«.

Offenbar wurde Niels H. bereits ganz am Anfang seiner Dienstzeit in Oldenburg mit einer dramatischen Situation konfrontiert. Eine frisch operierte Patientin verlor massiv Blut, weil ein Bypass sich gelöst hatte. Die angeschlossenen Drainagebeutel konnten das Blut nicht aufnehmen und explodierten regelrecht. Ein Arzt öffnete mit einer speziellen Klammerschere den Thorax. Die Patientin musste von Hand mit einer Herzmassage reanimiert werden. Diese Aufgabe übernahm Niels H. Er hielt in diesem Moment im wahrsten Sinne des Wortes »das Leben in der Hand«. Trotz allem starb die Patientin.

Bei einem anderen Patienten, in einer identischen Situation, glückte die Wiederbelebung. Über so etwas sei hinterher kein Wort verloren worden. Jeder sei mit seinen Eindrücken allein geblieben. Er will lange kaum jemandem von diesen Erlebnissen erzählt haben. Ein Gerichtsgutachter soll der Erste gewesen sein, dem er sich anvertraute.

Im Rückblick, sagt Niels H., habe er sich in Oldenburg sehr verändert. Ein Großkotz sei er geworden, und in der Arbeit habe er mit der Zeit nicht mehr den Menschen gepflegt, sondern den Monitor. Dass ihn der Widerspruch zwischen seinem ängstlich-unsicheren Persönlichkeitskern bei gleichzeitiger Sehnsucht nach Anerkennung in genau diese Verhaltensweisen getrieben hatte, wollte er nicht sehen. Er war angeblich fasziniert von der Technik und den Maschinen, widmete sich gezielt den Patienten, deren Betreuung technisch herausfordernd war, und vermied so Zwischenmenschliches.

So wird verständlich, dass er sich nur während der Ruhephasen schlecht fühlte, nicht bei der Arbeit. Als es ihm immer schwerer fiel, seine aversiven Affekte zu kontrollieren, ging er zum Psychiater. Zu der empfohlenen Psychotherapie kam es jedoch nie.

Von 1999 bis zu seiner Verhaftung im Jahr 2005 vermied Niels H. die Konfrontation mit seinen Persönlichkeitsproblemen und suchte berufliche Herausforderungen und »Kicks«, gerne in Form von Alkohol, Tabletten und flüchtigen Beziehungen, auch mit vorgesetzten Kolleginnen. Er vergiftete Menschen, um sie anschließend unter technischem Maximaleinsatz »zu retten« und sich dafür feiern und bewundern zu lassen.

Durch das Risiko, entdeckt zu werden, stand er ständig unter Strom. So kaschierte er seine Selbstzweifel mit Thrill und Action und mit Anerkennung von außen. Einmal haben ihm die Kollegen sogar eine Kette aus Venenkathetern gebastelt, für ihn, den Reanimationschampion.

Die selbst verursachten Notfälle brachten ihm lange die gewünschte Ablenkung. Es sei ein Spiel mit dem Feuer gewesen. Gelungene Reanimationen wirkten sich positiv auf seine Stimmung aus, verminderten seine innere Anspannung für den Moment. Dieses Wohlgefühl und sein Image als brillanter Intensivpfleger, seinen »Podest-Platz« wollte er behalten.

Die Anerkennung und Bewunderung der Kollegen seien wie eine »Aufladestation« für sein Selbstwertgefühl und sein Wohlbefinden gewesen, so Niels H. selbst. Danach war er süchtig.

Im ersten Nachtdienst knapp zwei Wochen nach seiner Hochzeit und auch im ersten Nachtdienst nach der Geburt seiner Tochter verursachte Niels H. lebensbedrohliche Notfälle. Er habe diese »Hochstimmung«, diese »Euphorie« nach Hochzeit und Geburt aufrechterhalten wollen, lautete seine Erklärung. Ohne Mitgefühl für das Leiden seiner Opfer verschaffte er sich so die Gefühle, die er brauchte.

So wich er sich selbst aus, schützte sich vor seinen Selbstzweifeln. Im beruflichen Bereich fühlte sich Niels H. halbwegs sicher.

Hier begegnete er Menschen nach festgelegten Regeln. Er war der Experte, vermied zwischenmenschliche Kontakte. Das Wissen um das Unrecht seiner Taten erhöhte den inneren Druck und seine Verschlossenheit jedoch. Je schwieriger seine persönliche Situation, umso größer wurde das Verlangen nach Ablenkung, Anerkennung und Wertschätzung. Umso größer die Unfähigkeit, sich selbst zu ertragen und seine Gefühle im Griff zu behalten.

Er sah in den überwiegend bewusstlosen und beatmeten Patient*innen keine Menschen mehr, sondern Herz-Lungen-Präparate. Er stumpfte ab und verrohte. Vor dem Hintergrund dieses Empathieverlustes führte er lebensbedrohliche Extremsituationen herbei, indem er Menschen vergiftete.

Die Menschen wurden für ihn zu Objekten, die er für seine Selbstinszenierung benutzte. Der Kick medizinischer Extremsituationen und deren Beherrschung waren für Niels H. Möglichkeiten zum kurzfristigen Spannungsabbau. So konnte er für den Moment aversive Zustände von Selbstzweifel, innerer Leere, Angst und Erschöpfung ausweichen. Sie gaben ihm für den Augenblick einen brüchigen Halt.

Niels H. wusste um seine Defizite: schlechter Vater, schlechter Ehemann, bindungsunfähig. Das fehlende Mitgefühl gegenüber seinen Opfern und den Hinterbliebenen spiegelt die Brutalität, mit der er es vermied, seinem Innenleben zu begegnen.

Nach und nach stumpfte Niels H. so sehr ab, dass er seine Opfer nicht mehr als Menschen mit einer Geschichte wahrnahm, als Menschen mit Angehörigen, mit Wünschen, Ängsten und Hoffnungen. Das über die technische Seite der Intensivmedizin hinausgehende Interesse an Patienten hatte er ohnehin längst verloren. Die Patienten hätten für ihn bald »keine menschlichen Attribute« mehr gehabt.

Gut waren Patienten dann, wenn »ein grünes (OP-)Tuch drüberliegt«. Er sei schon genervt gewesen, wenn Patienten überhaupt gesprochen hätten. Er sprach von Patienten, die »praktisch, quadratisch, handlich und gut« waren. Oder von einem Menschen, der vom Erscheinungsbild eine »vergammelte Hülle« gewesen sei, von dem eine Reaktion nicht mehr zu erwarten war.

Für seine »Manipulationen« habe er Patienten gewählt, bei denen ein reanimationspflichtiger Notfall kein Erstaunen ausgelöst hätte. Das Sterben seiner Opfer habe er dabei in Kauf genommen: »Das war immer einkalkuliert. Die Krise durfte nicht auffallen. Denen ging es so schlecht, dass eine Reanimation nicht auffiel. [...] Die Chancen, dass jemand überlebt, standen fünfzig zu fünfzig. Das Entdeckungsrisiko war gering. In Delmenhorst habe ich mir später auch keine Mühe mehr gegeben, etwas zu verbergen. Ich habe mir die Patienten nicht mehr ausgesucht«, sagte Niels H. am zweiten Prozesstag im November 2018. Dadurch drückten sich weder Scham noch Reue, wohl aber eine erschreckende moralisch-ethische Verrohung, eine abgründige Selbstbezogenheit aus, die das eigene Ego über alles stellt.

So hat Niels H. über Jahre die Konfrontation mit den eigenen seelischen Abgründen nach Kräften vermieden. Er floh vor dem Unerträglichen, vor sich selbst. Eine destruktive Mischung aus Angst, Selbstunsicherheit, Geltungssucht, Sensationslust, Machtstreben und Narzissmus bestimmte seine Handlungsimpulse. Niels H., moralisch-ethisch verwahrlost, hat seine Impulse ausgelebt, was tödlich für mindestens 87 Menschen endete.

Es gilt das Schlusswort des Richters in diesem Prozess: »Wir können einen Anlass für diese Taten nicht wirklich erkennen. So richtig blicken wir da letztendlich nicht durch.«

Der Fall Irene B.

Die nachfolgende Darstellung basiert auf Gerichtsakten und dem Urteil des Landgerichtes Berlin vom 29.06.2007.

Am späten Abend des 4. Oktober 2006 wurde die Krankenpflegerin Irene B. festgenommen. Es bestand der Verdacht, sie hätte während ihres Dienstes in der Berliner Charité Patienten getötet. Wie war es dazu gekommen?

Vom Mädchen zur Frau

Irene B. wurde 1952 in Berlin geboren. Sie sei ein Schreikind gewesen und soll eine spezielle Milch gebraucht haben. Wenn man den Anfang bedenke, dann sei »es wunderbar, was aus mir geworden ist«, meinte sie dazu.

Ihre Mutter beschrieb Irene B. als schwache Frau. Sie war eine Schulfreundin der Tochter ihres Vaters aus erster Ehe gewesen und deutlich jünger als ihr Mann. Einen Beruf hatte die Mutter nie erlernt, sich immer um das Essen gekümmert. Aber sie war schön und klug. Später hatte sie sich dem Alkohol zugewandt und lebte zuletzt in einem Pflegeheim. Dort wäre sie an »Alkohol, Lebenskummer und Demenz« gestorben. Der Tod ihrer Mutter sei für sie »ohne Bedeutung« gewesen, meinte Irene B. Weil: »Alles, was ich kann, habe ich vom Vater.«

Sie wusste, dass ihr Vater zum zweiten Mal verheiratet war. Von ihren Halbgeschwistern erfuhr sie, dass er sich nach dem Zweiten Weltkrieg sehr verändert hatte. Bereits am Ersten Weltkrieg nahm er als Soldat teil. Während des deutschen Faschismus habe ihr Vater der Organisation Todt angehört, einer nationalsozialistischen Bauorganisation, die militärische Anlagen errichtete und in Stalingrad kämpfte. Erst 1949 kam er aus der Gefangenschaft zurück. Gesprochen hatte er nie über diese Zeit.

Mit seiner Tochter ging er nach deren Aussage immer sehr liebevoll um. Sie war sehr stolz auf ihn. Er starb an einem Schlaganfall, als Irene B. zwölf Jahre alt war, ein Schock für das junge Mädchen.

Sie schilderte, der Vater habe sie »gerüstet« für das Leben. »Die gesellschaftlichen Normen, Ethik, Moral und Anstand« habe sie von ihm übernommen. In ihr Poesiealbum habe er den Sinnspruch geschrieben: *Gesell dich einem Bessren zu, mit ihm lass deine Kräfte ringen. Wer selbst nicht besser ist als du, der kann dich auch nicht weiterbringen.*

Schon mit fünf Jahren wurde sie eingeschult. Besonders in Geschichte und Biologie war sie eine ganz gute Schülerin. In Mathematik gab der Vater ihr Nachhilfeunterricht, sodass sie auch in diesem Fach nicht schlecht dastand.

Mit ihren Klassenkameraden verstand sie sich gut, zu einigen von ihnen hatte sie noch als Krankenschwester Kontakt. Vor den Lehrern hatte sie Respekt. Es gab ab und zu Schläge mit dem Rohrstock, das war damals nichts Schlimmes.

Die Eltern hatten Irene B. evangelisch taufen und konfirmieren lassen. Als Erwachsene trat sie jedoch aus der Kirche aus. Ihr Vater hatte ihr immer gesagt: »Gott ist auch im Wald.«

Mit knapp 16 Jahren schloss das Mädchen die Realschule ab. Ihr Berufswunsch war schon damals Krankenschwester gewesen. Bereits als Fünfjährige hatte sie mit Stethoskop und Rot-Kreuz-Koffer gespielt. Bibliothekarin oder Steinmetz waren andere Möglichkeiten, die Irene B. in Erwägung gezogen hatte.

Im Jahr 1970 begann sie mit der Krankenpflegeausbildung. Das Lehrkrankenhaus wurde von Ordensschwestern geleitet. Es sei »wunderbar« gewesen, beschrieb sie es später. Sie zog von zu Hause aus und wohnte mit anderen Auszubildenden in einem

Internat. Irene B. war eine gute Schwesternschülerin und bestand ihr Examen mit »gut«.

Schon damals war sie äußerst ehrgeizig. Sie hatte nach Beendigung der Ausbildung noch zweieinhalb Jahre in ihrer Lehrklinik gearbeitet und in dieser Zeit ihren späteren Ehemann kennengelernt. Danach wechselte sie an das Jüdische Krankenhaus auf die Intensivstation. Dort gefiel es ihr gut, die Intensivstation hatte einen kardiologischen Schwerpunkt und war mit acht Betten recht überschaubar.

Beziehungen zu Männern hatte Irene B. ab ihrem siebzehnten Lebensjahr. Sie interessierte sich immer mehr »für Männer und nicht für Jungen«. Ihren späteren Ehemann lernte sie bei ihrer ersten Auslandsreise 1971 kennen. Irene B. war damals 19 Jahre alt, ihr Zukünftiger zehn Jahre älter. Er war ihr sofort aufgefallen, weil er bei heißem Wetter Anzug und Weste getragen hatte.

Irene B. schloss zunächst ihre Ausbildung ab, bevor sie ihn im Oktober 1973 heiratete. Für sie war ihr Gatte »der Traummann«. »Auf einen Sockel« habe sie ihn gestellt und ihm alles geglaubt, wie sie später erzählte. Das Verhältnis zu ihrer Schwiegermutter war jedoch angespannt. Die hätte sich benommen, als hätte sie ihr den Sohn weggenommen.

Nach einigen Jahren vertraute Irene B. dann nach eigener Aussage ihrem Mann nicht mehr blind. Sie begann sogar, ihm zu widersprechen. Über die folgenden Jahre berichtete sie, ihr Mann sei immer schwächer geworden, habe manchmal geweint, wenn ihm etwas nicht gelungen sei. Die Ehe entwickelte sich auseinander. Beide Partner verhielten sich »etwas eigenbrötlerisch«.

Ihr Mann wurde schließlich krank und lernte 1998 während einer Kur eine andere Frau kennen. Das führte zur Trennung und schließlich im April 2006 zur Scheidung. Die Scheidung war für Irene B. mit vielen Streitigkeiten und Kränkungen verbunden. In dieser Zeit griff sie vermehrt zum Alkohol.

Auch Freunde von Irene B. berichteten über einen jahrelangen und schmerzhaften Trennungsprozess. Irene B. schien es über Jahre schwerzufallen, sich zu entscheiden. Erst nach der Trennung sei sie wieder etwas »aufgeblüht« und habe ein selbstbestimmtes Leben geführt. Allerdings litt sie unter ihrer Einsamkeit. Sie machte in dieser Zeit viele weite Reisen, unter anderem in die Wüste, kaufte sich ein Auto und pachtete einen Schrebergarten.

Dem Jüdischen Krankenhaus blieb Irene B. lange beruflich verbunden. Ende der 1980er-Jahre machte sie eine Weiterbildung. Sie war fasziniert von der technischen Medizin, von Operationstechniken und Herzklappenersatz. 1991 wurde sie schließlich zur pflegerischen Stationsleitung befördert.

In dieser neuen Position verlor sie zunehmend den Kontakt zu ihren Kollegen und Kolleginnen. Doch solche Kontakte hatte sie noch nie von sich aus angestrebt. Sie hätte sich eben nicht so gern mit Banalitäten aufgehalten, meinte sie dazu. Ein Arzt, der selbst selten lachte und den sie sehr mochte, sagte ihr, dass sie einen »unterkühlten Charme« habe und »unnahbar« sei. In Begriffen wie Arroganz, Distanz und Vornehmheit könnte sie sich selbst durchaus wiederfinden, stellte Irene B. fest. Dieser Arzt habe so etwas auch an sich gehabt.

Kurze Zeit nach ihrer Beförderung begann das »Mobbing« gegen sie, wie sie es bezeichnete. Schließlich wurde sie von ihren Aufgaben entbunden. Ein Anwalt handelte ihre sofortige Freistellung vom Dienst bei Fortzahlung der Bezüge für einige Monate und eine Abfindung aus. Das Arbeitsverhältnis endete am 31. Dezember 1994. Dieses unrühmliche Ende empfand Irene B. als »furchtbare Kränkung«. Sie habe »endlos geweint«. Schließlich begab sie sich in psychotherapeutische Behandlung.

Bereits drei Monate später trat Irene B. im April 1995 eine neue Stelle an der Charité an. Dort fühlte sie sich gleich sehr wohl. Die Kollegen waren nett, sie wurde gut eingeführt, und die Arbeit machte ihr wieder Freude.

Irene B. arbeitete von Anfang an auf der kardiologischen Intensivstation 140i. Dreißig Pflegekräfte gab es ungefähr auf der Station, und die Leute kannten sich gut. Sie arbeiteten zum größten Teil bereits mehr als zehn Jahre zusammen. Irene B. war inzwischen 54 Jahre alt und damit älter als die allermeisten ihrer Teammitglieder. Bei der morgendlichen Verteilung der Kranken auf die Pflegekräfte meldete sich Irene B. gern für die schwerstkranken Patient*innen. Jedes Teammitglied war zuständig für bis zu drei Kranke. Nie bat Irene B. um Unterstützung, auch nicht, wenn sie überfordert war. Im Team respektierte man sie. Trotzdem blieb sie eine Außenseiterin.

Auffälliges Verhalten

Den persönlichen Kontakt mieden die meisten, sie fanden Irene B.s Verhalten mitunter befremdlich. Da waren ihre Stimmungsschwankungen, ihr Sarkasmus und häufig ein eigentümliches »munteres Pfeifen«, was die anderen Pflegekräfte auf Abstand gehen ließ. Das schien insbesondere bei den jüngeren Kolleg*innen so gewesen zu sein. Eine Kollegin meinte sogar: »Sie hatte ihre ganz speziellen Opfer unter Kollegen, die sie fertiggemacht hat.«

Eigentlich soll die Arbeitsatmosphäre auf der Intensivstation 140i ganz gut gewesen sein. Doch im Herbst 2005 verschickte ein Kollege eine E-Mail, man sollte doch wieder motiviert zum Dienst kommen, seine privaten Probleme zu Hause lassen und sich um ein freundliches Miteinander bemühen. Vor allem von den jüngeren Pflegekräften meinten einige später, dass im Herbst 2005 eine schlechte Stimmung auf der Station geherrscht habe.

In einer eigens einberufenen Teamsitzung zum Thema Zusammenarbeit wurde der Wunsch nach externer Beratung laut. Dazu kam es allerdings nicht, weil das von der Leitung und wohl auch von den meisten Mitarbeiter*innen abgelehnt wurde. Weitere Teamsitzungen fanden nicht statt. Eine Kollegin erklärte später, das eigentliche Problem, nämlich Irene B., wäre gar nicht angesprochen worden.

Prägend für die Arbeitsatmosphäre schien das duale, hierarchische System gewesen zu sein, das die Ärzte*innen von den Pfleger*innen trennte. So erklärte der ärztliche Klinikleiter, dass die Kommunikation hervorragend sei. Alle wären miteinander befreundet und arbeiteten als »team of excellence« engagiert zusammen, mit großem Ansehen und wissenschaftlich erfolgreich. Andere aus der Ärzteschaft machten dagegen deutlich, dass es durchaus Kommunikationsprobleme zwischen den beiden Berufsgruppen gab.

Irene B. war aufgefallen. Ein Kollege hatte gesehen, wie sie einen zentralen Venenkatheter ungenügend reinigte. »Das wird nicht so schlimm sein«, war ihre Reaktion, als sie darauf hingewiesen wurde. Bei anderer Gelegenheit wurde bemerkt, dass sie ein Schlauchsystem nicht wie vorgeschrieben ausgewechselt, sondern nur das Wechseldatum eingetragen hatte. Einmal kam sie mit Verspätung zum Dienst, weil sie verschlafen hatte. Trotzdem regte sie sich lautstark darüber auf, dass bereits ein Kollege für »ihre« Patienten eingeteilt worden war. Statt sich zu entschuldigen, ging sie laut schimpfend über die Station. Im März 2006 beobachtete eine Kollegin, dass Irene B. eine Patientin, die aus dem Bett gefallen war, sehr hart anfasste und beschimpfte. Sie teilte dies ihrer Stationsleitung mit. Trotzdem passierte lange Zeit nichts.

Die Zwischenfälle rissen nicht ab. Anfang Juli 2006 hörte eine Pflegerin, wie sich ein Patient bei seiner Frau darüber beschwerte, dass Irene B. »ruppig« zu ihm gewesen sei und ihn geschlagen habe. Sie schilderte das der Stationsleitung. Folgen hatte das keine. Eine weitere Kollegin berichtete dort über ähnliche Vorkommnisse und informierte zusätzlich die Leiterin des gesamten Pflegedienstes. Diese bat um eine schriftliche Stellungnahme. Daraufhin mussten vom Pflegeteam Ereignisse, die Monate zurücklagen, in Erinnerung gerufen und niedergeschrieben werden.

Sobald die Protokolle vorlagen, kündigte die Pflegedienstleitung ein Mitarbeitergespräch an, das nie stattfinden sollte. Im Kreis der Schwestern und Pfleger herrschte deswegen großer Unmut, weil sich trotz der Hinweise nichts änderte. Die Stationsleitung erinnerte ihre Vorgesetzte sogar zweimal an das ausstehende Gespräch. Ohne Erfolg.

Später im Prozess hieß es vonseiten der Pflegedienstleitung dazu, dass »wegen des verstärkten Arbeitsanfalls« eine Klärung der Angelegenheit nicht zeitnah möglich gewesen wäre.

Im August 2006 ereignete sich dann etwas Entscheidendes. Auf der Station 140i lag ein Patient, der keine Heilbehandlung mehr bekam und von Irene B. versorgt wurde. Es war festgelegt worden, dass er nur noch Morphium gegen die Schmerzen erhalten sollte. Sein Leben durfte ein natürliches Ende finden, das Leiden wollte man ihm jedoch ersparen.

Ein Pfleger registrierte eines Tages, wie Irene B. diesem Mann eigenmächtig ein Medikament spritzte und unmittelbar danach ein Blutdruckabfall auftrat. Kurze Zeit später hörte er, wie Irene B. erneut eine Spritzenampulle aufbrach und anschließend der Vitalalarm losging. Er fragte Irene B., ob sie Hilfe bräuchte, was diese verneinte. Sie stellte den Alarm ab. Der Patient war tot.

Später schaute ihr Kollege im Abfallbehälter nach und fand dort eine leere Ampulle des stark blutdrucksenkenden Medikamentes Nipruss®. Davon erzählte er zwei Kollegen, ohne dass daraufhin etwas unternommen wurde. Bevor er Anfang September für mehrere Wochen in Urlaub ging, bat er seine Kolleg*innen, die Augen offen zu halten.

Unter Verdacht

Zurück aus dem Urlaub, erfuhr der besagte Pfleger an seinem ersten Arbeitstag, dass in der Zwischenzeit vier weitere Patienten gestorben waren. Ende September wandte er sich schließlich an einen der Ärzte. Auf diese Weise erfuhr nun auch die Stationsleiterin von dem konkreten Verdacht. Noch einmal bat sie ihre Vorgesetzte, das Gespräch mit Irene B. zu suchen. Dazu kam es nicht mehr. »Ich dachte, das reicht, wenn ich das nach oben weitergebe«, erklärte sie später bei einer Vernehmung auf die Frage, warum sie nicht früher und energischer reagiert hätte.

Inzwischen war allgemein aufgefallen, dass in Anwesenheit von Irene B. mehr Menschen als üblich starben. Ihre auffälligen Bemerkungen taten ein Übriges. So äußerte sie beispielsweise beim gemeinsamen Frühstück: »Jetzt ist der Herr A. tot, dann ist der Herr B. ja der Nächste.« Schließlich wurden der Oberarzt und schließlich der Chefarzt informiert, der die Polizei alarmierte und damit umfangreiche Ermittlungen auslöste.

Als die Polizei sich bei den Angestellten im Krankenhaus nach Irene B. erkundigte, gab es überwiegend positive Rückmeldungen. Für die einen war sie eine freundliche, korrekte Frau, die gut mit Angehörigen umgehen konnte und kollegial war. Fachlich versiert sei sie gewesen und sicher. Manchmal habe sie auch etwas von zu Hause mitgebracht, z. B. Süßigkeiten. Der Chefarzt der Kardiologie hielt Irene B. für die »erfahrenste Intensivschwester auf der Station« und konnte sich nicht vorstellen, dass sie übergriffig geworden war.

Trotz dieser positiven Einschätzungen hatte kaum jemand persönlichen Kontakt zu Irene B. gehabt. Aus dem Pflegeteam wollten nur wenige gern mit ihr arbeiten. Wenn sie Schichtleiterin war, hätte sie »gerne mal den Chef raushängen« lassen. Einige Mitarbeiter*innen empfanden sie als »unecht«. Sie hätte versucht, fröhlich zu wirken, auch wenn es ihr ganz offensichtlich nicht gutging.

Eine Kollegin beurteilte Irene B. als »übertrieben freundlich, falsch. Sie betrat morgens den Raum und begrüßte uns mit ›Guten Morgen, meine Lieben‹ – und jeder von uns wusste, dass sie es nicht ehrlich meinte.« Anderen waren die erheblichen Stimmungsschwankungen der Krankenschwester aufgefallen. Sie berichteten auch von ihrer Eigenart, in Stresssituationen zu singen oder zu pfeifen. »Irene singt immer, und wenn das Pfeifen höher und hysterischer wurde, dann wusste man, dass sie nicht entspannt war«, beschreibt es eine Kollegin. Diese Eigenarten sollten sich in den letzten Jahren verstärkt haben. »Sie hat noch mehr und lauter gesungen, rannte unsinnig hin und her.« Für besonderes Aufsehen sorgte, als sie bei einer Reanimation ins Zimmer stürzte und das Radio voll aufdrehte.

Eine weitere Kollegin hatte in besonders lebhafter Erinnerung, dass Irene B. in schallendes Gelächter ausbrach, als sie vom Tod eines Patienten erfuhr, den sie am Vortag noch gepflegt hatte. Im Gespräch hätte Irene B. ihr gegenüber einmal geäußert, dass es ja nicht nachzuweisen sei, ob man statt der Katecholamine Kochsalz in der Spritze aufziehe. Oder sie bemerkte über einen schwer kranken Menschen, »dem müsste man hier ein Ende bereiten, das ist alles hier so schlimm.« Selbst in Notfallsituationen soll es vereinzelt vorgekommen sein, dass sie anfing zu diskutieren, ob denn der Einsatz Sinn ergeben würde. Häufig hätte sie Anordnungen von Ärzten infrage gestellt, sich vereinzelt sogar geweigert, ihnen Folge zu leisten.

In der letzten Zeit ihres Dienstes auf der Station war Irene B. außerdem wiederholt zu spät gekommen. Ein- oder zweimal wäre sie abrupt mit der Begründung nach Hause gegangen, es ginge nicht mehr, so Kolleg*innen. Sie hätte zunehmend gestresst und genervt gewirkt. Der gut gemeinte Vorschlag, die Stunden zu reduzieren oder eine Kur zu machen, wurde von ihr aber brüsk abgelehnt.

Vielen war bekannt, dass Irene B. mitunter grob mit Patienten umging. Einem unruhigen Patienten, der bei der Pflege versuchte, sich hochzuziehen, schlug sie auf die Hand und sagte, dass er nicht immer dazwischenfummeln solle. An Patienten, die sich selbst nicht drehen konnten, habe sie heftig herumgezerrt.

Eine Ärztin hatte beobachtet, wie Irene B. einem Patienten auf den Oberarm schlug. Und ein Stationsarzt erinnerte sich, dass Irene B. einfach mit den Worten eine Beatmungsmaschine ausgeschaltet hätte: »Jetzt reicht es wohl.« Nachdem er sie lautstark in ihre Schranken verwiesen hatte, wäre die Zusammenarbeit problemlos verlaufen. Sie sei eine »sehr fürsorgliche und engagierte Krankenschwester« gewesen.

Eine weitere Stationsärztin war jedoch gänzlich anderer Ansicht: »Jede einzelne Pflegekraft auf dieser Station ist freundlicher, dem Patienten zugewandter und im Umgang mit dem Patienten liebevoller als Irene B. Das weiß eigentlich jeder. Sie wirkt meist sehr unterkühlt, distanziert und wenig schwingungsfähig.«

Als Irene B. von einem Arzt einmal darauf hingewiesen wurde, dass bei ihrem Patienten der Tubus falsch lag, hätte sie das heftig bestritten. Er meinte, »dass Irene B. Fehler unterlaufen, die lebensgefährlich für Patienten sein können.« Konfrontiert mit diesen Aussagen meinte Irene B.: »Wenn es Diskussionen oder Vorwürfe oder etwas gab, was gesehen wurde, verstehe ich nicht, warum man mich nicht angesprochen hat und warum die Verantwortlichen und die Leitung nicht gemeinsam die Kripo geholt haben.«

Bei ihrer Vernehmung bestritt Irene B. zunächst den Vorwurf, Menschen getötet zu haben. Es sei zwar so, dass sie manchmal nicht verstehe, warum alte Menschen mehrmals reanimiert werden müssten und das Sterben dann so lange dauere. Schließlich räumte sie ein, einem Mann Dormicum® gespritzt zu haben. Sie hätte aber nicht getötet.

»Ich habe ihn vielleicht ganz sanft woanders hingebracht. [...] Ja, ich habe es ihm erleichtert. Und ich bleibe dabei, dieser Mensch hatte keine Lebensqualitäten mehr und hätte keine Freude mehr am Leben gehabt.« Jetzt wisse sie, dass sie sich strafbar gemacht habe. »In dem Moment, wo ich es getan habe, war es mir nicht bewusst. Ich weiß aber nicht, ob ich anders gehandelt hätte.« Anderen Patienten hätte sie keine unverordneten Medikamente gegeben. Reue für ihre Taten könne sie nicht empfinden, es tue ihr leid, dass sie den Angehörigen so viel Leid zugefügt habe. Auch die Toten könnten nicht ruhen, sondern würden jetzt obduziert.

In einer späteren Vernehmung räumte die Pflegerin dann ein, einen weiteren Patienten getötet zu haben: »Ich habe ihm fünf Milligramm Dormicum® gespritzt, und er ist ganz ruhig eingeschlafen.« Das sei ein spontaner Entschluss gewesen, aber nicht unüberlegt. Danach habe sie sich sehr erleichtert gefühlt, »ich würde fast sagen, eine gute Tat getan zu haben«. Ihr Handeln sei »eine Erlösung für den Menschen« gewesen.

Zu ihren Motiven machte Irene B. bei den polizeilichen Vernehmungen wenig genaue Angaben. Sie war sich aber sicher, dass ihr Handeln dem Willen der Patienten entsprochen hätte. Gespräche mit den Patienten hätte sie dazu aber nicht geführt. »Was dazu führte, kann ich nicht erklären. Ich weiß es nicht«, waren ihre Worte. Ihr Denken sei in diese Richtung gegangen, als es ihr selbst nicht gut gegangen sei: »Ich war privat unzufrieden, und dann gibt es vielleicht Momente, wo man bei der Arbeit auch nicht zufrieden ist, und dann sind beide Eckpfeiler weg, wo man sagt, was soll das alles. Aber das waren nur kurze Momente, weil ich meinen Beruf liebe und gerne ausführe. Dann ging das wieder. Weil ich immer gesagt habe, Dienst ist Dienst. Im Unterbewusstsein wird es sicherlich anders gewesen sein.«

Vielleicht, so räumte Irene B. ein, gäbe es noch einen weiteren Anknüpfungspunkt zwischen ihrer privaten und der beruflichen Situation. Sie hätte auf einmal Ehepaare anders gesehen. Viele wären sehr liebevoll miteinander umgegangen und viele sehr garstig zueinander gewesen und hätten sich überhaupt nichts mehr zu sagen gehabt. Bei den Menschen, die sich sehr geliebt hätten, da sei es ihr schwergefallen, nicht zu weinen. »Aber, das ist meine persönliche Sache, die spielt da nicht rein.«

Erst mehr als einen Monat nach ihrer Verhaftung und nach einer Untersuchungshaft von mehr als vier Wochen gestand Irene B. schließlich, dass sie einer weiteren Frau und einem weiteren Mann mit dem Ziel etwas gespritzt hatte, deren Leben sofort zu beenden.

Schuldig gesprochen

Der Prozess fand vom 18. April bis zum 29. Juni 2007 vor dem Landgericht in Berlin statt. Angeklagt war Irene B. des sechsfachen Mordes und des zweifachen Mordversuchs.

Am Ende wurde sie vom Gericht des Mordes an fünf Menschen für schuldig befunden. Sie habe in allen fünf Fällen aus niedrigen Beweggründen gehandelt, »um in eigener Vollkommenheit den Todeszeitpunkt der Patienten zu bestimmen, die sie für todeswürdig hielt.«

Das Gericht verurteilte die Krankenschwester zu einer lebenslangen Freiheitsstrafe. Ein Berufsverbot verhängte das Gericht nicht. (Landgericht Berlin, 2007)

Hilflose Opfer

Keines von Irene B.s Opfern hatte die Chance, Wünsche zu äußern. In allen Fällen hatte Irene B. aus eigenem Antrieb gehandelt, ohne dass sie darum gebeten worden wäre.

So hatte die Krankenschwester am 28. Juni 2005 während der laufenden Reanimation nachweislich einem 66-jährigen Patienten heimlich Nipruss® gespritzt. Der für die Kolleg*innen nicht erklärbare Blutdruckabfall konnte nicht beherrscht werden. Der Patient starb.

Am 16. August 2006 ermordete Irene B einen 77-jährigen Kranken. Sie spritzte ihm als Erstes unverordnet Dormicum®. Als der Patient sich wider Erwarten stabilisierte, verabreichte sie ihm zusätzlich eine Überdosis Nipruss®. Direkt danach sank der Blutdruck massiv, und der Mann starb.

Zu ihren Motiven befragt, meinte Irene B.: »Das war nicht geplant, auf einmal war das da. Ich sah diesen Zustand, der vorher nicht so aussah, und dachte, das ist ja furchtbar.« Es sei ihr bewusst gewesen, dass der Patient an dem Nipruss® sterben würde. Sie wüsste nicht, warum sie diese beiden Medikamente gegeben hätte. »Dieses Zittern, dieses Röcheln. Vielleicht hat mich das irgendwie ja, dieses Röcheln hat mich berührt. Ja, vielleicht auch die Umgebung rundum.«

Am 19. September 2006 spritzte Irene B. dann einer 48-jährigen Patientin ebenfalls eine Überdosis Nipruss®. Kurze Zeit später starb die Frau. Irene B.: »Ich habe sie nicht umgebracht. Sie ist ganz friedlich eingeschlafen. Das hätte sonst noch ein langer Leidensweg werden können. In diesem Fall war der Mensch ausgezehrt und hat immer wieder gekämpft.«

Diese Patientin tötete Irene B., während der Ehemann am Bett seiner Frau saß. Sie behauptete, der Ehemann hätte ihr gesagt, seine Frau wolle nicht mehr leben. Das jedoch dementierte der Ehemann glaubhaft und vehement.

Schon am 26. September 2006 spritzte Irene B. erneut eine Überdosis Nipruss® – einem erst 52 Jahre alten Patienten. Trotz sofort verabreichter Gegenmittel sank der Blutdruck stark ab, sodass der Patient starb. Irene B. schilderte, dass sie eine erneute Reanimation verhindern wollte. Es wäre keine Tötung gewesen. Tötung sei für sie etwas Brutales, ein hinterlistiger Mord mit Schusswaffe. Sie hätte zwar einem Menschen das Leben genommen. Es sei einfach nicht mehr die Würde da gewesen. Ihr Handeln sei eine Eingebung von Gott gewesen. Die Zehn Gebote müssten dringend überarbeitet werden, »sie müssten humaner werden«. Sie hätte »sich berechtigt gefühlt«, diese Entscheidung zu treffen, »als Mitwirkende eines göttlichen Willens«, den sie erkannt hätte.

Am 2. Oktober 2006, zwei Tage vor ihrer Festnahme, tötete Irene B. als letztes Opfer einen 62 Jahre alten Patienten. Sie habe sich entschlossen, diesem Mann zu »helfen« und ihm deshalb heimlich und unverordnet Dormicum® gespritzt. Der Patient war bewusstlos gewesen, er hatte sich gequält. Sie sei danach »erleichtert, sehr erleichtert« gewesen. Sie habe sich erst während des Dienstes entschieden, das Medikament zu spritzen, »auch das war ein spontaner Entschluss, aber nicht unüberlegt«.

Einsamkeit und Hybris

Bei der vom Gericht angeordneten psychiatrischen Untersuchung wurden Irene B. eine durchschnittliche Intelligenz und keine gravierenden psychischen Störungen bescheinigt. Der Gutachter schien befremdet darüber, wie die Krankenschwester ihm schilderte, dass sie in der Haft endlich einmal ausschlafen könnte und dass sie aus den Befunden der Obduktion in den Akten viel über Pathologie gelernt hätte.

In einer auffällig kühl-professionell wirkenden Weise schilderte sie dem Gutachter den Ablauf der ersten Tötung. Allerdings wurden die distanzierten, fast ohne erkennbare Emotionen vorgetragenen Schilderungen zu Beginn mehrfach durch heftiges Weinen unterbrochen.

Ihre Antworten waren vorsichtig-abwägend und wurden in einer sehr eigenen, um Präzision und Nachdrücklichkeit bemühten Sprechweise vorgetragen. Diese Sprechweise wirkte auf den Gutachter, als hätte sie wenig Bezug zum Gesprächspartner, als käme es nicht zu einem wirklichen Austausch.

Noch in der Haft sprach sie von ihrem »Traumberuf Krankenschwester« und »dem schönen Arbeitsplatz an der Charité«, ihrem glücklichen Leben mit Reisen und »interessanten Menschen«. Auffällig häufig streute sie Hinweise auf die besondere Bedeutung und die große Tradition der Kliniken ein, in denen sie gearbeitet hatte. Sie betonte mehrfach, dass sie berühmte und »interessante jüdische Menschen« kennengelernt, ausgezeichnete Gespräche mit »faszinierenden Menschen« über Kultur und Religion geführt hätte. Sie kompensierte ihr gering ausgeprägtes Selbstwertgefühl, indem sie sich als Teil dieses Milieus fühlte.

Irene B. schien jedoch keine realistische Vorstellung von ihrer Wirkung auf andere Menschen zu haben. Zwischen der eigenen Wahrnehmung ihrer Beziehungen und der Fremdwahrnehmung durch andere Menschen bestand eine erhebliche Diskrepanz. Ihre Anteile an den Konflikten konnte sie kaum reflektieren.

Aus Sicht des Gutachters waren die Äußerungen von Irene B. über ihre Mutter sehr distanziert und abwertend. Sie habe wiederholt die negativen Aspekte im Leben der Mutter, deren Schwäche, deren ständiges Jammern, den Alkoholmissbrauch und die Demenz angesprochen.

In der unbewussten Identifizierung mit diesem Mutterbild entwickelte Irene B. sich seiner Meinung nach zu einer Frau, die eigene Schwächen und die ausgeprägte Angst vor der Bedeutungslosigkeit strikt abgewehrt hat, z. B. durch Projektion oder Affektisolierung. Ein gesundes Selbstvertrauen und eine Regulation ihres Selbstwertgefühls mit einer angemessenen Unabhängigkeit von äußerer Anerkennung entstand bei ihr nicht. Die Untersuchung lieferte mehrere Hinweise dafür, dass sich Irene B. deswegen schon früh in Traumwelten und eine sehr distanzierte Art der Beziehungsgestaltung zu anderen Menschen zurückgezogen hatte.

Kompensatorisch zu der negativen Entwicklung der Mutter-Tochter-Beziehung gestaltete sich das Verhältnis zu ihrem Vater, den sie idealisierte und mit dem sie sich in ihren Fantasien weitgehend identifizierte. Der »Weisheit«, die er Irene B. ins Poesiealbum geschrieben hatte, verbunden mit dem Motto, das Stärke und Konkurrenz als förderlich ausgab, schien sie bis zum Schluss anzuhängen. Weder die Gefahren dieser Überzeugungen, noch die Konsequenzen der harten und jähzornigen Seite des Vaters waren Irene B. zugänglich.

Im Ergebnis stellte der Gutachter bei Irene B. eine Persönlichkeitsstörung mit narzisstischen, zwanghaften und schizotypen Zügen fest.

Entwickelt hätten sich diese Persönlichkeitsmerkmale auf dem Boden eines emotional unzureichenden Elternhauses, das bei Irene B. wie oben schon beschrieben zu einer Störung der Affektivität und der Selbstwertregulation geführt hatte.

Ihre Persönlichkeit war geprägt durch ein verdrängtes Grundgefühl der eigenen Schwäche und durch die Angst vor der eigenen Bedeutungslosigkeit. Dieses Grundgefühl hätte sie zum einen durch eine zur Schau gestellte vordergründige Fröhlichkeit erfolgreich abgewehrt. Zum anderen pflegte sie deswegen projektiv imaginierte Beziehungen zu bedeutenden und faszinierenden Menschen in traditionsreichen Einrichtungen. Sie identifizierte sich mit den väterlichen Werten und Normen wie Kraft, Stärke, Konkurrenz, verachtete Schwäche und Unordnung. Diese Persönlichkeitsstruktur war bestimmend für Irene B.s Selbst- und Fremdwahrnehmung und ihre zwischenmenschlichen Beziehungen, so das Gutachten.

Im Hinblick auf die Taten, die man ihr zur Last legte, kam der Gutachter zu dem Ergebnis, dass sich Irene B. nach wie vor zu ihrem Tun berechtigt fühlte. Sie hoffte, »dass die Verantwortlichen im Gesundheitssystem auch irgendwann einmal die Einsicht hätten«, das zu legalisieren, was sie getan habe.

In der Eigenlogik von Irene B. waren ihre Taten durch religiöse und ideologische Überzeugungen motiviert. Der Gutachter stellte darüber hinaus einen starken Selbstbezug von Irene B. fest. Sie schrieb sich die Fähigkeit zu, über den Wert und die Beendigung eines Menschenlebens eigenmächtig entscheiden zu können. Indem Irene B. sich diese Kompetenz anmaßte und entsprechend handelte, wehrte sie die eigene unerträgliche Angst vor Leiden, hilfloser Schwäche und Hinfälligkeit, vor Sterben und Tod ab. Auch ihr Sarkasmus und ihre von den Kollegen bemerkte unpassende Heiterkeit würden für ihren abwehrenden Umgang mit leidvollen Erfahrungen sprechen.

Irene B. war es nur schwer möglich, zwischen eigenen Stimmungen und der Gefühlssituation ihrer Patienten zu unterscheiden. Dementsprechend handelte sie letztlich in Abwehr der eigenen Schwäche. Die dazu passende Rationalisierung war ihr Mitleidsverständnis. Darüber fühlte sie sich ermächtigt, als unwürdig empfundene Situationen zu beenden. In dieser Privatlogik vermied sie die Einsicht zu töten. Sie schuf die Legende vom Helfen zum sanften Hinübergleiten, das lange Leidenswege ersparen würde. Diese Dynamik hätte zu einer Verstärkung der Abwertung des Lebens, Leidens und Sterbens der Patienten und zu einer Selbstabwertung geführt. Sie wäre unfähig gewesen, sterbenden und schwer leidenden Menschen bis zu ihrem natürlichen Ende Beistand zu leisten.

Der Gutachter stellte bei Irene B. abschließend fest, ihre psychischen Auffälligkeiten wären nicht so erheblich, dass sie die Schuldfähigkeit beeinträchtigt hätten.

Resignation und Führungsversagen

Die Situation am Arbeitsplatz hat das Abgleiten von Irene B. begünstigt. Die Leitung hatte die Spannungen im Team nicht ausreichend thematisiert, obwohl sie davon wusste. Die Konflikte wurden systematisch verschleppt. Dringend erforderliche kritische Rückmeldungen auf Nachlässigkeiten und Fehler blieben aus. Das hat Irene B. als stillschweigendes Einverständnis gedeutet. Sie bekam Freiräume zugestanden, die ihre Hybris förderten und die Opferzahlen erhöhten.

Ein gestörtes Arbeitsklima in Verbindung mit ausgeprägtem Führungsversagen war der Nährboden, auf dem sich die Tatbereitschaft bei Irene B. entwickeln konnte.

Der Fall Stephan L.

Die nachfolgende Darstellung beruht auf Gerichtsakten und dem Urteil des Landgerichtes Kempten vom 20.11.2006.

Anfang der 2000er-Jahre ereignete sich im ansonsten sehr beschaulichen Sonthofen eine Tötungsserie, die bis zum Fall Niels H. als die größte der deutschen Nachkriegsgeschichte galt. Am 20. November 2006 verurteilte das Landgericht Kempten Stephan L. wegen Mordes in zwölf Fällen, wegen Totschlags in 15 Fällen, wegen versuchten Totschlags, wegen Tötung auf Verlangen, gefährlicher Körperverletzung und wegen Diebstahls in fünf Fällen zu einer lebenslangen Freiheitsstrafe. Das Gericht stellte eine besondere Schwere der Schuld fest. Außerdem wurde Stephan L. ein lebenslanges Berufsverbot als Krankenpfleger erteilt. (Landgericht Kempten, 2006)

Probleme in Kindheit und Jugend

Stephan L.s Kindheit war geprägt von der Hysterie der Mutter und der Gleichgültigkeit des Vaters. 1978 wurde er in Herdecke geboren. Allein bis es so weit war, soll es mehr als zehn Fruchtwasserspiegelungen gegeben haben. Obwohl Stephan L. als gesundes und lebenstüchtiges Kind zur Welt kam, bestand die Mutter darauf, dass der Säugling sofort von einem Nervenarzt untersucht wurde. Von Anfang an hatte sie die fixe Idee, dass Stephan L. ein »behindertes Kind« sei.

Der Vater hielt das für »Humbug«. Als Stephan L. zwei Jahre alt war, trennten sich die Eltern. Er blieb bei seiner Mutter, wechselte mit ihr mehrfach den Wohnort. Die Mutter heiratete wieder, bekam zwei weitere Kinder. Mit seinem Stiefvater kam Stephan L. gar nicht gut zurecht.

Zunehmend stellten sich Verhaltensauffälligkeiten ein. Er bekam krasse Wutausbrüche, schlug auf Gleichaltrige und Erwachsene ein. Im Kindergarten war er in einer Gruppe für schwer erziehbare Kinder. Viele Male wurde er auf Veranlassung der Mutter von unterschiedlichen Kinderärzten, Psychologen und Psychotherapeuten untersucht und behandelt. Später sagte er einem Gutachter, dass er zu dieser Zeit ein »richtiger Teufel« gewesen sei.

Nach der Trennung der Eltern lieferten sich die beiden einen jahrelangen Kampf um das Sorge- und Besuchsrecht des gemeinsamen Sohnes. Als Stephan L. sieben war, bekam der Vater das alleinige Sorgerecht zugesprochen. Die Mutter erhielt nur ein Besuchsrecht.

Während seiner Grundschulzeit entwickelte Stephan L. eine Essstörung. Er wurde häufig gehänselt, als Fettklops verspottet und war überall der Außenseiter. Ein Psychologe stellte damals fest, dass die Persönlichkeit des Jungen narzisstische Züge zeige, außerdem lägen Entwicklungsrückstände vor und Unsicherheiten hinsichtlich seiner männlichen sexuellen Identität.

Nach dem Wechsel auf die Realschule und einer vierjährigen Psychotherapie ging es ihm besser. 1995 verließ er die Schule nach der zehnten Klasse mit der sogenannten mittleren Reife. Den anschließenden Besuch eines Wirtschaftsgymnasiums brach er ab, war den Anforderungen dort nicht gewachsen. In diese Zeit fällt ein zweimonatiger Aufenthalt in einer Klinik wegen seiner Essstörungen.

Im anschließenden Zivildienst war er ab Juli 1998 beim Roten Kreuz im Rettungsdienst in Ludwigsburg eingesetzt. 1999 begann er mit einer Ausbildung zum Krankenpfleger am Klinikum Ludwigsburg. Er war zufrieden, hatte das Gefühl, dass der Beruf des Krankenpflegers für ihn passt. Im September 2002 schloss er seine Ausbildung erfolgreich ab.

Eine forensisch-psychiatrische Begutachtung im Zusammenhang mit dem Prozess gegen Stephan L. kam 2005 zu dem Ergebnis, dass der früh diagnostizierte negative Narzissmus nach wie vor bestand und sich zu einer Persönlichkeitsstörung entwickelt hatte. Das heißt, einzelne Persönlichkeitsmerkmale waren so hervorstechend und dominant, dass sich daraus Konflikte entwickelten.

Der Gutachter war der Auffassung, Stephan L. überschätze seine Fähigkeiten und bewerte sein Handeln als moralisch gerechtfertigt und richtig. Er besitze wenig Empathie anderen gegenüber, reagiere selbst aber auf Kränkungen äußerst sensibel. Er sei sehr selbstbezogen, dominant und handle eher impulsiv als überlegt. Der Wunsch nach Anerkennung und Bestätigung sei sehr stark ausgeprägt.

Stephan L. selbst sah das ähnlich. Er schilderte sich als selbstbewusst und dominant und räumte ein, schnell beleidigt zu sein. Darüber hinaus hielt er sich für einen ordentlichen, manchmal etwas pingeligen Menschen.

Der Vater beschrieb seinen Sohn als einen im Grunde unsicheren Menschen, der gut »bluffen« könne. Doch Stephan könne sich schlecht in die Gefühlslage anderer Menschen hineinversetzen. Gelegentlich zeige er auch überhebliche Verhaltensweisen und handle eigenmächtig.

Bleibt die Frage, warum ein Mensch, der sich in andere nicht gut einfühlen kann, der kühl und ohne Mitgefühl agiert, einen Helferberuf ergreift. Während seines Zivildienstes hatte er eigentlich beschlossen, Rettungssanitäter zu werden. Er war fasziniert davon, einen Rettungswagen zu fahren. Aber bei der Berufsberatung hatte man ihm abgeraten, die Aussichten seien zu schlecht. Und so entschied er sich für eine Ausbildung zum Krankenpfleger am Klinikum Ludwigsburg. Er schloss mit einer Note zwischen einer Zwei und Drei im September 2002 ab. Seine Ausbilder in Ludwigsburg bescheinigen Stephan L., dass er ein »normaler« Schüler war, der nicht besonders auffiel.

Von Kempten nach Sonthofen

An seinem ersten festen Arbeitsplatz nach der Beendung der Ausbildung zum Krankenpfleger im Klinikum Kempten konnte er nicht überzeugen. Er kündigte selbst nach drei Monaten im Dezember 2002. Eine ehemalige Vorgesetzte meinte, er habe sich nicht einfügen können und sich aufgeführt wie ein »Elefant im Porzellanladen«. Darüber hinaus hätte er sich gemobbt gefühlt. Man habe ihm nahegelegt zu gehen.

Ab dem 1. Januar 2003 arbeitete Stephan L. dann bis zu seiner Verhaftung im Juli 2004 in der Inneren Abteilung des Klinikums Sonthofen, auf der Station Innere 1. Das war eine gemischte Station mit 31 Betten in zwölf Zimmern.

Für fünf Patienten gab es in zwei Zimmern Überwachungsplätze, die sogenannte Wachstation. Dort konnten z. B. Puls, Blutdruck und Temperatur kontinuierlich überwacht werden. Die Kontrollmonitore befanden sich im zentralen Mitarbeiter-Stationszimmer, wo in einem gesonderten Schrank auch die Medikamente lagerten. Außerdem gab es auf der Wachstation im Notfallkoffer einen Medikamentenvorrat.

Alle Mitglieder des Pflegeteams hatten freien Zugang zu diesen Präparaten, nur die Betäubungsmittel wurden in einem abschließbaren Schrank aufbewahrt. Den Schlüssel hatte die Pflegekraft der Wachstation. Er wurde von Schicht zu Schicht weitergegeben. Während der Tagschicht waren normalerweise drei Pflegekräfte anwesend.

Zunächst galt Stephan L. als freundlicher und hilfsbereiter Kollege. Der 1,90 Meter große und 145 kg schwere Pfleger war immer bereit einzuspringen und verhielt sich auch sonst kollegial. Sein Wissen über Medikamente und Technik wurde geschätzt, mit Computern kannte er sich besonders gut aus. Manche Kollegen beschrieben ihn als mitfühlend. Auf andere wirkte er ruhig und zurückhaltend, aber ab und zu auch leicht aufbrausend und barsch. Es gab Patienten, die ihn sehr mochten, und andere, die ihn ablehnten.

Bereits nach kurzer Zeit kam es zu einem Zwischenfall, der im Kreis der Schwestern und Pfleger auf Unverständnis stieß. Eine der älteren und erfahrenen Schwestern beobachtete, wie Stephan L. allein ein Stationsbett über den Flur schob und sich dabei erkennbar schwertat. Sie wollte ihm helfen, aber er wies dieses Angebot im Beisein eines Patienten lautstark und wütend zurück.

Die Stationsschwester informierte die Leiterin des Pflegedienstes über diesen Vorfall. Ein Gespräch sollte Klärung bringen. Zur Überraschung der Krankenschwester betonte die Leitung dabei, Stephan L. sei für die anfallenden Aufgaben in seinem Bereich allein verantwortlich. Niemand sonst müsse sich zuständig fühlen. Die Kollegin fühlte sich brüskiert und hielt sich künftig zurück.

Im Team war diese Reaktion seitens der Führung Anlass, in Zukunft vorsichtig mit Kritik an Stephan L. zu sein. Dies war kein leichtes Unterfangen, denn der Pfleger fasste selbst gut gemeinte Ratschläge stets als Angriff auf und wehrte sich vehement. Dabei scheute er auch nicht davor zurück, bei der Pflegedienstleitung mit der Beschwerde vorstellig zu werden, er werde »gemobbt«.

Mitarbeitergespräche mit Stephan L. gab es in der Folgezeit häufig, in unterschiedlicher Besetzung. Bei den anderen Pflegekräften wuchs der Unmut, weil der junge Mann Fehler machte, über die sie mit ihm aber nicht reden konnten. So kam es vor, dass er Medikamente nicht in der verordneten Dosierung herrichtete. Oder er schloss einen Patienten nicht an einen Monitor an, obwohl der überwacht werden sollte. Er dokumentierte auch mal den Blutdruckwert eines Patienten, ohne überhaupt gemessen zu haben, und ließ Arbeiten einfach für die Nachfolgeschicht liegen.

Mehrfach kam es sogar vor, dass Stephan L. ohne Abmeldung für mehr als eine halbe Stunde verschwand. Die Kollegen fanden ihn dann meist auf der Toilette. Er selbst erklärte das mit plötzlichen Durchfällen. Die Stationsschwester wurde oft über solche Probleme informiert und wandte sich an die Leiterin des Pflegedienstes. Ohne erkennbare Konsequenzen. Hinzu kam, dass Stephan L. häufig krank war und die Kollegen kurzfristig für ihn einspringen mussten.

Vor Ende der Probezeit war die Stationsschwester der Auffassung, man müsse dem Pfleger kündigen oder die Probezeit wenigstens verlängern. Mit diesem Plan konnte sie sich bei ihren Vorgesetzten allerdings nicht durchsetzen.

In einem Gespräch zwischen Stephan L., der Stationsschwester und der Leiterin des Pflegedienstes rechtfertigte er die Ausfallzeiten mit einer langwierigen Mandelentzündung, ein OP-Termin stehe bereits fest. Dieser Termin war allerdings so gewählt, dass er von Mitte Dezember 2003 bis Anfang Januar 2004 zwanzig Tage lang ausfiel. Das sorgte auf seiner Station zusätzlich für Verärgerung, weil die Personaldecke über die Feiertage ohnehin dünn war.

Die meisten Mitarbeiter*innen hatten den Eindruck, Stephan L. werde von der Leiterin des Pflegedienstes gedeckt. Sie resignierten und sahen keinen Sinn darin, Probleme weiterhin anzusprechen. Es wurde fortan kommentarlos hingenommen, wenn beispielsweise Patient*innen Angst vor dem Pfleger hatten. Einige wollten abends nichts mehr trinken, damit sie ihn während der Nachtstunden nicht um Hilfe bei Toilettengängen bitten mussten. Sie trauten sich nicht zu klingeln, wenn Stephan L. Dienst hatte.

Im März 2004 fand ein weiteres Mitarbeitergespräch statt, angeregt von seinen Kollegen und Kolleginnen. Sie warnten die Leiterin des Pflegedienstes vorher. Stephan L. sei »wie ein Aal, wir können ihn nicht fassen«, es bestehe Handlungsbedarf »von oben«.

Es ging um eine Reihe von Vorwürfen. Um die Angst vieler Kranker vor dem Pfleger, um falsche Medikamentenbereitstellungen, unvollständige und schlampig geführte Dokumentation und um seinen Zynismus. Dieser zeigte sich unter anderem in Vorkommnissen wie den folgenden. Nach dem Tod einer Nonne habe Stephan L. mit einem Fingerzeig auf den Rosenkranz auf dem Nachttisch und das Kreuz um den Hals der toten Frau gesagt: »Jetzt hat ihr diese Werkzeugkiste auch nicht mehr geholfen.«

Das Gesprächsergebnis verärgerte viele Mitglieder der Pflegeteams. Mehrere Mitarbeiter*innen wurden im Anschluss wegen ihrer Anschuldigungen gerügt, weil sie nicht zu beweisen wären.

Am 26. Mai 2004 informierte dann eine Kollegin die Stationsschwester darüber, dass Medikamente fehlten. Vier Schachteln mit jeweils fünf Ampullen des starken Schlafmittels Dormicum® waren verschwunden. Kein Patient der Station hatte dieses Medikament in der letzten Zeit verordnet bekommen.

Bei der nachfolgenden Kontrolle fiel auf, dass weitere Medikamente fehlten. Darunter Etomidat®, ein kurz wirkendes Narkotikum, das z. B. zum Einleiten von Narkosen verwendet wird, und das Beruhigungsmittel Diazepam®. Es fehlte aber auch Lysthenon®, ein Mittel, das die Muskeln entspannt und damit auch die Atemmuskulatur lähmt.

Die Stationsschwester informierte umgehend den Oberarzt, den Chefarzt und die Leiterin des Pflegedienstes. Diese erklärte später, dass sie das Ganze damals nicht so dramatisch eingeschätzt hätte. Es käme immer wieder mal vor, dass auf Stationen Medikamente fehlen würden. Dennoch habe sie nach dieser Entdeckung ausdrücklich angeordnet, die Medikamentenschränke stets zu verschließen und den Schlüssel in einer bestimmten Schublade im Dienstzimmer aufzubewahren. Als danach keine weiteren Vorkommnisse bekannt geworden seien, wäre die Sache für sie erledigt gewesen.

Stephan L. bekam von all dem nichts mit. Er war seit jenem 26. Mai 2004 krankgeschrieben. Niemand sprach ihn auf die verschwundenen Medikamente an, als er seinen Dienst wieder aufnahm.

Als eine Reaktion der Pflegedienstleitung wegen der fehlenden Medikamente mehr als zwei Wochen lang ausblieb, forderte die Stationsschwester bei einer Dienstbesprechung im Beisein der Verantwortlichen Mitte Juni 2004 die Versetzung von Stephan L. Was der betreibe, sei »gefährliche Pflege«, und sie habe den Eindruck, als genieße er eine Art Sonderschutz. Die Stationsschwester bekam daraufhin einmal mehr zu hören, dass sie zu emotional reagiere und nicht in der Lage sei, eine Beurteilung abzugeben.

Am 10. Juli 2004 starb dann auf der Station kurz nach Mitternacht eine Patientin, mit deren Tod niemand gerechnet hatte. Die Frau hatte sich eigentlich auf dem Weg der Besserung befunden. Es löste große Verwunderung aus, dass die sofort eingeleitete Reanimation erfolglos blieb. Am Morgen danach fehlte wieder eine Packung mit fünf Ampullen Dormicum®. Am Vorabend war der Bestand noch vollständig gewesen. In der fraglichen Nacht hatte Stephan L. mit einem Kollegen Dienst gehabt.

Ab diesem Zeitpunkt galten für alle Medikamente die gleichen

Zugangsregeln wie bei den Betäubungsmitteln: Es wurde schriftlich festgehalten, wer wann im Besitz des Schrankschlüssels war. Außerdem kontrollierte jede Schicht den Bestand an Dormicum®, Diazepam® und Etomidat®.

Die Leiterin des Pflegedienstes wurde informiert. Sie erkundigte sich bei den diensthabenden Mitarbeitern und auch bei Stephan L. telefonisch nach den verschwundenen Ampullen, ohne Ergebnis.

Am 13. Juli kam während einer turnusmäßigen Sitzung der Betriebsleitung des Sonthofener Krankenhauses der laxe Umgang der Station Innere 1 mit Medikamenten zur Sprache. Ein Abgleich von Medikamentenbestellungen und Verbrauch auf der Station hatte ergeben, dass deutlich mehr Medikamente bestellt wurden, als ärztlich verordnet gewesen waren. Lysthenon® beispielsweise, das Mittel zur Muskelentspannung, war mehrfach nachbestellt worden, ohne dass es gebraucht worden wäre. In dieser Sitzung entschloss sich die Krankenhausleitung, Strafanzeige gegen unbekannt zu stellen.

Am darauffolgenden Tag entdeckten Mitarbeiter*innen in einer Schublade eine Dormicum®-Schachtel mit fünf Ampullen. Sie waren sicher, dass diese vorher nicht dort gelegen hatte und dass man die Schachtel bei der gründlichen Suche keinesfalls übersehen haben konnte.

Vom Verdacht zur Gewissheit

Am 15. Juli 2004 ging die Strafanzeige des Krankenhauses bei der Sonthofener Polizei ein, erste Ermittlungen wurden aufgenommen. Schnell fiel auf, dass Stephan L. öfter als andere Kollegen die Medikamente Dormicum®, Etomidat® und Lysthenon® nachbestellt hatte. Außerdem stellte sich heraus, dass er in jener

Februarnacht 2004 Dienst hatte, als ein Faxgerät aus dem Krankenhaus gestohlen wurde.

Noch am selben Tag wurde die Wohnung von Stephan L. durchsucht. Man fand dort ein Faxgerät ohne Seriennummer und leere Ampullen von Schmerzmitteln und Narkosemedikamenten. Die habe er wohl versehentlich mit nach Hause genommen, erklärte der Pfleger den Polizisten.

Bei einer erneuten Hausdurchsuchung wenige Tage später gestand er den Diebstahl des Faxgeräts, bestritt aber zunächst, etwas mit den fehlenden Medikamenten auf der Station zu tun zu haben.

Am 27. Juli 2004 verfasste Stephan L. dann eine siebenseitige Erklärung. Um seiner Freundin zu helfen, habe er Medikamente, Infusionssysteme und Nadeln gestohlen. Im Laufe der Zeit habe er die Mengen, die seine Freundin benötigte, gar nicht mehr besorgen können. Stephan L. schloss sein Schreiben mit dem Satz, dass er mit diesem Geständnis »hier und heute« alle seine Taten gestanden habe.

Für die Polizei war klar, dass die Wirkstoffe der entwendeten Medikamente geeignet sind, Menschen zu töten. Es gab einen Anfangsverdacht gegen Stephan L. Als die Polizei am frühen Morgen des 29. Juli 2004 erneut vor seiner Wohnung stand, wirkte der Pfleger wenig überrascht. Er hätte bereits mit seinem Anwalt gesprochen, erklärte er und überreichte einem der Polizisten das siebenseitige Geständnis.

Bei der genauen Durchsicht fiel auf, dass das Medikament Lysthenon® dort nicht erwähnt wurde. Darauf angesprochen, bestritt Stephan L., es jemals gestohlen zu haben. Als die Kriminalbeamten ihn damit konfrontierten, dass er das Mittel ohne Bedarf der Station mehrfach nachbestellt habe, gestand er, mit diesem Medikament Menschen getötet zu haben. Sein letztes Opfer sei jene Frau gewesen, die am 10. Juli 2004 kurz nach Mitternacht gestorben war. Auf der Fahrt ins Polizeirevier sprach er von etwa 30 Opfern.

Im Verlauf verschiedener Verhöre gestand er 15 Tötungen. Alle seien nach dem gleichen Muster verlaufen. Zuerst habe er die Patienten mit einem Medikament zur Narkoseeinleitung beziehungsweise zur Beruhigung leicht betäubt und anschließend eine tödliche Lähmung der Atemmuskulatur herbeigeführt. Die Medikamente habe er über bereits vorhandene Venenkatheter injiziert.

Esmeron® und Lysthenon® lähmen die Muskulatur, auch die Atemmuskulatur. Die Patienten bleiben jedoch bei Bewusstsein. Allerdings kommt es ohne künstliche Beatmung rasch zum Atemstillstand. Der Sauerstoffgehalt des Blutes sinkt ab, und nach etwa drei Minuten ist der Patient hirntot. Das Herz schlägt bis zum Stillstand noch fünf bis zwanzig Minuten weiter. Im Gegensatz zu Esmeron® lässt sich Lysthenon® jedoch im Körper von Toten nicht mehr nachweisen.

Kein Unrechtsbewusstsein

Stephan L. war davon überzeugt, dass kein Mensch Schmerzen und einen langen, qualvollen Sterbeprozess verdient hat. In Sonthofen hatte er sich nach eigener Aussage »moralisch verantwortlich« dafür gefühlt, Menschen von ihrem Leiden zu erlösen.

Dass er etwas Unrechtes getan haben könnte, daran will er nicht gedacht haben. Im Gegenteil, er fühlte sich legitimiert zu handeln, betrachtete dieses Handeln als »Notwendigkeit«. Er bewertete sein Tun auch nicht als Töten im eigentlichen Sinne. Die Taten wären für ihn wie das Einleiten einer Narkose gewesen, nur dass der Patient danach nicht wieder wach geworden wäre. Er hätte nur dann tödliche Medikamente gegeben, wenn bereits ein venöser Zugang gelegt war, und nur bei solchen Patienten Hand angelegt, bei denen es keine Therapie mehr gab.

Bei wem das der Fall war, wäre ihm manchmal schon kurz nach der stationären Aufnahme klar gewesen. Hin und wieder hätte es entsprechende Hinweise von Ärzten oder Kollegen gegeben, doch ausschlaggebend für seine Einschätzung war sein eigenes Gefühl. Nach den Wünschen seiner Opfer hatte er nie gefragt. Er war sich sicher, dass diese Patienten tot besser dran wären. Sie hätten das Recht gehabt, durch sein Handeln »erlöst« zu werden.

Nach Auffassung des Gutachters spielte Mitleid keine Rolle. Vielmehr sei Stephan L. unfähig gewesen, »leidende, schwer kranke und möglicherweise sterbende Menschen ertragen und begleiten zu können«. Er habe seine eigenen Gefühle und Ängste auf die Patienten projiziert und durch die Tötung versucht, diese zu »beseitigen«.

Was er getan habe, so Stephan L. selbst, wäre ihm »Verpflichtung vor dem Schicksal« gewesen, wobei er »das Schicksal« als eine Art göttliche Instanz betrachtete. Oft war ihm in diesem Zusammenhang der folgende Gedanke gekommen: »Wenn es falsch wäre, was ich tue, so wäre es nicht geschehen, beziehungsweise wäre ich längst erwischt worden. Wenn es nicht richtig sein sollte, so würde Gott es nicht zulassen, dass ich so handele.«

Entscheidend bei der Auswahl seiner Opfer war für ihn seine Einschätzung vom Leidensdruck eines Patienten. Er stellte sich dann vor, dass er selbst unter solchen Umständen nicht mehr leben wollte. Hatte er sich einmal zum Handeln entschlossen, wurde ein Automatismus in Gang gesetzt. Die einzelnen Schritte wurden nicht weiter problematisiert.

Zu seinem Befinden nach den Taten erklärt Stephan L.: »Ich hatte das Gefühl, dass jemand erlöst ist. Ich war erleichtert.« Dass er etwas Verbotenes getan hatte, hätte er verdrängt. »Ich habe versucht, da eigentlich möglichst nicht darüber nachzudenken und vor mir selbst davonzulaufen.« Das Verdrängen ging so weit, dass er sich bei keinem Patienten an den konkreten Moment des Spritzens und seine eigene emotionale Situation erinnern konnte. Nicht einmal an die erste Tötung erinnerte er sich.

Bei seinen Taten wäre es ihm keinesfalls um »Arbeitserleichterung« gegangen, wie er beteuerte. Auch das Klima auf der Station hätte keine Rolle gespielt. Stephan L. bestritt auch, dass das Töten Ausdruck eines Machtgefühls gewesen sein könnte. Weder Selbstbestätigung noch Erregung im Sinne eines besonderen »Kicks« hätten ihn angetrieben.

Zahl der Getöteten ungeklärt

Den Ermittlungen der Kriminalpolizei Kempten zufolge starben von Januar 2003 bis Ende Juli 2004 während der Dienste von Stephan L. in der Sonthofener Klinik 83 Patienten – erheblich mehr als während der Schichten anderer Mitarbeiter. 38 der Toten waren feuerbestattet worden, in drei Fällen konnte ein Fremdverschulden sicher ausgeschlossen werden. Die verbleibenden 42 Leichen wurden exhumiert und gerichtsmedizinisch untersucht.

Im September 2005 klagte die Staatsanwaltschaft Kempten Stephan L. wegen sechzehnfachen Mordes, zwölffachen Totschlags, versuchten Totschlags, Tötung auf Verlangen und des Diebstahls in mehreren Fällen an.

Am 7. Februar 2006 begann der Prozess vor dem Landgericht Kempten. Er dauerte 41 Tage, gehört wurden 87 Zeugen und drei Sachverständige.

Zu Beginn der Hauptverhandlung gestand Stephan L. in einer schriftlichen Stellungnahme eine gefährliche Körperverletzung. Auch die Diebstähle von Medikamenten und Faxgerät gab er zu.

Zu den Tötungsvorwürfen erklärte er: »Ich habe die Verstorbenen zu Opfern werden lassen, indem ich ihnen – bis auf wenige Ausnahmen – den Rest ihres Lebens genommen habe.« Seine früheren detailreichen Geständnisse widerrief er zu Beginn des Prozesses. Da hatte er seine Opfer konkret benannt und die Tatumstände genau geschildert.

Das Gericht war überzeugt, dass Stephan L. nur solche Tötungen gestanden hatte, bei denen er absolut sicher war, getötet zu haben. In sämtlichen exhumierten Opfern, deren Tötung Stephan L. gestanden hatte, ließen sich Rückstände der todbringenden Medikamente nachweisen. Der Richter legte daher der Urteilsfindung trotz des Widerrufs das ursprüngliche Geständnis zugrunde.

Am 20. November 2006 sprach das Landgericht Kempten Stephan L. in allen Anklagepunkten schuldig und verurteilte ihn zu einer lebenslangen Freiheitsstrafe. Dabei wurde die besondere Schwere der Schuld festgestellt. Außerdem wurde dem Täter auf Lebenszeit untersagt, den Beruf des Krankenpflegers auszuüben.

Einen Tag später beantragte die Verteidigung Revision. Mit Beschluss vom 16. August 2007 lehnte der Bundesgerichtshof eine Wiederaufnahme des Verfahrens jedoch ab, damit war das Urteil rechtskräftig. (Beine, 2011:313)

Vertuscht, verdrängt, vergessen?

Im Fall von Stephan L. drängt sich der Eindruck auf, dass die Klinikleitung und die Verantwortlichen auf der Station nicht hinschauen wollten. Selbst als Ende Mai 2004 die verschwundenen Medikamente für Aufsehen sorgten, geschah erst einmal nichts. Bis zu Stephan L.s Verhaftung geschahen daraufhin vier weitere Morde.

Hinweise auf sein teilweise menschenverachtendes Verhalten und seine Taten hatte es viele gegeben. Mehrere Pflegekräfte der Sonthofener Klinik berichteten beispielsweise im Prozess von folgendem Vorfall: Eine ältere und offensichtlich etwas verwirrte Patientin hatte sich in der Toilette eingeschlossen und konnte sie aus eigener Kraft nicht mehr öffnen. Eine zufällig anwesende Besucherin der alten Dame klingelte mehrfach nach Hilfe.

Als Stephan L. endlich kam, öffnet er die Tür von außen mit einem Spezialschlüssel und wollte das Zimmer wieder verlassen. Von der Besucherin angesprochen, ob er nicht nach der Patientin sehen und sie zurück zum Bett begleiten wollte, meinte Stephan L.: »Wenn sie es alleine aufs Klo geschafft hat, dann kann sie auch alleine wieder ins Bett.« Mit diesem Kommentar sei er gegangen. Die Besucherin führte die Patientin zurück ins Bett und legte ihr auch eine neue Windel an.

Wie sich im Prozess herausstellte, hatte Stephan L. bereits kurz nach Antritt der neuen Stelle begonnen zu morden. Sein erstes Opfer war am 2. Februar 2004 der Vater von Franz W. Der ahnungslose Sohn dachte sich zunächst nichts. Für ihn war sein Vater im Krankenhaus Sonthofen an den Folgen eines Schlaganfalls eines natürlichen Todes gestorben.

Erst anderthalb Jahre später hörte er im Radio, dass im Klinikum Sonthofen vermutlich sechs Menschen von einem Pfleger umgebracht worden wären. Ein Verdacht keimte in ihm auf.

Zwei Tage später rief Franz W. bei der Polizei an. Er wollte wissen, ob der Pfleger möglicherweise schon früher getötet haben könnte. Ihm wurde mitgeteilt, dass man mitten in den Ermittlungen stecke. Wenn er etwas beitragen könne, solle er bitte so schnell wie möglich eine Aussage machen.

Die folgenden Monate glichen für Franz W. einem Albtraum. Die Polizei ließ alle Leichen exhumieren, bei denen der Verdacht einer möglichen Tötung bestand, teilweise gegen den Willen der

Angehörigen. Franz W. sagte, seine Frau hätte eine Exhumierung kategorisch abgelehnt und auch nicht geglaubt, dass der Verdacht ihres Mannes berechtigt sei. Die Witwe des Verstorbenen dachte ähnlich.

Erst im Februar 2005, zwei Jahre nach dem Tod des Vaters, gab es Gewissheit. Er war keines natürlichen Todes gestorben.

Franz W. wurde 2006 als Zeuge im Prozess gegen Stephan L. vorgeladen. Auch daran erinnerte er sich nur ungern. Im Gerichtssaal begegnete er dem Mörder seines Vaters. Intensiv angeschaut hätte er ihn, doch der Täter hatte seinen Blick nicht erwidert.

»Es wäre besser gewesen, wir hätten das alles nicht erfahren. Die Wahrheit ist für uns zu einer enormen Belastung geworden«, meinte er danach. Nicht nur die Wahrheit über den Tod des Vaters, sondern das ganze Ausmaß der Taten, die in diesem Prozess ans Licht kamen, ließ sich für ihn nur schwer verkraften.

Der Klinik warf Franz W. vor, dass man schlecht mit den betroffenen Angehörigen umgegangen wäre. Kein Wort der Erklärung, der Entschuldigung, nichts.

Im Übrigen scheint es bis heute so zu sein, dass das Klinikum Sonthofen Augen und Ohren verschlossen hält. Offensichtlich hofft man, inzwischen nicht mehr mit den Tötungen von Stephan L. in Verbindung gebracht zu werden. Interviews zum Thema gibt in der Klinik niemand. Selbst ehemalige Mitarbeiter, die nach der Tötungsserie gekündigt haben, wollen damit nichts mehr zu tun haben.

Franz W. schaffte es zumindest, dass in der Zwischenzeit eine Gedenkstele auf dem Sonthofener Friedhof errichtet wurde, die an die Opfer von Stephan L. erinnert. Zugutehalten muss man dem Klinikum, dass es sich an den Kosten beteiligte. Zehn Jahre nach dem Mord an seinem Vater hat Franz W. dort einen Ort der Erinnerung gefunden.

Der Fall Wolfgang L.

Die nachfolgende Darstellung beruht auf Gerichtsakten und dem Urteil des Landgerichtes Bielefeld vom 22.07.1993.

Wenige Tage vor Weihnachten 1990 wurde der gelernte Krankenpfleger Wolfgang L. verhaftet. L. war damals 33 Jahre alt und arbeitete auf der Station Innere I in der Westfälischen Klinik in Gütersloh. Die Polizei konfrontierte ihn mit dem Vorwurf, eine 86-jährige Patientin getötet zu haben. Nach längerem Leugnen gab Wolfgang L. schließlich zu, dass er Frau Z. umgebracht hatte.

So verlief sein Leben

Im Jahr 1956 geboren, wuchs Wolfgang L. mit seinen beiden jüngeren Geschwistern im Elternhaus auf. Den Vater beschrieb Wolfgang L. als geselligen, fröhlichen und im Beruf als Kaufmann engagierten Mann, Mitglied in zwei Gesangsvereinen. Als junger Mann hatte er zu seinem Vater ein gutes Verhältnis und erkannte erst später, dass dieser in der Ehe der Schwächere war und reichlich Alkohol trank. Auch nach einem Herzinfarkt hörte das Trinken nicht auf.

Wolfgang L. wurde Mitglied im Gesangsverein des Vaters. Doch nach gemeinsamen Chorproben trank der Vater so viel, dass der Sohn ihn nach Hause bringen musste. Dabei soll es vereinzelt zu handgreiflichen Auseinandersetzungen gekommen sein.

Die Mutter, die vor ihrer Ehe eine kaufmännische Ausbildung absolviert hatte, zog nach der Heirat hauptberuflich die Kinder groß und führte den Haushalt. Später war sie wieder berufstätig.

Wolfgang L. schildert sie als dominierend. Sie sei in der Familie der »Finanzminister« gewesen, bei ihr seien die Fäden zusammengelaufen. Die Mutter sei stärker, lebenstüchtiger als der Vater gewesen. Sie hat die Kinder erzogen, »eher autoritär« und bei Konflikten vermittelnd. Aggressionen in der Familie durften nicht offen zum Ausbruch kommen. Es musste Harmonie herrschen.

Freunde hatte Wolfgang L. in seiner Kinder- und Jugendzeit nicht, obwohl er sich das gewünscht hätte. Auch später gab es niemanden, zu dem Wolfgang L. eine offene und freundschaftliche Beziehung unterhielt. Niemand erinnerte sich an Gespräche mit ihm, in denen er über innere Befindlichkeiten, Gefühle oder Probleme geredet hätte.

Ab dem dritten Lebensjahr besuchte Wolfgang L. einen Kindergarten und ab 1963 die Grundschule. Er ging gern in die Schule, verstand sich gut mit seinen Mitschülern und wechselte 1966 auf die Realschule. Dort musste er das erste Jahr wiederholen. 1972 brach Wolfgang L. die Realschule ab und wechselte an eine Berufsgrundschule. Er fühlte sich deswegen als Versager.

Im Herbst desselben Jahres hatte Wolfgang L. dann einen schweren Verkehrsunfall mit Kopfverletzungen. Davon behielt er häufige Kopfschmerzen und eine erhöhte Lichtempfindlichkeit zurück. Auch seine Konzentrationsstörungen führte er auf diese Verletzungen zurück.

Trotz Unfall und Fehlzeiten schloss Wolfgang L. das Schuljahr als Klassenbester ab und besuchte danach bis 1975 eine Berufsfachschule für Elektrotechnik und Metall. Dort holte er seinen Realschulabschluss nach und wechselte auf die Fachoberschule, Fachrichtung Elektrotechnik, die er mit der Fachhochschulreife erfolgreich abschloss.

Nach dem Grundwehrdienst studierte er ab dem Wintersemester 1978/79 Elektrotechnik in Paderborn. Er hatte zwar dort ein eigenes Zimmer, fühlte sich jedoch nicht heimisch und fuhr oft nach Hause.

Wolfgang L. berichtete von Konzentrationsstörungen und Kopfschmerzen während des Studiums. Nachteilig auf die Leistungen soll sich auch sein politisches Engagement an der Hochschule ausgewirkt haben. Er hatte mit drei Kommilitonen eine liberale Hochschulgruppe gegründet. Nach dem Sommersemester 1980 brach Wolfgang L. das Studium schließlich ab, hoffte auf einen Studienplatz in Sozialpädagogik und begann dafür im Herbst 1980 ein Praktikum in einem Männerheim.

Dort begleitete er Bewohner beim Einkaufen, war bei Ausflügen dabei oder betreute sie während der Beschäftigungstherapie. Wolfgang L. gefiel diese Arbeit. Deshalb bewarb er sich danach um eine Ausbildungsstelle als Krankenpfleger an der Westfälischen Klinik in Gütersloh. Als seine Bewerbung um einen Sozialpädagogik-Studienplatz abgelehnt wurde, begann Wolfgang L. im Frühjahr 1981 die Ausbildung an der Gütersloher Klinik. Im Frühjahr 1984 schloss er seine Lehre erfolgreich mit der Note Befriedigend ab.

Nach der Ausbildung fand Wolfgang L. eine Anstellung in der Psychiatrie in Bielefeld-Bethel. Eigentlich gefiel es ihm dort, aber man verdächtigte ihn nach einiger Zeit, Geld eines verstorbenen Patienten gestohlen zu haben. Als ihm die Versetzung auf eine andere Station angekündigt wurde, bewarb sich Wolfgang L. auf verschiedene Stellenangebote. Von einem Altenheim bekam er eine Absage. Doch von seiner Ausbildungsklinik in Gütersloh kam eine Zusage. Also begann er im Dezember 1986 wieder dort zu arbeiten, zunächst in der Psychiatrie, später auf der Station Innere I. Er engagierte sich in der Gewerkschaft, wurde zum Sprecher der Vertrauensleute und in den Personalrat gewählt.

Im Spätsommer 1984 hatte Wolfgang L. geheiratet. Für beide Eheleute war es die erste Beziehung. Sie hatten sich im Tanzkurs kennengelernt. Die junge Frau hatte die Initiative ergriffen und ihn zum Tanzen aufgefordert. Wolfgang L.s Freundin ging einer ungelernten Tätigkeit nach und wurde übereinstimmend als lieb, häuslich und treu geschildert.

Seine Eltern, insbesondere der Vater, waren gegen die Verbindung. Als der betrunkene Vater seine Freundin beleidigte und beschimpfte, verprügelte Wolfgang L. ihn. Der Vater hätte danach »eine ganz blutunterlaufene Wange« gehabt.

Beim zweiten Herzinfarkt des Vaters 1984 wurde Wolfgang L. hinzugerufen. Aber er konnte ihn nicht anfassen und ihm nicht helfen. Er fuhr auch nicht im Rettungswagen mit, sondern mit seinem eigenen Auto hinterher. Der Vater starb auf dem Weg ins Krankenhaus. Später machte sich Wolfgang L. Vorwürfe, weil er weder geholfen hatte noch mitgefahren war.

Nach der Heirat bezog das Ehepaar eine Eigentumswohnung, in der sie zurückgezogen lebten. Sie hatten keinen Freundes- oder Bekanntenkreis. Allerdings ging Wolfgang L. regelmäßig zweimal pro Woche zu Chorproben. Zwischen den beiden Ehepartnern habe es wenig Gedankenaustausch gegeben, und auch über Probleme am Arbeitsplatz sei nicht gesprochen worden.

Die Ehe blieb kinderlos, was für die Ehefrau weniger problematisch war als für Wolfgang L., der unbedingt eigene Kinder wollte. Schließlich ließ er im März 1990 seine Zeugungsfähigkeit untersuchen. Es stellte sich heraus, dass er nur eingeschränkt zeugungsfähig war. Das traf ihn tief. Leer, wertlos und in seiner Männlichkeit tief getroffen, so habe er sich gefühlt. Über diese Gefühlslage schwieg sich Wolfgang L. jedoch aus, selbst gegenüber seiner Frau. Er habe sie damit nicht belasten wollen.

Diese erinnerte sich später, dass ihr Mann im Herbst 1990 niedergeschlagen gewirkt habe. Er habe aber nichts gesagt, und sie habe auch nicht nachgefragt. Sie habe von all dem nichts gewusst. Als er an seinem letzten Dienstwochenende vor der

Verhaftung nach Hause kam, sei er »ganz vergnügt« gewesen. Von einer toten Frau hätte er ihr nichts erzählt.

Unruhige Zeiten in Gütersloh

Die Westfälische Klinik in Gütersloh war ein Krankenhaus, das Anfang des 19. Jahrhunderts gebaut worden war. In einem weitläufigen Parkgelände lagen viele einzelne Gebäude, in denen psychisch kranke Menschen untergebracht und behandelt wurden.

Auf dem Gelände gab es auch eine neurologische und eine internistische Station, die in einem separaten Gebäude aus den 1970er-Jahren untergebracht waren. Im Jargon nannte man das die »Klinische Zentrale«. Ebenerdig und in der ersten Etage lagen die beiden neurologischen Stationen mit jeweils 30 Betten. In der zweiten Etage befanden sich die Station Innere I mit 22 Betten und die Intensivstation mit acht Plätzen. Die Station Innere II mit 30 Betten war in der dritten Etage untergebracht.

An der Spitze der Krankenhaushierarchie stand die sogenannte Betriebsleitung, ein Dreiergremium, zu dem der ärztliche Direktor, der Leiter des Wirtschafts- und Verwaltungsdienstes und der Pflegedienstleiter gehörten.

Rückläufige Patientenzahlen, zahlreiche ungelöste Konflikte und Personalprobleme waren der ideale Nährboden für Gerüchte und ein gereiztes Klima. Mehrfach war von Plänen zu hören, die Klinik aufzulösen. Vor diesem Hintergrund wurde hastig ein neues Schwerpunktzentrum für psychosomatisch erkrankte Menschen eingerichtet. Eingebettet in ein umfassendes Konzept war diese Erweiterung nicht. Entsprechend heterogen war die Zusammensetzung der aufgenommenen Kranken.

Klassische internistische Herz-Kreislauf- und gastrointestinale

Erkrankungen wurden auf der Station ebenso behandelt wie Menschen mit Demenzen, Depressionen und Schlafstörungen. Zum Teil kamen die Behandelten aus der psychiatrischen Klinik, zum Teil aus der Gütersloher Bevölkerung. Ein Trend zog sich allerdings durch: Der Altersdurchschnitt stieg stark an, jüngere Patienten kamen immer seltener.

Der langjährige Chefarzt der internistischen Abteilung ging im Sommer 1990 in den Ruhestand. Ein Nachfolger konnte über längere Zeit nicht gefunden werden, sodass der Oberarzt kommissarisch mit der Abteilungsleitung betraut wurde. Neben einem Pflegeteam aus 13 Personen waren für die Station Innere I eineinhalb Stellen für Assistenzärzt*innen, eine/einen Psycholog*in und eine Fachkraft für den Sozialdienst vorgesehen.

Das Pflegeteam arbeitete in zwei Schichten. Werktags versah eine Schicht den Früh-, die andere den Spätdienst. Ein Mitarbeiter der Nachmittagsschicht kam später zur Arbeit und leistete den sogenannten späten Spätdienst. An Werktagen gab es zwischen 12 und 13 Uhr die sogenannte Übergabe. In dieser Überlappungszeit trafen sich Früh- und Spätschicht, um Informationen auszutauschen.

Zwischen den beiden Schichten knisterte es heftig. Schicht 1 fühlte sich sehr der psychosozialen Betreuung von Patienten verpflichtet und bestand vorwiegend aus Frauen. Schicht 2, vorwiegend mit männlichen Mitarbeitern besetzt, konzentrierte sich vorwiegend auf körperliche Belange. Im dreiwöchentlichen Rhythmus gab es für alle Mitarbeiter der Abteilung eine extern geleitete Balint-Gruppe. Geredet wurde dort über diese Konflikte kaum.

Die Arbeitsbelastung auf der Station wurde unterschiedlich beurteilt. Die Auffassung der großen Mehrheit brachte eine Krankenschwester so auf den Punkt: »Ich hatte nicht den Eindruck, dass wir überlastet sind.« – »Das konnten wir gut schaffen«, meinte eine andere. Eine Krankenschwester, die vorher in einem Großstadtkrankenhaus gearbeitet hatte, empfand den Dienst »als ruhiges Arbeiten«. Nur vereinzelt war zu hören, dass es eine phasenweise Überlastung gegeben haben soll.

Der Mülleimer der Klinik

Die Schwestern und Pfleger der Station Innere I ärgerten sich häufig darüber, dass ihnen von anderen Stationen schwierige Patienten aufs Auge gedrückt wurden. Es entstand das Gefühl, die Abschiebestation zu sein, der »Mülleimer der Klinik«. Wegen der häufigen Verlegungen kurz vor dem Wochenende war bei solchen Anlässen von »Morbus Freitag« die Rede. Medizinische Gründe für die Verlegungen, so die Ansicht des Pflegepersonals, lagen in vielen Fällen nicht vor. Die Patienten wären abgeschoben worden, damit man sich Arbeit ersparte, und ihnen wurde es überlassen, insbesondere mit unruhigen und aggressiven Patienten fertigzuwerden.

Die genau gegenteilige Überzeugung wurde von den Mitarbeiter*innen der Gerontopsychiatrie vertreten. Bei ihnen wäre die pflegerische und ärztliche Personalausstattung schlechter. Dennoch würden laufend besonders schwierige und besonders pflegeintensive Kranke zu ihnen verlegt.

Zur Verhärtung der Fronten trug zudem bei, dass die beiden bereichsleitenden Ärzte in einem frostigen Verhältnis zueinander standen. Der Konflikt spitzte sich zu, als der bereichsleitende Psychiater es phasenweise ablehnte, überhaupt Kranke aus der internistischen Abteilung zu übernehmen.

Häufig kamen Anfänger*innen als Stationsarzt oder -ärztin auf die Innere I. Die wurden nach Meinung des Pflegepersonals einfach »ins Wasser geworfen«, und das Mitarbeiterteam musste sie einarbeiten. Durch die häufigen Arztwechsel wäre es noch schlimmer geworden.

Ärztlich verordnete Therapien wurden vonseiten der Pflege häufig als falsch empfunden und einfach nicht umgesetzt. Die Mediziner*innen wiederum beklagten fehlende Zuverlässigkeit. Der leitende Oberarzt bemängelte, dass er seine Anordnungen erst erklären musste, bevor sie ausgeführt wurden.

Auch zwischen den beiden Schichten gab es Spannungen. Beide Gruppen waren überzeugt, dass »die anderen« häufig Arbeiten liegen ließen und nicht sorgfältig arbeiteten. Ständig wurde darüber gestritten, wie bestimmte Arbeiten gemacht werden sollten. Auch beim Thema Urlaub gab es Dauerstreit.

Die Fronten waren derart verhärtet, dass die zweite Schicht die Versetzung der Leiterin der ersten Schicht betrieb. Als sich die überwiegende Anzahl der Schwestern und Pfleger für den Verbleib der Schichtleiterin aussprach, nahm die Pflegedienstleitung die bereits angeordnete Versetzung zurück.

Zerrüttet war auch das Verhältnis zwischen den beiden Stationen. Einzelne Kollegen der Inneren II weigerten sich, vertretungsweise auf der Inneren I auszuhelfen. Dauerkonflikt war das Thema der ungerechten Verteilung von Arbeit. Jede Station war der festen Überzeugung, dass sie mehr schwer pflegebedürftige Patienten zu betreuen hätte als die andere. Auch zu den Schwestern und Pflegern der Intensivstation war das Verhältnis getrübt. Besonders die Schicht 1 galt als wenig kompetent. Man hielt deren Bemühungen um die psychische Betreuung der Patienten für übertrieben.

Für Unmut sorgte zusätzlich, dass aus der Psychiatrie vorwiegend verwirrte, aber mobile Patienten verlegt wurden, bei denen keine internistische Behandlungsmöglichkeit bestand. Zunehmend hatte man auf der Inneren I den Eindruck, dass die Psychiatrie auf Kosten der Abteilung nach der Devise verfuhr, »auf der psychiatrischen Station stirbt niemand«. Man fühlte sich als ungeliebtes Anhängsel der psychiatrischen Klinik.

In der Außenseiterrolle

Wolfgang L. arbeitete seit Oktober 1988 auf der Station Innere I und in Schicht 1. Am Anfang hatte er gewisse Schwierigkeiten mit den Anforderungen, die dort an ihn gestellt wurden. Zudem fiel einigen der Pflegenden auf, dass er im Kontakt mit minderbegabten Menschen schnell ungeduldig und mitunter aggressiv reagierte. Sie redeten mit ihm über ihre Beobachtungen, und Wolfgang L. schien sein Verhalten zu ändern. Gegenüber Patienten, die ihre Bedürfnisse äußern konnten, war er ohnehin sehr hilfsbereit.

Wolfgang L. ärgerte sich auch über die Verlegungspraxis vor den Wochenenden und an Feiertagen. Er reagierte jedoch heftiger auf solche »Freitagsverlegungen« als andere vom Pflegeteam. Er wurde »richtig sauer« und benahm sich häufig barsch.

Nachdem er sich eine Zeit lang auf der Station recht wohlgefühlt hatte, sah sich Wolfgang L. nun zunehmend in eine Außenseiterrolle gedrängt. War er zuvor zu privaten Treffen im Kollegenkreis eingeladen worden, erfuhr er nun erst im Nachhinein von solchen Zusammenkünften. Auch sein gewerkschaftliches Engagement sah er nicht gewürdigt. Er hatte zunehmend den Eindruck, dass man seinen Rat zwar gern in Anspruch nahm, sich ansonsten aber für die Gewerkschaftsarbeit überhaupt nicht interessierte oder sie gar ablehnte.

Einige seiner Kollegen und Kolleginnen meinten, er verwende zu viel Zeit und Engagement für organisatorische Belange. Seine neuen Ideen zur Dienstplangestaltung oder zur Überstundenregelung hätte er versucht durchzusetzen, während die anderen noch überlegten. Wolfgang L. wäre dann so zudringlich und vehement gewesen, dass einige ihm danach kaum noch zuhörten. Seine eigenen Anteile an den Neuerungen hätte er stets in den Vordergrund gestellt.

Auch aufgrund seiner Art des Umgangs mit den Kranken wurde Wolfgang L. von Schwestern und Pflegern kritisiert. Er selbst empfand, dass ihm die Arbeit mit schwer leidenden und sterbenden Menschen zunehmend schwerer falle. Besonders für »verkommene Alkoholiker« fehlte ihm das Verständnis. Wie man sich nur so »zusaufen« könne, äußerte er dazu.

Einigen Mitpflegenden fiel außerdem die recht grobe Art auf, wie er mit verstorbenen Menschen umging. Dabei redete er besonders rau und makaber über die Toten. Als er einer Kollegin bei deren Dienstbeginn die Station übergab, bemerkte er über einen zwischenzeitlich verstorbenen Patienten: »Der ist schon in der Kiste, den brauchst du nicht mehr zu waschen.«

Häufig kam es auch vor, dass Wolfgang L. verwirrte Menschen barsch abfertigte oder anschrie. Eine Mitarbeiterin erlebte mit, wie Wolfgang L. einen Patienten anbrüllte, dass er froh sein könne, überhaupt noch auf der Inneren I und nicht längst in der Psychiatrie zu sein. Als diese Mitarbeiterin sein Verhalten kritisierte, wurde Wolfgang L. still und wehrte sich nicht.

Eine andere Kollegin berichtete, dass Wolfgang L. nie »Dampf abgelassen« habe. Wenn er kritisiert wurde, bemühte er sich, freundlich zu bleiben, jedoch »mit Schweißperlen auf der Stirn« und mit »zusammengebissenen Zähnen«. Er soll in solchen Fällen die offene Auseinandersetzung vermieden und sich zurückgezogen haben.

Wolfgang L. empfand auch selbst, dass er nicht gut mit Kritik umgehen könne. Es fiel ihm schwer, »sich selbst im Zaum zu halten«. Wolfgang L. ärgerte sich sowohl über die Kritik als auch über sich selbst, wenn er sie als unberechtigt empfand und ihr nicht entschieden entgegentrat. So begann er, vermehrt späte Spätdienste und Nachtwachen zu übernehmen. Einem befreundeten Kollegen gegenüber äußerte er, dass er da seine Ruhe habe. Deshalb nehme er auch häufiger an Fortbildungsveranstaltungen teil.

Doch es gab auch andere Stimmen. Ein Kollege bezeichnete Wolfgang L.s Verhalten gegenüber Patienten als »ausgezeichnet«. Als »zuverlässig und einsatzbereit« empfand ihn ein weiterer Kollege, und hilfsbereit sei er auch gewesen. Er habe keine Fehler in der Pflege gemacht und die Patienten keinesfalls grob behandelt. Ein anderer Kollege meinte, dass er zuverlässig, ordentlich und korrekt gearbeitet habe und bei den Patienten beliebt gewesen sei.

Wenn jemand einen Dienst tauschen wollte, sprang Wolfgang L. häufig ein. Auch seine Bereitschaft, Gestorbene zu versorgen, wurde oft in Anspruch genommen.

Ein Verdacht erhärtet sich

An einem Tag im Herbst des Jahres 1989 hatte Wolfgang L. Nachtdienst. Auf der benachbarten Intensivstation lagen drei Patienten, mit deren Ableben man rechnete. Eine Kollegin von der Intensivstation bat Wolfgang L. am Telefon um Unterstützung. »Die will ich morgen hier nicht mehr sehen.«

Die drei Menschen starben im Laufe der Nacht, und Wolfgang L. half beim Versorgen der Leichen. Als die Kollegin, die am Vorabend um Unterstützung gebeten hatte, morgens zum Dienst kam, bemerkte Wolfgang L.: »Befehl ausgeführt.«

Nach diesem Zwischenfall dauerte es jedoch mehr als ein Jahr, bis Wolfgang L. verhaftet wurde. Einigen Teammitgliedern war aufgefallen, dass es im Dienst von Wolfgang L. häufiger zu Todesfällen kam als bei anderen Pflegekräften. Er wurde deswegen von allen bedauert. Sinngemäß hieß es dann: »Schon wieder der arme Wolfgang.« Bei einer Feier im Frühjahr 1990 wurde Wolfgang L. im Scherz von einem Kollegen sogar als »Todesengel« bezeichnet. Wolfgang L. lachte mit den anderen.

Eine weitere Bezeichnung für ihn im Kreise der Pflegenden war »Vollstrecker«. Man sprach ihn sogar darauf an, dass bei ihm so viele Menschen starben. Er reagierte mit gelassenem Achselzucken. So etwas gehöre eben dazu, damit müsse man fertigwerden. Eine Kollegin ließ nicht locker, machte das sogar mehrfach zum Thema. Meist habe er die Fragen weggelächelt, einmal aber auch gesagt: »Das sind die besten Abgänge, die kommen nicht wieder.«

An einem Samstag im September 1990 lag dann auf der Station Innere I ein psychisch kranker Mann mit einem komplizierten Krankheitsverlauf. Er war am Nachmittag besonders unruhig und aggressiv, störte häufig durch lautes Schreien, bis eine lebensbedrohliche Luftnot auftrat. Es war Wolfgang L., der den diensthabenden Arzt informierte. Die Notfallbehandlung auf der Intensivstation war erfolgreich, der Patient erholte sich.

Die Kollegen und Kolleginnen waren mehr als erstaunt. Es war der dritte Patient innerhalb weniger Wochen, der mit einem akuten Versagen der Atmung aus unklarer Ursache auf die Intensivstation verlegt wurde. Und jedes Mal hatte Wolfgang L. Dienst gehabt. Deshalb wurde dem Patienten Blut und Urin abgenommen, um die Medikamentenspiegel zu untersuchen.

Kurze Zeit später fand eine Krankenschwester im Abfallbehälter der Station Innere I vier leere Neurocil®-Ampullen. Das ist ein stark dämpfendes Beruhigungsmedikament, das aber niemandem verordnet worden war. Also informierte sie die Vorgesetzten über ihren Verdacht, dass Wolfgang L. für diesen Zwischenfall verantwortlich wäre. »Neurocil-Vorfall« hieß diese Episode fortan im Klinikjargon. Auf Veranlassung der Klinikleitung wurden Blut und Urin in zwei verschiedenen Instituten untersucht. Eines fand ein Abbauprodukt von Neurocil®, das andere nicht. Parallel wurden die beteiligten Teammitglieder von der Betriebsleitung befragt. Diese nannten keine Namen mehr – sie hatten sich inzwischen anwaltlich beraten lassen.

Zwei Krankenschwestern waren jedoch so misstrauisch geworden, dass sie die Sterbefälle mit Wolfgang L.s Dienstzeiten abglichen. Erst dabei wurde ihnen das Ausmaß der Häufung klar. Sie vertrauten jedoch auf die klinikinternen Untersuchungen und behielten ihre Erkenntnisse für sich.

Bei seiner Befragung durch die Betriebsleitung am 2. Oktober 1990 bestritt Wolfgang L., Neurocil® gespritzt zu haben und etwas über die leeren Ampullen zu wissen. Nach seiner Anhörung kehrte er zurück auf die Station und beteiligte sich, äußerlich unbeeindruckt, an der gerade laufenden Übergabe.

Bei einer eigens einberufenen Personalversammlung am 19. Oktober 1990 wurden die Mitarbeiter und Mitarbeiterinnen über den Stand der Dinge informiert. Die Herkunft der gefundenen leeren Neurocil®-Ampullen könne nicht geklärt werden, und es werde angezweifelt, dass die Ampullen überhaupt von der Station Innere I stammten. Gegen Wolfgang L. bestehe kein Verdacht, so der damalige ärztliche Direktor. Wolfgang L. bedankte sich für die »faire Untersuchung«. Ab sofort wurden Beschaffung und Verwendung von Neurocil® minutiös dokumentiert.

Die Reaktionen bei verschiedenen Mitgliedern der Pflegeteams auf die Personalversammlung waren sehr unterschiedlich. Ein Kollege schämte sich dafür, dass er überhaupt einen Verdacht gegen Wolfgang L. gehabt hatte. Andere wunderten sich, »was der Wolfgang L. für ein dickes Fell hat, sein Name wurde beim Neurocil®-Fall öffentlich genannt, und er spaziert über die Station, als sei nichts gewesen. Das war keine natürliche Reaktion mehr.« Ein anderer Pfleger war der Meinung, dass diejenigen, die gegen Wolfgang L. einen Verdacht hatten, »spinnen« würden. Vereinzelt wurde davon gesprochen, »dass die Frauen gegen Wolfgang L. zusammenhielten«. Die meisten Mitarbeiter*innen wurden aber das Gefühl nicht los, dass »da etwas nicht stimmte« und Wolfgang L. etwas mit den Todesfällen zu tun hatte.

Heute steht fest, dass Wolfgang L. vier Tage vor dieser Personalversammlung eine 87-jährige Frau getötet hatte. Bis zu seiner Verhaftung im Dezember 1990 brachte er zwei weitere Menschen um.

Am Freitag, dem 14. Dezember 1990, wurde Frau Z. als Notfall aus der Psychiatrie in die Innere verlegt. Als der diensthabende Arzt Wolfgang L. über die Verlegung informierte, berief sich der Pfleger auf eine Abmachung, laut derer die Station an diesem Wochenende keine Aufnahmen bekommen sollte. Außerdem bemerkte er, dass es sich doch sicher wieder um einen »Pflegefall« handeln würde. Trotzdem wurde Frau Z. aufgenommen.

Im Kontakt mit dem Arzt war Frau Z. wach gewesen und reagierte, als er sie ansprach. Er ordnete ein Bett-EKG an. Eine Krankenschwester sah durch die offene Zimmertür, dass Frau Z. in ihrem Bett lag und ruhig atmete. Ihr fiel aber auf, dass die Kranke noch kein Nachtschränkchen, keine Notklingel und kein Mineralwasser an ihrem Bett hatte. Dafür kritisierte sie Wolfgang L. Er werde das gleich erledigen, kündigte der Pfleger an. Im Übrigen sei das wieder so ein Fall, der nur verlegt worden sei, damit die abgebende Station weniger Arbeit habe. Die Krankenschwester ging dann in den Feierabend. Wolfgang L. blieb allein auf der Station.

Er ging hinüber zur Intensivstation, um sich das EKG-Gerät zu holen. Etwas spöttisch fragten die Intensivschwestern, ob er das EKG auch bedienen könnte. Gerade als er das EKG-Gerät zu Frau Z. gebracht hatte, wurde er auf eine Nachbarstation gerufen. Dort randalierte ein erregter Patient.

Wolfgang L. fand eine Gruppe Kollegen vor, unter ihnen auch der diensthabende Arzt, die um einen Patienten standen. Augenscheinlich ließ der Patient sich nicht beruhigen. Wolfgang L. setzte seine Brille ab, trat durch die Gruppe hindurch auf den Patienten zu und überwältigte ihn.

Nach dieser Aktion erklärte Wolfgang L. dem Arzt beiläufig, dass sich das mit dem EKG bei Frau Z. erledigt habe. Die Patientin sei tot.

Der Arzt fand die Patientin auf dem Rücken liegend vor, mit gefalteten Händen. Auf dem Handrücken und an den Armen entdeckte er Injektionsstellen, die er vorher nicht bemerkt hatte. Er vereinbarte mit seinem Chef, bei der Verstorbenen eine Blutprobe zu entnehmen.

Wolfgang L. hatte gemeinsam mit einer Nachtschwester den Leichnam versorgt. Dabei machte er seine Kollegin auf eine Einblutung an den Beinen aufmerksam. Das müsse der Arzt sehen, vielleicht sei die Patientin an einer Thrombose gestorben, so Wolfgang L. Im Spritzencontainer der Station wurde später ein Venenkatheter (Butterfly) mit einem angeschlossenen 20-Milliliter-Spritzenkolben gefunden.

Nach seinem Dienst ging Wolfgang L. wie geplant zu seinem Gesangsvereinstreffen. Ein Vereinsmitglied erklärte später, dass ihm an diesem Abend an Wolfgang L. nichts Besonderes aufgefallen wäre.

Wolfgang L. hatte das gesamte Wochenende Dienst. Für Montag, den 18. Dezember 1990, war er für eine externe Fortbildung freigestellt. Als er am 19. Dezember zum Frühdienst kam, wurde er von der Polizei erwartet.

Am Vortag hatte die Klinikleitung die Kriminalpolizei verständigt, die noch am gleichen Tag eine Obduktion der Leiche von Frau Z. veranlasste. In beiden Ellenbeugen und auf dem rechten Handrücken waren Einstichstellen erkennbar. Der Gerichtsmediziner äußerte den dringenden Verdacht, dass Frau Z. an den Folgen einer Luftembolie verstorben war.

Schon bei den ersten Vernehmungen sprachen die Kollegen offen über ihren Verdacht gegen Wolfgang L. Die Polizisten erfuhren vom »Neurocil®-Fall« und fanden im Schrank von Wolfgang L. eine leere Butterfly-Verpackung und einen Stauschlauch.

Bei seiner Vernehmung bestritt Wolfgang L. zunächst standhaft, etwas mit dem Tod von Frau Z. zu tun zu haben. Als er dann am Abend vorläufig festgenommen wurde und die Beamten ihm seine Vorführung beim Haftrichter ankündigten, fing er an zu weinen und gestand, bei Frau Z. gegen 20 Uhr mit einem Butterfly und einer 20-Milliliter-Spritze etwa 150 bis 200 Milliliter Luft an verschiedenen Stellen gespritzt zu haben. Er habe den Zustand so verschlechtern wollen, dass Frau Z. auf die Intensivstation zurückverlegt werden müsse, um sich von Arbeit zu entlasten.

Als die Polizisten den Verdacht äußerten, dass er nicht nur diese Frau umgebracht hätte, gestand er, ungefähr zehn weitere Patienten durch Luftinjektionen getötet zu haben. In weiteren Vernehmungen räumte er dann ein, seit März 1990 insgesamt 14 Patienten ums Leben gebracht zu haben. Immer hatte er Luft gespritzt. Er gestand auch, im September die Atemprobleme mit Neurocil® verursacht zu haben.

Der 48-jährige Herr R. war im März 1990 auf die Station Innere I gekommen. Nach einem Herzinfarkt hatte sich ein Apallisches Syndrom entwickelt, das heißt, er lag im Wachkoma. Durch ihn fühlte sich Wolfgang L. sehr an seinen Vater erinnert, der ebenfalls an einem Herzinfarkt gestorben war, wie er bei seinen Vernehmungen berichtete. »Ich habe irgendwie in Herrn R. meinen Vater gesehen. Ich habe mich auch vor ihm geekelt, ich hatte Wut auf ihn. Ich sah ihn abwechselnd als Herrn R. und abwechselnd als meinen Vater. […] Irgendwie habe ich dann mit Herrn R. meinen Vater umgebracht. Ich gab ihm zuerst nur wenig Luft in die Vene, aber er starb nicht. Und so war es immer und immer wieder, bis er dann endlich tot war.«

Der Krankenhausarzt bescheinigte eine natürliche Todesursache. Die Kriminalpolizei wurde informiert, weil man bei dem Verstorbenen eine kleine Kopfplatzwunde entdeckte. Der ermittelnde Polizist erinnerte sich später, dass er neben der Kopfwunde auch einen älteren und einen frischen Einstich in der linken Ellenbeuge gesehen hätte. Er maß dem aber bei einem im Krankenhaus verstorbenen Menschen keine Bedeutung zu.

Mehrere Mitarbeiter der Station Innere I wurden befragt, unter ihnen auch Wolfgang L. Er gab an, dass der Kopf des Patienten beim Umbetten angestoßen sein könnte. Die Leiche wurde freigegeben und feuerbestattet. Damit waren sämtliche Beweise vernichtet. Sein Tod spielte deswegen beim späteren Prozess keine Rolle.

Nach Wolfgang L.s Angaben war Herr R. der erste Patient, den er mit Luftinjektionen getötet hatte. Kurz zuvor hatte er erfahren, dass er nur eingeschränkt zeugungsfähig sei. Nach der Tat habe er sich wie ein »Monster« gefühlt, starke Schuldgefühle und Suizidgedanken gehabt. Besonders wegen seiner Frau und seinem Hund habe er aber weiterleben wollen. Mit seinem Hund machte er lange Waldspaziergänge, ihm will er von seinen Gefühlen, Ängsten und Problemen erzählt haben.

Zu seinen Motiven machte Wolfgang L. unterschiedliche Angaben. Vorwiegend habe er aus Mitleid gehandelt, wie aus einem »inneren Zwang« und wegen »Arbeitsüberlastung«.

Im Verlauf der mehr als eineinhalb Jahre dauernden Ermittlungen wurden zahlreiche Vernehmungen, 16 Exhumierungen, umfangreiche histologische und toxikologische Untersuchungen samt der Analyse der Krankengeschichten durchgeführt. Mit einer neu entwickelten Methode wurde sogar das noch im Herzen der Toten befindliche Gas-Luft-Gemisch chromatografisch untersucht.

Am Ende erhob die Staatsanwaltschaft Bielefeld am 2. April 1992 Anklage gegen Wolfgang L. wegen Mordes in zehn Fällen.

Tödliches Mitleid?

Wie die Ermittlungen der Polizei ergaben, brachte Wolfgang L. zwischen Mai und Dezember 1990 sieben Frauen und drei Männer um. Der Altersdurchschnitt lag bei knapp 82 Jahren. Die Opfer hatten zwar alle mehrere Erkrankungen, lagen jedoch nicht im Sterben.

Seine ersten beiden Opfer tötete Wolfgang L. an einem Tag. Nur einmal tötete Wolfgang L. in der Nacht, fünfmal am Nachmittag und viermal am Morgen. Zwei Menschen starben unmittelbar nach ihrer Aufnahme, während die anderen Opfer sich im Mittel fünf Tage auf der Station befanden.

Die 92-jährige Frau B. war am Vortag aufgenommen worden, als sie am 5. Mai 1990 überraschend starb. Wolfgang L. hatte ihr am späten Vormittag 150 bis 200 Milliliter Luft gespritzt. Sie starb wenige Minuten später an einer Luftembolie. In diesem wie auch in allen anderen Fällen spritzte Wolfgang L. die Luft mit einem 20 Milliliter großen Spritzenkolben. Um diese Luftmenge zu injizieren, musste er den Spritzkolben bis zu zehnmal vom Ansatzstück lösen, die Luft aufziehen und die Spritze erneut ansetzen. Der Arzt stellte zunächst einen natürlichen Tod fest.

Wolfgang L. will nicht gewusst haben, wie es zur Tat kam, er hätte sich irgendwann nicht mehr dagegen wehren können. In der Mittagspause fuhr er nach Hause, mit Suizidgedanken. Er habe Angst gehabt, dass man ihm etwas ansehen könne, Angst gehabt, »verrückt zu sein«. Er hätte fest darauf gehofft, dass »es« nie wieder passiere.

Doch nur wenige Stunden später tötete er sein nächstes Opfer auf die gleiche Weise, die 82-jährige Frau D. Knapp zwei Wochen später starb die 78-jährige Frau E. ebenfalls an den Folgen einer Luftembolie, die Wolfgang L. verursacht hatte.

Nach einigen freien Tagen war Wolfgang L. am 29. Mai 1990 wieder im Frühdienst. An diesem Vormittag spritzte Wolfgang L. dem 75-jährigen Herrn F. eine tödliche Menge Luft. Die 82-jährige Frau A. starb am 15. Juli 1990 an seiner Luftinjektion.

Herr G. war 69 Jahre alt, als Wolfgang L. ihn am 15. August 1990 auf die gleiche Weise tötete. Einige Tage zuvor waren bei Herrn G. bereits zweimal bedrohliche Atemzustände aufgetreten, die aber erfolgreich behandelt werden konnten. »Es waren zirka 200 Milliliter Luft – zehnmal eine 20 Milliliter Spritze voll. [...] Als ich die Luft injiziert hatte, konnte ich sein Herz schlagen hören, ohne Stethoskop – ganz laut und ganz schnell – dann wurde er blau, atmete langsam, dann ganz langsam und tief – er kämpfte richtig. Er nahm seine Schultern zu Hilfe – um zu atmen. Seine Lippen waren blau, seine Augen weit offen. Dann bin ich aus dem Zimmer raus, und danach – innerhalb kurzer Zeit – nach zwei bis fünf Minuten höchstens – da waren noch einzelne Atemzüge, ganz flach, mit ganz langen Pausen. Immer wieder einer, immer flacher. Ich habe dann seinen Puls getastet. Es war keiner mehr da. Dann habe ich den Doktor geholt«, sagte Wolfgang L. in einer Vernehmung.

Wenige Stunden nachdem der 87-jährige Herr H. ins Gütersloher Krankenhaus gekommen war, tötete ihn Wolfgang L. ebenfalls mit einer Luftinjektion.

Auf die gleiche Weise brachte er am 15. Oktober die 87-jährige Frau K. um. Wolfgang L. meinte, dass er mit dem Leiden der älteren Leute nicht mehr fertiggeworden sei. Es wäre immer schlimmer geworden, obwohl er eigentlich alte Leute gernhabe. Er habe Frau K. über den venösen Zugang Luft injiziert, um ihr einen schnellen Tod zu ermöglichen. »Sie sollte nicht mehr leiden.«

Am 1. November 1990 wurde die 79-jährige Frau M. das neunte Opfer von Wolfgang L. Sie starb an einer Luftembolie, ebenso wie am 14. Dezember 1990 sein letztes nachgewiesenes Opfer, die 86-jährige Frau Z.

Er schilderte, dass er sich dabei zugesehen habe, wie er bei Frau Z. mehrfach punktiert und Luft gespritzt habe. Beim ersten Mal habe er die Vene nicht getroffen. Er wisse noch, dass es eine 20-Milliliter-Spritze gewesen sei. Er wisse das, aber er erinnere sich nicht. Er habe Frau Z. nicht umbringen, nur eine Verschlechterung erreichen wollen, so berichtete er zu Beginn der Ermittlungen. Später räumte er ein, dass er vorsätzlich eine große und tödliche Luftmenge gespritzt hatte. »Ich konnte mich nicht dagegen wehren«, so seine Aussage.

Bei Frau Z. und in allen anderen Fällen ging das Gericht im Prozess davon aus, dass die Opfer bewusstlos waren, als sie getötet wurden.

Ein mildes Urteil

Die Hauptverhandlung begann am 30. Oktober 1992 und endete mit der Urteilsverkündung am 22. Juli 1993. Die erste Tötung, die Wolfgang L. gestanden hatte, war dabei nicht Gegenstand des Verfahrens.

Das Gericht verurteilte Wolfgang L. nicht wegen Mordes. Das Mordmerkmal »Heimtücke« sei nicht verwirklicht. Heimtücke liege nur dann vor, wenn das Opfer arg- oder wehrlos gewesen sei und somit die »bewusste Ausnutzung der Arg- und Wehrlosigkeit des Opfers zur Tatbegehung« vorgelegen habe. Die von Wolfgang L. getöteten Patienten seien nicht arglos in diesem Sinne gewesen.

Das Gericht ging nämlich davon aus, dass die Opfer bewusstlos waren. Ein bewusstloser Mensch gerate in diesen Zustand, ohne ihn verhindern zu können. Deshalb könne der bewusstlose Mensch auch nicht in der Erwartung getäuscht werden, ihm werde niemand etwas anhaben. Das Gericht führte aus, dass dies ein entscheidender Unterschied zu einem schlafenden Menschen sei. Jemand, der schlafe, habe sich dem Schlaf und damit der Wehrlosigkeit im Vertrauen darauf hingegeben, dass ihm nichts geschehe.

Die Verwirklichung des Mordmerkmals der Heimtücke könne hier auch nicht damit begründet werden, dass Wolfgang L. die Arglosigkeit eines Dritten ausgenutzt habe, der zum Schutz der hilflosen Opfer in der Lage gewesen wäre, wie z. B. ein Arzt oder eine Pflegekraft. Es wäre dafür erforderlich gewesen, dass Wolfgang L. beim Ausführen seiner Taten bewusst gewesen wäre, dass die Arglosigkeit der auf der Inneren I tätigen Ärzte und des Pflegepersonals zur Schutzlosigkeit der Opfer geführt habe. Diese Feststellung ließe sich aber nicht treffen, da Wolfgang L. seine »Taten jeweils aus einer inneren Aufladung heraus spontan begangen hat«.

Deswegen wurde Wolfgang L. am 22. Juli 1993 wegen Totschlags in zehn Fällen zu einer Gesamtfreiheitsstrafe von 15 Jahren verurteilt (Landgericht Bielefeld, Urteil vom 22.07.1993). Der Bundesgerichtshof wies den Revisionsantrag der Verteidiger von Wolfgang L. im August 1994 zurück (Bundesgerichtshof, Beschluss vom 17.08.1994). Damit erlangte das Urteil Rechtskraft.

Nach Verbüßung von zwei Dritteln der Haftstrafe wurde Wolfgang L. im Jahr 2000 auf Bewährung aus der Haft entlassen. Während der fünfjährigen Bewährungszeit war es ihm gerichtlich untersagt, in seinem Beruf als Krankenpfleger zu arbeiten. Ein lebenslanges Berufsverbot wurde jedoch weder im Urteil noch bei Entlassung auf Bewährung ausgesprochen.

Anfang 2015 beantragte Wolfgang L. beim Kreis Gütersloh als zuständiger Behörde, ihm eine Ersatzurkunde über seine abgeschlossene Ausbildung zum Krankenpfleger auszustellen. Die Originalurkunde hätte er verloren.

Der Kreis verweigerte Wolfgang L. die Ausstellung einer Ersatzurkunde und widerrief gleichzeitig die Erlaubnis zur Führung der Berufsbezeichnung Krankenpfleger. Gegen diesen Beschluss klagte Wolfgang L. vor dem Verwaltungsgericht Minden. Das Gericht bestätigte am 24. August 2016 die Rechtsauffassung des Kreises Gütersloh. Wolfgang L. würde nie mehr als Pfleger arbeiten können. (Beine et al., 2017:129)

Die Motive bleiben im Dunkeln

Die Motive für die Tötungen konnten im Rahmen der Gerichtsverhandlung nicht vollständig aufgeklärt werden. Wolfgang L. behauptete, er habe nie mit dem Vorsatz ein Patientenzimmer betreten, einen Patienten zu töten. Er wüsste nicht, warum er so etwas getan hätte. Mitunter sprach er von einem »Zwangsgefühl«. Er habe sich nicht dagegen wehren können. Beschreiben oder erklären konnte Wolfgang L. diese »Zwangsgefühle« nicht.

Bei einigen Patienten hatte er den Eindruck, als wollten sie sterben oder dass sie schon im Sterben lagen. Da hätte er Mitleid empfunden, ihr Leiden nicht mehr ertragen und sich nicht dagegen wehren können, »es« zu tun.

Auch die Arbeitsüberlastung soll eine Rolle gespielt haben. Gegenüber seinen Gutachtern und in der Gerichtsverhandlung berichtete Wolfgang L. davon, bei den Taten »neben sich gestanden« zu haben. Er habe sich bei den Luftinjektionen gleichsam selbst zugesehen. Es sei gewesen, als hätte ein anderer die Taten begangen, der ihn als ausführendes Organ benutzte. Häufig wäre er wieder »wach« geworden, wenn er mit der Spritze in der Hand neben dem sterbenden Menschen gestanden habe.

Nach Überzeugung des Gerichtes tötete Wolfgang L. nicht in der Absicht, den Patienten weiteres Leiden zu ersparen. Zwar habe er mitunter Mitleid als Motiv angegeben, aber in anderen Zusammenhängen erklärt, das Mitleidsmotiv sei ein nachträglicher Erklärungsversuch gewesen, um weiterleben zu können. Außerdem berichtete Wolfgang L., dass ihm der Patient zwar leidgetan hätte, er aber nie Luft spritzte, um »ihn von seinem Leiden zu erlösen«.

Gegenüber einem Gutachter berichtete Wolfgang L., dass er im Laufe der Zeit die Leiden der Patienten immer weniger wahrgenommen hatte, immer weniger über die Krankheitsbilder und die Prognosen informiert gewesen war. Nach den Taten hätte er das Gefühl gehabt, nicht mehr er selbst, sondern ein Monster zu sein. Er hätte Schuldgefühle gehabt und gehofft, dass »es« nicht wieder passierte.

Auch diese Beschreibungen sprächen, so das Gericht, gegen das Mitleidsmotiv. Tötungen aus Mitleid stünden im Einklang mit Selbstbild und Gewissen eines Täters. Wolfgang L. habe seine Taten aber verurteilt und sie als etwas ihm Fremdes erlebt.

Es war nach Überzeugung des Gerichts auch nicht zu erkennen, dass Wolfgang L. die Tötungen beging, weil »er selbst das Leiden der Patienten nicht mehr ertragen konnte«. Zum einen sprach gegen diese Hypothese, dass Wolfgang L. von dem Leiden der Patienten immer weniger wahrnahm. Zum anderen hatte er mehrere Patienten erst kurz vor der Tat kennengelernt.

Darüber hinaus wäre es ihm jederzeit möglich gewesen, die Pflege dieser Patienten Kollegen zu überlassen und sich damit die Konfrontation mit deren Leiden zu ersparen. Außerdem lagen mehrere der von ihm getöteten Patienten in Zimmern auf der Station Innere I, für die Wolfgang L. nicht zuständig war.

Nach Überzeugung des Gerichts tötete Wolfgang L. auch nicht, um sich Arbeit zu ersparen. Bei jedem zusätzlichen Todesfall fielen durch die Versorgung des Verstorbenen, den Transport in die Leichenkammer und das notwendige Reinigen und Desinfizieren des Zimmers zusätzliche Arbeiten an. Außerdem war der Aufnahmedruck für die Station Innere I im Jahr 1990 so groß gewesen, dass jedes frei werdende Bett unmittelbar wieder belegt worden war.

Gestützt auf die Ausführungen der Sachverständigen schloss das Gericht aus, dass bei Wolfgang L. eine Zwangserkrankung vorlag. Wolfgang L.s Schilderung, »wie unter Zwang« gehandelt, bei den Taten neben sich gestanden zu haben, wurde als Versuch gedeutet, die Taten als nicht zu sich gehörig, als persönlichkeitsfremd abzuwehren. Diese Täterlogik gestattete Wolfgang L. die Deutung, dass »etwas« in ihm gehandelt hatte.

Der zur Handlungsbereitschaft und später zu den Taten hinführende Entwicklungsprozess war von Wolfgang L. selbst nicht verstanden worden. So entstand ein Gefühl von Zwang, weil die der Tat zugrunde liegende Handlungsbereitschaft nicht reflektiert wurde, nicht ins Bewusstsein gelangte. Wolfgang L. hatte nicht begriffen, was sich in ihm entwickelt hat. Mit Zwangshandlungen im Sinne eines Symptoms bei Zwangserkrankungen seien derartige impulshafte Handlungen nicht zu verwechseln.

Das Gericht war überzeugt, dass Wolfgang L.s Taten nicht auf ein einzelnes Motiv zurückgeführt werden konnten. Zu den Taten hatte vielmehr eine Vielzahl von bewussten und unbewussten Bestrebungen geführt. Die Erklärung für die Patiententötungen läge in der Person von Wolfgang L., in seiner Biografie und in der Zuspitzung seiner Probleme ab der zweiten Jahreshälfte 1989.

Einer weit überdurchschnittlichen Allgemeinintelligenz stand bei Wolfgang L. eine nur mäßig entwickelte soziale Intelligenz gegenüber. Von Kindheit an hatte er Probleme gehabt, persönliche Beziehungen zu entwickeln und zu pflegen. Von vielen seiner Bezugspersonen wurde Wolfgang L. als Mensch geschildert, der kaum über Gefühle und Empfindungen gesprochen hat. Selbst mit seiner Ehefrau sprach Wolfgang L. kaum über persönliche Dinge. Herausragendes Charakteristikum von Wolfgang L. war seine emotionale Verschlossenheit. Damit machte er es seinen Mitmenschen schwer, eine Beziehung zu ihm zu entwickeln. Diese emotionale Verschlossenheit ging nicht auf mangelnde Empfindungsfähigkeit zurück, sondern war ein Selbstschutz. Er war ein besonders verletzlicher Mensch, der in der beständigen Angst vor Ablehnung, Abwertung und Kränkung lebe. Groß war auch seine Angst, unterlegen zu sein, vor anderen schwach zu erscheinen, wenn er über Gefühle oder Probleme redete.

Vor Ablehnung und Abwertung hatte sich Wolfgang L. nicht nur durch seine emotionale Verschlossenheit zu schützen versucht, sondern auch durch soziale Überanpassung. Mit verstärkten Hilfs- und Unterstützungsangeboten an sein Umfeld hatte er gehofft, andere für sich einzunehmen und Konflikte zu vermeiden.

Aber gerade dieser Wesenszug hatte bei seinen Kollegen häufig einen entgegengesetzten Effekt. Sie empfanden ihn mitunter als »devot, anbiedernd« oder gar als »schleimig« und lehnten ihn mehr oder minder ab. Insofern bewirkte Wolfgang L. mit seinem Verhalten das Gegenteil dessen, was er erreichen wollte.

Parallel zu seinem überangepassten Verhalten war bei Wolfgang L. ein ausgeprägtes Bedürfnis nach Autonomie zu erkennen. Dieses Bestreben, selbst gesteckte Ziele aus eigener Kraft zu erreichen, kam in seiner Personalratsarbeit und in seinem Bemühen zum Ausdruck, organisatorische Verbesserungen durchzusetzen. In diesen Bereichen machte ihm die Arbeit Spaß, hatte er die Erfolgserlebnisse, die ihm zunächst im Studium und später bei pflegerischen Tätigkeiten fehlten. Zugleich war dies für ihn eine Möglichkeit, sich Anerkennung zu verschaffen.

Ein weiterer wichtiger Aspekt der Persönlichkeit von Wolfgang L. war dessen geringes und instabiles Selbstwertgefühl. Daher litt er nachhaltig unter beruflichen Misserfolgen, nahm sie besonders schwer. Misserfolge waren kaum mit dem hohen Anspruch an die eigene Leistungsfähigkeit vereinbar.

Neben der emotionalen Verschlossenheit und dem geringen Selbstwertgefühl war bei Wolfgang L. zudem eine deutliche Neigung zu Verstimmungszuständen vorhanden.

Diese Verstimmungen, teils mit depressiver, teils mit dysphorisch-gereizter Ausprägung und manchmal verbunden mit psychosomatischen Beschwerden, wurden bei Wolfgang L. durch Misserfolge bei der Arbeit ausgelöst. Manchmal auch, wenn ihm bei seinen engagierten Aktivitäten die Anerkennung versagt wurde. Verstärkt wurden die Verstimmungszustände, weil er sich schnell überfordert fühlte, ohne dies jedoch zu zeigen oder darüber zu reden.

Im Umgang mit Aggressionen hatte Wolfgang L. durchgängig Schwierigkeiten. Wie die meisten seiner Affekte verbarg er auch seine Aggressivität. Innerlich war er aber nachhaltig mit diesen Gefühlen beschäftigt. Gerade weil Wolfgang L. Kritik und Ablehnung im Innersten trafen, war besonders unter Stress immer eine »aggressive Reizbarkeit« vorhanden. Wolfgang L. neigte jedoch dazu, diese Impulse nicht auszuleben, sondern zu unterdrücken. Er hatte Angst, sich nicht kontrollieren zu können. So war es erklärbar, dass Wolfgang L. auf Kritik seiner Kollegen scheinbar unbeeindruckt reagierte.

Diese Persönlichkeitsstruktur in Verbindung mit der konflikthaften Entwicklung auf der Station Innere I ließen bei Wolfgang

L. eine Handlungsbereitschaft entstehen, die schließlich zu den Patiententötungen führte.

In diesem Zusammenhang sah das Gericht das Arbeitsklima und die Arbeitsbedingungen in der Westfälischen Klinik zwar nicht als ursächlich, aber auch nicht als bedeutungslos für die Taten an. Das Fehlen eines einheitlichen Konzeptes und die Vielzahl der Konflikte führten zu einem gespannt-gereizten Arbeitsklima. Verschärfend kam der Eindruck von Schwestern und Pflegern hinzu, dass die Station Innere I die »Abschiebestation« und die Innere Abteilung insgesamt »das ungeliebte Kind der Psychiatrie« sei. So entstanden beim Pflegepersonal Minderwertigkeitsgefühle und der Eindruck, nicht dazuzugehören. Hinzu kam eine Arbeitsbelastung, die insbesondere von Wolfgang L. als zu hoch empfunden wurde.

Vor diesem Hintergrund kam es bei Wolfgang L. ab der zweiten Jahreshälfte 1989 zu einer konflikthaften Entwicklung, gekennzeichnet durch eine Vielzahl beruflicher, zwischenmenschlicher und innerer Probleme. Schon seit längerer Zeit hatte Wolfgang L. Schwierigkeiten im Umgang mit Menschen von eingeschränkter Intelligenz. Nun kamen weitere Patientengruppen dazu. Schließlich fiel ihm auch der Umgang mit schwer kranken und sterbenden Menschen schwer.

Nach Auffassung des Gerichtes entsprach die Zimmerpflege auf der Station Innere I nicht seinen Neigungen und Fähigkeiten. Seine emotionale Verschlossenheit machte es ihm schwer, Beziehungen zu den Kranken herzustellen. Seine eigene Vorstellung von einer Pflege, die mehr auf »Hilfe zur Selbsthilfe« setzte, war angesichts der weitgehenden Hilflosigkeit der alten und auf Hilfeleistung angewiesenen Kranken illusorisch.

Wegen seiner verschlossenen Art und aufgrund seiner Neigung, mit Menschen eher rational-distanzierend umzugehen, wurde Wolfgang L. durch die beziehungsorientierte Betreuung unbewusst mit seinen eigenen Kontakt- und Beziehungsschwierigkeiten konfrontiert. Sein ohnehin geringes Selbstwertgefühl wurde dadurch zusätzlich geschwächt. Seine durchgängige Angst, abgelehnt und abgewertet zu werden, wurde durch das Verhalten seiner Kollegen vergrößert. Auch seine in der Hoffnung auf Sympathie vermehrt vorgebrachten Hilfsangebote, z. B. durch die Übernahme von ungeliebten Diensten oder durch Beratung in tarif- und arbeitsrechtlichen Angelegenheiten, verringerten die Distanz nicht. All das löste bei Wolfgang L. aggressive Impulse aus.

Hinzu kamen gesundheitliche Beschwerden. Wolfgang L. litt unter Schlafstörungen und Herzrasen. Es wurden ein Bluthochdruck und erhöhte Blutfettwerte festgestellt. Außerdem hatte er Ohrenschmerzen, die ihn schon lange begleiteten. Als er dann im März 1990 erfuhr, dass seine Zeugungsfähigkeit eingeschränkt war, verfinsterte sich seine Stimmung vollends. Dieses Untersuchungsergebnis war ein weiteres Glied in einer langen Kette von Misserfolgen und persönlicher Kränkungen. Er machte sich Vorwürfe, weil er eine frühere Hodenentzündung nicht rechtzeitig und konsequent genug hatte behandeln lassen.

Als Folge seiner zahlreichen Probleme stellte sich bei Wolfgang L. eine Verfassung ein, die mit einer Verminderung des Antriebes, mit Schlafstörungen, mit Arbeitsunlust, Verstimmungen und psychosomatischen Beschwerden einherging. Als Wolfgang L. im März 1990 von seiner eingeschränkten Zeugungsfähigkeit erfuhr und zum ersten Mal Suizidgedanken hatte, entwickelte sich bei ihm, so das Gericht, ein »präsuizidales Syndrom«.

Er war gedanklich und emotional auf seine aktuelle Befindlichkeit eingeengt. So stiegen diffuse aggressive Impulse auf, die sich zum einen gegen sich selbst, zum anderen gegen Mitmenschen richteten. Diese Aggressivität richtete sich in seiner Fantasie gegen seine aktuellen Lebensumstände und die damit verbundenen Personen. Im Verhalten zeigte sich diese »aggressive Aufladung« in einer vermehrten Reizbarkeit und einer gesteigerten Ungeduld. Diesen Zustand hatte Wolfgang L. jedoch nur noch gelebt, nicht aber bewusst reflektierend erlebt. Wolfgang L. hatte »nicht bewusst durchschaut, was sich da in ihm aufgebaut hatte«. Ausdruck und Verstärker für die fehlende reflektierende Auseinandersetzung war, dass er die Handlungen in einen persönlichkeitsfremden Bereich verlagerte, dass »etwas« in ihm handelte.

Einen weiteren Grund für die nicht erfolgte Auseinandersetzung sahen die Richter darin, dass Wolfgang L. die Taten im Nachhinein mit einem Mitleidsmotiv erklärt habe. Im Anschluss an die Taten seien bei Wolfgang L. Schuldgefühle, Suizidgedanken und Ängste aufgetreten. Auf diese Weise sei die Handlungs- und Tatbereitschaft bestehen geblieben. Die Vielzahl der Tötungen konnte auch durch das »Absinken der Hemmschwelle« erklärt werden: »Mit jeder Tat sei ein Stück seiner Gefühle abgestorben, eine immer größere Gefühlskälte eingetreten und die Hemmschwelle zur Tat sei immer niedriger geworden.«

Ein spezifisches tatauslösendes Verhalten von Patienten hatte es nicht gegeben. Wohl aber waren einige der getöteten Menschen von anderen Stationen auf seine Station abgeschoben, als Ballast empfunden, ausgegrenzt und in ihrem Leiden von niemandem mehr wahrgenommen worden. Diese Charakterisierung der Situation von Patienten ähnelte den Beschreibungen, mit denen Wolfgang L. seine Position im Team beschrieb.

Auch Wolfgang L. fühlte sich von Kollegen ausgegrenzt und allein gelassen. Insofern erschien es nachvollziehbar, dass er seine eigenen, bedrückenden und negativen Gefühle auf Patienten übertragen hat. Diese Gefühle wurden durch die ausgrenzenden und kränkenden Umgangsweisen des Teams verstärkt. Ein solcher Prozess der »projektiven Identifikation« ist gekennzeichnet durch »eine Grenzverwischung zwischen den Gefühlen, Wünschen usw. der eigenen Person und solchen der anderen«.

Bezogen auf Wolfgang L. bedeutete dies, dass er die Situation von Patienten umso hoffnungsloser empfand, je schlechter sein eigenes psychisches Befinden, je stärker seine eigene Verstimmung und je stärker seine Suizidgedanken waren. Die wirkliche Lage der Patienten spielte dabei eine untergeordnete Rolle. Ausschlaggebend war vielmehr seine »Angst vor den eigenen destruktiven Impulsen«. Diese »destruktiven Impulse«, nämlich Suizidfantasien und Tötungsgedanken, entluden sich in den Tötungen. Interpretiert man, so ein Sachverständiger, Wolfgang L.s Beziehungen zu den getöteten Patienten »auf dem Hintergrund der projektiven Identifikation und der Ambivalenz von angstbesetzten Suizid- und Tötungsgedanken, so kann man die Tötungen als Beendigung der eigenen unerträglichen Zuständigkeit sehen, die auch eine Abwehr der suizidalen Tendenzen war«. Nur so sei es zu verstehen, wenn Wolfgang L. gesagt habe, dass die Erleichterung nach den Taten immer nur kurz gewesen sei.

Bei der Tötung von Frau Z. hatte es vor der Tat Ereignisse gegeben, die bei Wolfgang L. Verstimmungen ausgelöst hatten und die insofern als tatauslösend angesehen werden könnten. So war Frau Z. an einem Freitag verlegt worden, entgegen der Absprache, dass die Station Innere I an diesem Wochenende keine Aufnahmen bekommen sollte. Eine Kollegin wies Wolfgang L. auf fehlendes Mineralwasser, eine fehlende Notfallklingel und ein fehlendes Nachtschränkchen hin. Zusätzlich fiel von einer anderen Kollegin eine spöttische Bemerkung, die Wolfgang L.s Fähigkeit in Zweifel zog, ein EKG zu machen. Diese Häufung kränkender Rückmeldungen in kurzer Zeit war geeignet, die vorhandene Tatbereitschaft in Handlung umzusetzen.

Eine weitere Erklärungsmöglichkeit für etwaige Motive war, dass sich Wolfgang L. in besonders hohem Maß um Autonomie bemühte. Es war für ihn daher besonders schwer erträglich, Hilflosigkeit und Abhängigkeit zu erfahren. Insofern kann man nicht ausschließen, dass Wolfgang L. auch deshalb getötet hatte, um sich – unbewusst – durch seine heimlichen und eigenmächtigen Handlungen der eigenen, eingeschränkten Autonomie zu versichern.

Viele blinde Flecken

Deutlich wurde, dass in Gütersloh über lange Zeit eine ganze Reihe von unbearbeiteten Konflikten auf unterschiedlichen Ebenen schwelte, zwischen einzelnen Personen, Teams, Stationen, Abteilungen und Führungsebenen. Ernsthafte Bemühungen, diese Konflikte zu bearbeiten, waren ebenso wenig erkennbar wie ein integratives medizinisches Gesamtkonzept. Die Atmosphäre blieb geprägt von generellem Misstrauen und nachhaltiger Verunsicherung. Gerüchte, Spannungen und Cliquenbildungen bis hin zu persönlichen Feindschaften waren prägend für das Arbeitsklima.

Ein solches Klima stellt schon für sich genommen einen Risikofaktor dar, der eigenmächtiges Verhalten begünstigt. Darüber hinaus ist unter solchen Umständen eine offene Kommunikation erschwert. Ein ungestörter Informationsfluss bildet aber die notwendige Voraussetzung dafür, dass Verdachtsmomente frühzeitig und vollständig weitergegeben und bearbeitet werden. Was im Fall Wolfgang L. offensichtlich unterblieben war.

Als der »Neurocil®-Vorfall« ohne eine deutliche Reaktion blieb, verstärkte sich deshalb offenbar die ohnehin schon vorhandene resignative Stimmung. Wolfgang L. wurde misstrauisch beobachtet, man redete über ihn, nannte ihn »Todesengel« oder »Vollstrecker«. Konsequenzen blieben aus. Selbst eigenmächtig und heimlich ermittelte, auffällige Zusammenhänge zwischen den Sterbedaten von Patienten mit den Dienstzeiten von Wolfgang L. wurden nicht kommuniziert.

Das gleiche Bild aufseiten der Klinikleitung: Weder die Polizei noch der Träger des Krankenhauses wurden über den »Neurocil®-Vorfall« und den Verdacht informiert. Eigenmächtig und teilweise falsch bewertete die Klinikleitung die Laboruntersuchungen als »Null-Ergebnis«. Was dann am 17. Oktober 2000 der Belegschaft auch so mitgeteilt wurde. Es bestünde kein Verdacht gegen irgendwen, auch nicht gegen Wolfgang L.

Was es danach jedoch gab, das waren zwei weitere Menschen, die Wolfgang L. getötet hatte. Und es blieb die rhetorische Frage, ob das nicht hätte vermieden werden können.

Gründe für die vielen Opfer

Täter und Tatumgebung

Nicht nur in den geschilderten Fällen sind Helfer*innen nicht deswegen zu Tätern geworden, weil sie psychisch schwer krank waren. Sie wussten alle, was sie taten. Keiner wurde von den Opfern um Hilfe beim Sterben gebeten. Sie töteten ungefragt, kannten die Kranken häufig kaum und wurden wegen Mordes oder Totschlags verurteilt, nicht wegen Tötung auf Verlangen.

Oft spielte über viele Jahre hinweg eine ganze Reihe von Persönlichkeitszügen und Umgebungseinflüssen zusammen, bis die ersten Taten folgten. Viele der Täter*innen töteten direkt und durch Überdosen von Medikamenten. Sie gaben durchgängig an, sie hätten aus Mitleid getötet, Sterbehilfe geleistet, ohne darum gebeten worden zu sein. Typisch für diese Gruppe von Täter*innen sind die Schilderungen von Stephan L., der sein Handeln damit erklärte, dass er den Patient*innen in ihrer ausweglosen Situation Leid ersparen wollte, ohne zu wissen, ob die Menschen das wollten.

Eine andere, deutlich kleinere Tätergruppe vergiftete Patient*innen mit Medikamenten und verursachte so lebensbedrohliche Notfälle. Bei den anschließenden Rettungsaktionen waren sie immer dabei, um sich als grandiose Retter hervorzutun. Für viele ihrer Opfer kam jedoch jede Hilfe zu spät. In Deutschland zählt bisher einzig Niels H. zu dieser Gruppe.

Diese Täter fühlten sich unterschätzt und wollten sich selbst beweisen, indem sie ihre Opfer retteten. Niels H. gab zu, dass er den Nervenkitzel bei Reanimationen und die Bewunderung danach gebraucht habe: »Ich stand halt gerne auf dem Podest.«

Retrospektiv sind aber auch Motive erkennbar, die im Bewusstsein der Täter nicht unmittelbar präsent waren und sich ihrer bewussten Reflexion entzogen haben.

Beide Tätergruppen eint ihre primäre Selbstunsicherheit, ihre Unfähigkeit, Leidenszustände zu begleiten und mitzutragen und die eigene Ohnmacht hinzunehmen. Die unerträglich gewordene Situation wird durch selbst ausgelöste Notfälle oder direkte Tötungen aggressiv abgewehrt. Sie morden gegen das eigene Leid.

Anfällig für Missbrauch

Ob die Täter*innen je mit den Gesetzen in Konflikt geraten wären, wenn sie einen anderen Beruf ergriffen hätten, darf angezweifelt werden. Aber dass sie einen Helferberuf gewählt haben, ist wohl eher kein Zufall und hängt mit der besonderen Ausstrahlung zusammen, die Pflegeberufe und der Arztberuf haben. Pfleger*innen und Ärzt*innen sind Berufe mit einem besonderen Nimbus. Sie rangieren in der Prestigeskala ganz oben. Nur Feuerwehrleute haben ein noch höheres Ansehen.

In Sonntagsreden, wenn das verklärende Loblied auf den erfüllenden Dienst am Menschen und die sinnstiftende Arbeit in der Pflege angestimmt wird, da scheint dieses idealisierte Ansehen auf. Besonders in Krisenzeiten wird gern und häufig daran erinnert. Im Frühjahr 2020, als die Helfer*innen – trotz der Pandemie – wie selbstverständlich mit hohem persönlichem Risiko zur Arbeit in die Kliniken gingen, da gab es Beifall von Balkonen und Lobreden auf die »systemrelevanten« Berufe, die »den Laden am Laufen« halten. In Zeiten, in denen auf den allgemeinen Wunschlisten »Hauptsache gesund« den Spitzenplatz einnimmt, ist die Neigung besonders groß, die Themen Krankheit und Sterben zu verdrängen. Krank möchte man nicht sein, und mit dem eigenen Sterben setzt man sich nur sehr ungern auseinander. Umso größer ist die Neigung, jene aus sicherer Distanz zu glorifizieren, die in diesen Arbeitsbereichen unauffällig ihren Job machen.

Nicht wenige junge Leute lassen sich durch eine solche Idealisierung bei der Berufswahl verführen. Anfällig für die Sirenengesänge sind Menschen, die in ihrer Jugend unter Minderwertigkeitsgefühlen leiden und es unbewusst vermeiden, sich mit unabhängigen Menschen auf Augenhöhe auseinanderzusetzen. Ein gelernter Autoverkäufer hat es mit Kunden zu tun, ein gelernter Krankenpfleger mit Patienten. Wenig selbstbewusste Menschen, die das Lob für ihr Wohlbefinden brauchen, sind empfänglich für glorifizierende Anerkennung. Immer wieder kann man in Bewerbungsgesprächen Kandidat*innen erleben, die sich von einem Helferberuf auch eine Verbesserung des eigenen Selbstwertgefühls versprechen. Speziell labile Bewerber*innen hoffen unbewusst, dass etwas vom Glanz des Heilens und Helfens auf sie abstrahlt und es ihnen dadurch besser geht.

Generell sind Menschen, die Krankenpfleger*in oder Ärztin oder Arzt werden wollen, häufig besonders idealistisch und sozial motiviert. Sie wollen Menschen helfen, an deren Seite sein, Gutes tun, Positives bewirken. Wenn jemand viel Geld verdienen will, dann wählt er eher einen anderen Beruf.

Tatsächlich gibt es wohl kein Tätigkeitsfeld, in dem menschliche Not so unverstellt sichtbar wird, Sterben und Tod so gegenwärtig sind wie in Krankenhäusern. An kaum einem anderen Ort ist das Bedürfnis nach Hilfe und Beistand so offensichtlich. Und man kann wirklich Sinnvolles tun: Zuwendung, Beobachtung, Gespräche, Pflege, Untersuchungen, Medikamente, Operationen oder Abwarten – all das kann für den Einzelnen hilfreich oder sogar lebensrettend sein. Erleichterung und Dankbarkeit sind bei den meisten Patienten entsprechend groß, wenn Linderung oder gar Heilung eingetreten sind. Es ist ein gutes Gefühl, geholfen zu haben. Man gibt nicht nur, man bekommt auch.

Auf der anderen Seite sind im Krankenhaus Patient*innen auf ihre Helfer*innen angewiesen. Aus der Notlage resultiert zwangsläufig ein hohes Maß an Abhängigkeit. Je schwerer und akuter ein Mensch erkrankt ist, umso asymmetrischer wird die Beziehung zu seinen Helfern. In derartigen Situationen bleiben einem Kranken kaum Wahlmöglichkeiten. Meist werden sie sich ihren Helfer*innen anvertrauen und den Empfehlungen folgen. Daher haben Helfer*innen in der Klinik große Macht. Und wie alle asymmetrischen Beziehungen sind auch diese anfällig für Missbrauch.

Die Asymmetrie in der Helfer-Patienten-Beziehung, das große Vertrauen von Patienten*innen und ihren Angehörigen und die Selbstunsicherheit der späteren Täter*innen haben bei den Tötungsserien eine große Rolle gespielt.

Gemeinsamkeiten bei den Täterprofilen

Alle Täter*innen sind in den Gerichtsverfahren forensisch-psychiatrisch untersucht und einer Persönlichkeitsdiagnostik unterzogen worden. Das Persönlichkeitsmerkmal, das bei allen Tätern gefunden wurde, war eine kaschierte und tief verwurzelte Selbstunsicherheit, die wesentlich dazu beitrug, sich niemandem anzuvertrauen.

Bei Michaela R. (siehe Fallübersicht am Ende des Buches) beobachtete der Gutachter ein schwaches und brüchiges Selbstwertgefühl mit wenig Zutrauen in die eigenen Fähigkeiten und Leistungen. Wolfgang L. wurde als gehemmt-selbstunsicher, gefühlsverschlossen, empfindsam und leicht verletzlich beschrieben. Er hatte ein geringes Selbstwertgefühl und reagierte auf

Kränkungen sehr sensibel. Irene B. hatte eine ausgedehnte Selbstwertproblematik. Bei Niels H. hatte sich auf dem Boden seiner ausgeprägten Selbstunsicherheit eine komplexe Persönlichkeitsstörung entwickelt.

Aber bei der Abwehr dieser verdrängten primären Selbstunsicherheit, die immer auch mit verborgenen Ängsten und verschütteten Bedürfnissen verbunden ist, gab es große Unterschiede. Mehrfach wurde das mangelnde Selbstwertgefühl durch ein auffälliges Machtstreben, durch ein übersteigertes Bedürfnis nach Anerkennung oder die ständige Suche nach dem nächsten »*Kick*« überspielt.

Die unersättliche Gier nach Anerkennung und Bewunderung, ein Grundmuster des pathologischen Narzissmus, wird bei Niels H. besonders deutlich.

Verschobenes Selbstmitleid und Sensationsgier

Die gegenwärtige Krankenhausrealität wird dominiert durch ökonomische Zwänge und eine dadurch verursachte Personalknappheit. Entscheidender Treiber im Alltag ist der finanzielle Gewinn, mindestens aber die schwarze Null. Dabei sollte im Krankenhaus doch eigentlich das Patientenwohl Priorität haben. Ob etwas gut ist oder nicht, das wird im Krankenhaus anhand der Erlöse entschieden und nicht auf der Grundlage, ob der Patient gesund geworden und gut versorgt worden ist.

Da kommen auf frisch ausgebildete Pflegekräfte geradezu zwangsläufig geplatzte Träume zu. Je größer die Idealisierung des Berufs gewesen ist, umso größer die Enttäuschung. Hat eine persönliche Selbstwertproblematik eine größere Rolle bei der Berufswahl gespielt, fällt die Enttäuschung über den Arbeitsplatz Krankenhaus besonders heftig aus. Die Zeitnot bei der Arbeit ist groß. Patient*innen sind nicht immer nur dankbar und freundlich. Der Berufsalltag ist mühsam und anstrengend. Zu schlecht bezahlt ist die Tätigkeit auch.

Die erhoffte Selbstwertstabilisierung bleibt deswegen in der Regel aus. Kommen dann persönliche Probleme und Konflikte oder Missstimmungen im beruflichen Umfeld hinzu, verstärkt sich die Enttäuschung. Schleichend und fast unbemerkt entwickelt sich eine tiefgreifende Verstimmung, die verborgen wird. Zu groß ist das Schamgefühl, sich die eigenen Schwächen einzugestehen und sich zu öffnen. Reizbarkeit und Anspannung nehmen immer weiter zu, weil die berufliche Konfrontation mit schwer kranken Menschen unausweichlich ist und die Unfähigkeit bleibt, sich aus dieser Zwangslage zu lösen.

Durch das Leiden der Patient*innen und begrenzte Therapiemöglichkeiten nimmt der Missmut zu. Die eigene schlechte Verfassung verdüstert auch den Blick auf Patienten. In den Augen des sich entwickelnden Täters erscheint das Leiden der Kranken schlimmer, als es tatsächlich ist. Dadurch verstärken sich seine Missempfindungen zusätzlich. Er gerät in eine Abwärtsspirale. Es entwickelt sich eine schleichende Grenzverwischung, bei der die Täter*innen ihre Fähigkeit verlieren, das eigene Leiden von dem der Kranken zu unterscheiden. Die Verstimmungen des Täters und die Beschwerden der Patienten verschmelzen zu einem diffusen Ganzen.

Diesen unbewussten Vorgang, innere Spannungen und Gefühlszustände in andere gleichsam hineinzuprojizieren, bezeichnet die Psychoanalyse als »projektive Identifikation«. Sie stellt einen unbewussten Abwehrmechanismus von Konflikten dar, bei dem Teile des Selbst abgespalten und auf eine andere Person übertragen werden. Dadurch werden eigene Gefühle und Impulse als die der anderen Person wahrgenommen.

Ursache für diese Sichtweise ist die Verbitterung des Täters, der seine Situation nicht begreift, dessen Hoffnungen sich nicht erfüllt haben, dem die Anerkennung fehlt, der sich nicht mitteilt und der nicht gesehen wird. Ein ausgeprägtes Ohnmachtsgefühl macht sich breit: Der »gekränkte Helfer« spürt, dass Anspannung und Druck zunehmen, sich sein Befinden verschlechtert. In der Folge beurteilt er auch die Situation von Patienten aussichtsloser.

Das Befinden des Täters wird dominiert durch das Leiden an sich selbst und die als zunehmend unerträglich empfundene Ohnmacht. Vor diesem Hintergrund entwickelt sich über lange Zeit eine Tatbereitschaft, aus der die erste Tötung erwächst. Nach der ersten Tat ist das Ohnmachtsgefühl zunächst überwunden. Der vorher »hilflose Helfer« erlebt seine Macht, die Unerträglichkeit der Situation aufzulösen und sich momentan Entlastung zu verschaffen.

Später verstärken aber Gewissensbisse, Isolation und die fortdauernde Konfrontation mit schwer kranken und pflegebedürftigen Menschen das vorherige Missempfinden. Die eigene Verstimmung lässt die Grenze zwischen Mitleid und Selbstmitleid weiter verschwimmen. Das verschobene Selbstmitleid mutiert in der »Täterlogik« zum Mitleid mit den Opfern und wird so zum vorgegebenen Tötungsmotiv. Es folgt das nächste Verbrechen, um die eigene Ohnmacht zu überwinden und Erleichterung zu finden. Die Hemmschwelle für weitere Verbrechen sinkt nach der ersten Tat in der Regel rapide ab.

Mit dem tatsächlichen Gesundheitszustand und den Wünschen der Opfer hat dieses Töten wenig zu tun. Oft kannten die Täter ihre Opfer kaum, wussten nichts über deren Vorstellungen, deren Prognosen. Ein Wiener Patient, der einen Mordversuch überlebt hatte, meinte später: »Wie schlecht muss es mir gehen, wenn mich schon wildfremde Menschen umbringen oder erlösen wollen.« (Beine, 2011:350)

Das eigentliche Tötungsmotiv ist das verschobene Selbstmitleid. Michaela R. (Wuppertal, 1989) sagte einem Gutachter nicht, dass die Patienten es nicht aushalten konnten, sondern: »Ich konnte es nicht mehr aushalten, musste etwas tun.« Nicht für die Patient*innen war es unerträglich, sondern für sie selbst.

Die französische Krankenschwester Christine Malèvre tötete im Krankenhaus François-Quesnay in Mantes-la-Jolie sechs Patienten. Zu ihren Motiven schrieb sie später: »Es ist wahr, dass man sein eigenes Leiden erleichtert, indem man das des anderen erleichtert.« (Malèvre, 1999:242)

Irene B., die zwischen Juni 2005 und Oktober 2006 fünf Menschen mit Medikamenten in der Berliner Charité umgebracht hatte, fühlte sich danach »sehr erleichtert«. Sie schilderte: »Aber ich sah auf einmal bei den Menschen auch gewisse Elende – da hab ich gedacht – du hast Elend – sie auch – und bei ihnen machst du Schluss.«

Stephan L. äußert sich so: »Ich habe unter dieser Situation, unter diesen Zuständen gelitten und hatte Mitleid mit den Patienten und wollte sie eigentlich von dem Leiden erlösen.« Er hatte nie vorher die Meinung des Patienten oder der Angehörigen eingeholt. Entscheidend war allein sein subjektives Gefühl. Er stellte sich vor, dass er unter diesen Umständen selbst auch nicht mehr leben wollte. Hinterher fühlte er sich entlastet: »Ich war irgendwo erleichtert und hatte das Gefühl, dass jemand erlöst ist. Ich war erleichtert.« (Beine, 2011:363)

Diejenigen, die durch vorsätzlich herbeigeführte Notfälle zu Mördern wurden, wehren ihre Missempfindungen durch Flucht in Sensationen ab. Sie schaffen medizinische Extremsituationen, in denen eigene Ängste, Bedürfnisse überlagert werden und die eigenen Fähigkeiten in den Fokus rücken.

Niels H. suchte den Kick bei Reanimationen. Der tschechische Krankenpfleger Petr. Z., der sieben Patienten mit Heparin ermordet hatte, sagte zu seinen Motiven: »Ich brauchte Action, und ich wusste, dass der Arzt kommen und etwas geschehen würde, wenn ich den Patienten Heparin gebe.« (Beine, 2011:89)

Auch der englische Krankenpfleger Benjamin G. zählt zu dieser Tätergruppe. Er liebte es, im Zentrum der Aufmerksamkeit zu stehen. Er brachte Patienten mit Muskelrelaxantien an den Rand des Todes und genoss anschließend den Nervenkitzel bei den Reanimationen. (Beine, 2011:84)

Auf diese Weise vermeiden die Täter eine reife Auseinandersetzung mit ihren wirklichen Gefühlen, die unvermeidlich das Eingeständnis des beruflichen Scheiterns mit entsprechenden Konsequenzen zur Folge hätte. Die Angst vor dieser Auseinandersetzung und die vertrauten Möglichkeiten zur Selbstaufwertung und Stabilisierung führen zum kompletten Verlust von Mitgefühl und zur Verrohung. Auf diese Weise wird es für die Täter*innen möglich, nicht nur andere, sondern auch sich selbst von ihren Ängsten, ihren Schwächen und ihren wirklichen Bedürfnissen abzulenken.

Warum die Taten lange verborgen bleiben

Gerade im Krankenhaus sind Tötungsverbrechen schwer zu erkennen. Niemand rechnet dort mit solchen Verbrechen. Kliniken gelten als gewaltfreie Schutzräume. Gerade Pfleger*innen und Ärzt*innen genießen besonders viel Vertrauen, misstrauisch und argwöhnisch ist ihnen gegenüber kaum jemand.

Zudem sind Kliniken Orte, an denen ohnehin häufig gestorben wird. Tote Menschen erregen dort kein besonderes Aufsehen. Auch Notfälle gehören zum Alltag. Die Tatwerkzeuge, meist Medikamente, sind leicht zugänglich. Die Verbrechen wirken, oberflächlich betrachtet, wie normale, alltägliche Vorgänge. Es gibt wohl kaum einen Tatort, an dem es leichter fällt, vorsätzliche Tötungen zu kaschieren.

Das Risiko steigt, wenn die direkten Kollegen und Vorgesetzten nicht reagieren. Dies ist in vielen Fällen geschehen, obwohl es Verdachtsmomente gab. Die ausbleibenden Reaktionen von Kolleginnen, Kollegen oder Vorgesetzten fördern die Tatbereitschaft. Bei ihren späteren Vernehmungen zeigten sich die meisten Täter überzeugt, dass den Teammitgliedern ihr Verhalten aufgefallen war. Dass sie nichts gesagt hatten, wurde von den Tätern als stillschweigendes Einverständnis umgedeutet, vereinzelt sogar als Ermunterung.

Mangelnder Aufklärungswille

Erschwerend kommt hinzu, dass es am Aufklärungswillen der Verantwortlichen mangelt. Es wurde nicht nachgeforscht, obwohl drastisch gestiegene Sterberaten, erhöhter Medikamentenverbrauch, verschwundene Ampullen und verdächtiges Verhalten auffielen. Offensichtliche Zusammenhänge wurden über lange Zeit ignoriert oder vertuscht.

Als zwei Pfleger der Chefärztin in Wuppertal vom verdächtigen Verhalten von Michaela R. (siehe Fallübersicht am Ende des Buches) berichteten, fragte diese zurück, ob sie vielleicht »den Posten von Michaela R. erhaschen« wollten oder »sexuell bei ihr nicht angekommen« seien (Beine, 2011:148). Nach diesem Vorfall tötete Michaela R. sechs weitere Patienten.

Wolfgang L. brachte vier weitere Patienten um, nachdem Pfleger*innen bei der Leitung auf sein auffälliges Verhalten hingewiesen hatten (Beine, 2011:374).

In Berlin informierten besorgte Kolleg*innen ihre Vorgesetzten über Irene B.s aggressives Benehmen. Ein angekündigtes Gespräch kam nie zustande. Nach Auskunft der Pflegedienstleitung »wegen des verstärkten Arbeitsanfalls«. (Landgericht Berlin, 2007)

Niels H. war wegen seines ungewöhnlichen Verhaltens in Oldenburg sogar hausintern versetzt worden. Später stellte man ihn frei und lobte ihn mit einem verfälschenden Arbeitszeugnis weg. In Delmenhorst ermordete er danach mindestens 56 weitere Menschen. Das von Niels H. am häufigsten missbrauchte Medikament, Gilurytmal®, wurde dort so gut wie gar nicht verordnet. Der Verbrauch auf H.s Station stieg dort nach seinem Dienstantritt auf das Siebenfache. Die Reaktion der Verantwortlichen: Man erleichterte ungeprüft die Bestellungen. Eine Kollegin wandte sich schließlich mit ihrem Verdacht an ihren Vorgesetzten. Der meinte: »Stell dich nicht so an. Da musst du mit leben.« (Gude et al., 2016)

In Sonthofen war Stephan L. den Kollegen gleich am Anfang durch seine schlampige Arbeitsweise und die häufigen Ausfallzeiten unangenehm aufgefallen. Viele Patienten hatten Angst vor ihm. Die pflegerische Stationsleitung bat um Versetzung von Stephan L. auf eine andere Station und bezeichnete seine Arbeit als »gefährliche Pflege«. Sie reagiere zu emotional, lautete die Rückmeldung ihrer Vorgesetzten (Beine, 2011:290). Nach den ersten internen Warnhinweisen tötete Stephan L. vier weitere Menschen.

Diesen vielerorts anzutreffenden, vollkommen ungenügenden Aufklärungswillen kann man getrost als Vertuschung bezeichnen. Er verlängert die Tatzeiträume und trägt zu hohen Opferzahlen bei.

Führungsversagen mit Folgen

Ignoranz und Schönfärberei ist auch bei den Spitzenfunktionären des Krankenhauswesens anzutreffen. Am 22. Januar 2019 war der vierte und letzte Prozess gegen Niels H. in vollem Gange, als *Welt* TV ein Interview zum Thema ausstrahlte. Studiogast war der Hauptgeschäftsführer der Deutschen Krankenhausgesellschaft, Georg Baum.

Er sagte dort unter anderem: »Ich kann fest behaupten, dass sich ein solcher Fall heute nicht wiederholen könnte.« (Hinrichs, 2019) Außerdem bescheinigte er in dem Interview der Führungsriege der Oldenburger Klinik Aufklärungswillen und Kooperationsbereitschaft mit der Staatsanwaltschaft.

Zu diesem Zeitpunkt hatte der Prozessverlauf längst unzählige Belege für das Verschweigen und das Zurückhalten wichtiger Informationen zutage gefördert. Herr Dr. T., der inzwischen entlassene Geschäftsführer der Oldenburger Klinik, ist Vorsitzender des Fachausschusses Personalwesen und Krankenhausorganisation bei der Deutschen Krankenhausgesellschaft. Ein Schelm, wer Böses dabei denkt.

Wenige Monate nach dem besagten Interview wurde im August 2019 ein 27 Jahre alter Krankenpfleger verhaftet. Er stand im Verdacht, fünf Patienten auf der Intensivstation einer Klinik im saarländischen Völklingen getötet zu haben.

Bei den gerichtsmedizinischen Untersuchungen wurden Spuren von nicht verordneten Medikamenten nachgewiesen. Offenbar wollte der Krankenpfleger sich bei den ausgelösten Rettungsaktionen als Retter aufspielen (Gerber, 2019). Inzwischen ist Anklage erhoben worden (Staatsanwaltschaft Saarbrücken, 2021).

In ähnlichem Zusammenhang wurde im November 2020 in München ein Krankenpfleger verhaftet, weil er Patienten absichtlich falsche Medikamente gegeben haben soll, um sich hinterher mit der Reanimation brüsten zu können. (Hans, 2020)

Ebenfalls im November 2020 wurde in Essen ein Arzt wegen des Verdachts auf Totschlag verhaftet. Er soll Patienten Medikamente gegeben haben, die zum sofortigen Tod führten. (Krafft-Dahlhoff und Kuka, 2020)

Leider spricht alles dafür, dass derartige Tötungsserien in Kliniken auch zukünftig vorkommen werden.

Kollegen als Komplizen

Neben dem durchgängigen Führungsversagen gab es verstörende Äußerungen von Kolleg*innen der Täter.

»Geh mit, vielleicht geht es dann schneller«, mit dieser Bemerkung forderte eine Kollegin in Wien Waltraud W. (siehe Fallübersicht am Ende des Buches) auf, sie zu einem schwer kranken Patienten zu begleiten. Einmal, als Waltraud W. nicht im Dienst war, da meinte eine andere Kollegin: »Er kann nicht sterben, weil die Waltraud W. nicht da ist.« (Beine, 2011:172)

Eine Gütersloher Krankenschwester verabschiedete sich kurz vor Feierabend von Wolfgang L. mit der Bemerkung über drei schwer kranke Patienten: »Die will ich morgen hier nicht mehr sehen.« Diese drei Patienten waren am nächsten Morgen tatsächlich tot. Und Wolfgang L. machte »Meldung« bei seiner Kollegin: »Befehl ausgeführt.« (Landgericht Bielefeld, 1993)

An vielen zu Tatorten gewordenen Kliniken gibt es eine verstörende Grauzone, in der die Grenzen zwischen unkritischer Kollegialität, absichtlichem Wegsehen und Komplizenschaft verschwimmen. Tödliche Konsequenzen kann eine solche Konstellation dann nach sich ziehen, wenn ein Versagen der Vorgesetzten hinzukommt.

Hinweis auf dieses abgründige Phänomen sind die Spitznamen, die fast alle Täter*innen hatten, lange bevor sie verhaftet wurden. Niels H. war der »Todes-H…«, Wolfgang L. der »Vollstrecker«, Michaela R. der »Todesengel«. Angesichts der ausbleibenden Reaktionen von Kollegen auf erkennbare Warnzeichen und wegen deren komplizenhaftem Verhalten haben die Täter*innen leichtes Spiel.

Gefährliches Arbeitsklima

Die Tatbereitschaft des gefährdeten Helfers wird durch ein Arbeitsklima gefördert, in dem erste Verfehlungen und Anzeichen von Verrohung nicht direkt und persönlich angesprochen werden.

Doch die Grundvoraussetzung für einen konstruktiven Umgang mit Fehlern und Fehlverhalten an Kliniken ist eine ausreichende Personalausstattung. Nur mit einer ausreichenden Anzahl von qualifizierten Mitarbeitern sind patientenbezogene Zuwendung, gewissenhafte Beobachtung, kollegialer Austausch und ausreichende Kommunikation möglich.

Hinzukommen muss eine präsente Führung, die kritische Rückmeldungen fördert sowie mit Fehlern offen, konsequent und berechenbar umgeht. Nur dann werden schleichende Veränderungsprozesse bei einem Kollegen oder auffälliges Verhalten registriert: Zeitdruck und Arbeitshetze machen anfällig für Fehler. Unachtsamkeit und Ignoranz verstärken das Risiko.

So wurde über Michaela R. in Wuppertal berichtet, dass sie verordnete Medikamente einfach nicht verabreichte oder zu Patienten beim Spritzen sagte: »Komm, stell dich nicht so an.« Wird ein Patient grob behandelt oder angeschrien, rutscht einer Pflegekraft gar die Hand aus, und alle anderen schauen weg, gehen schweigend zur Tagesordnung über, dann ist mit weiteren Grenzverschiebungen zu rechnen.

Im Prozess gegen Stephan L. stellte sich heraus, dass er dabei beobachtet wurde, wie er Blutdruckwerte dokumentierte, ohne den Blutdruck überhaupt gemessen zu haben, oder Medikamente falsch herrichtete. Es war bekannt, dass Patienten abends nicht mehr trinken wollten, weil sie Angst hatten zu klingeln, wenn Stephan L. im Nachtdienst war. Mehrfache Hinweise von Kolleg*innen führten dazu, dass sie wegen nicht beweisbarer Anschuldigungen gerügt wurden.

Das Gericht in Berlin stellte fest, dass mehrere Kolleg*innen Irene B. dabei beobachtet hatten, wie sie Patienten laut und energisch Befehle erteilte oder gar zuschlug.

Mehrfach bemerkten andere Pflegekräfte in Gütersloh, dass Wolfgang L. gegenüber Patienten unwillig oder aggressiv reagierte oder sie anschrie.

Werden Beobachtungen an die Vorgesetzten über kritische Ereignisse nicht aufgegriffen oder gar unterdrückt, dann verstärkt das eine angespannte Arbeitsatmosphäre, in der sich Resignation, Abstumpfung und Bitterkeit ausbreiten. Werden Fehler nicht angesprochen, sondern kaschiert oder ignoriert, dann ziehen sich Teammitglieder zurück und beschränken sich auf ihre Aufgaben im engsten Sinn. Sie fühlen sich nicht mehr persönlich für das verantwortlich, was um sie herum geschieht. Ob ein Helfer also eigenes Eingreifen für erforderlich hält, hängt vom Verhalten der anderen, zumal der Vorgesetzten, ab.

Verantwortungsdiffusion

Die Möglichkeit des Einzelnen, der eigenen Verantwortung auszuweichen, wird durch die Trennung von pflegerischer und ärztlicher Hierarchie erleichtert. Damit lässt sich die Problemlösung für das Fehlverhalten eines Pflegers leichter in den Zuständigkeitsbereich der Pflegedienstleitung verschieben und das Fehlverhalten eines Arztes leichter der Zuständigkeit der ärztlichen Leitung zuordnen.

Dadurch nimmt jeder vom anderen und erst recht von dessen Vorgesetzten an, er könne in der betreffenden Situation besser intervenieren. Das führt dazu, dass viele etwas beobachten, aber in der Zuschauerrolle verharren. Jeder denkt, sein Eingreifen sei nicht erforderlich, weil alle anderen auch nichts tun.

Über diese Verantwortungsdiffusion wehrt der einzelne Mitarbeiter seine persönliche Verantwortung ab. Sie wird unausgesprochen auf andere Teammitglieder und die Vorgesetzten verlagert. Dadurch entlastet sich der Einzelne und ist gleichsam »nicht zuständig«.

Dauert dieser Zustand lange an, dann entsteht schleichend und schwer erkennbar eine »neue« Normalität, die bei rückblickender Betrachtung von außen Erschrecken und Entsetzen auslöst.

Kommen andauernde und untergründig schwelende Konflikte hinzu, sei es zwischen Chefärzten, zwischen Pflegeleitung und ärztlicher Leitung oder auch innerhalb einer Berufsgruppe, dann wird die Tatbereitschaft des gefährdeten Helfers weiter erhöht. Bis sich die inneren Konfliktspannungen schließlich gewalttätig entladen.

Das Dunkelfeld

Schwierige Datenlage

Über die tatsächliche Häufigkeit von Krankenhausmorden in Deutschland wissen wir bislang wenig. Sind es seltene Einzelfälle, oder haben wir es mit der Spitze des Eisberges zu tun? Es fehlt an soliden Dunkelfeldstudien.

Bei einer Studie zur ärztlichen Handlungspraxis am Lebensende im Jahr 2015 scheiterte eine bundesweite repräsentative Erhebung daran, dass zwölf der siebzehn Landesärztekammern sich trotz gegebener Anonymisierung nicht beteiligen wollten. (Schildmann et al., 2015)

Im Vorfeld meiner aktuellen eigenen Studien gelang es nicht, ein Forschungsinstitut mit einer Untersuchung der Sterbehilfepraxis in deutschen Kliniken zu beauftragen. Mehrere Anbieter verfügten über repräsentative Datensätze für die Gruppe der Klinikpfleger*innen und Klinikärzt*innen, wollten aber keine derartig brisante Studie durchführen.

In einem Fall gab es ethische Bedenken, in einem anderen sah man sich nicht in der Lage, potenziell strafbare Sachverhalte zu erfragen. Einmal wurde die Ablehnung damit begründet, dass man Kunden aus dem Krankenhausbereich nicht mit einer solchen Untersuchung verprellen wollte. In einem weiteren Fall verweigerte die Geschäftsführung des Instituts in letzter Minute ihre Unterschrift unter einen fertig ausgehandelten Vertrag.

Die bisherigen Erkenntnisse weisen aber darauf hin, dass die Zahl von Tötungen in deutschen Krankenhäusern höher ausfällt als bisher angenommen. Doch an die konkreten Daten kommt man nicht heran. Dafür gibt es viele Gründe.

Jenseits unseres Vorstellungsvermögens

Krankenhäuser als Tatorte, Helfer als Täter und Patienten als Opfer – das ist eine unerträgliche Vorstellung, das sollte es nicht geben. Aber wir wissen inzwischen ja, dass individuelle Voraussetzungen bei Helfer*innen, Interaktionen im Team und die Gegebenheiten vor Ort im Zusammenspiel eine zerstörerische Dynamik entfalten können. Diese Dynamik führt am Ende zuerst zu Übergriffen und dann zu Mordserien. Die Tötungen sind die Verbrechen Einzelner und Hinweise auf strukturelle Defizite in Krankenhäusern zugleich.

Mit welchen Gefühlen, Erwartungen oder Befürchtungen auch immer man als Patient in ein Krankenhaus gelangt ist, eines erscheint uns unvorstellbar: Dass wir Opfer eines Tötungsverbrechens werden könnten. Krankenhäuser gelten als sichere Orte. Die Mitarbeiter dort sind der hippokratischen Tradition des *primum nihil nocere* (= erstens nicht schaden) verpflichtet.

Ebenso abwegig erscheint der Gedanke, dass Pfleger*innen oder Ärzt*innen kriminell sein könnten. Denn sie haben doch wohl in den meisten Fällen diesen Beruf gewählt, um Leiden zu lindern, Gutes zu tun und auf jeden Fall Patienten vor Schaden zu bewahren.

Hohe Dunkelziffer

Fehlendes Misstrauen und Arglosigkeit bestehen zunächst auch unter den Kolleg*innen der späteren Täter*innen. Niemand kommt sofort auf die Idee, eine Kollegin oder ein Kollege könnte Patient*innen ermorden.

Bezeichnend dafür ist beispielsweise eine Szene aus dem Strafprozess gegen Irene B. Ein ehemaliger Kollege berichtete, dass ihm das Verhalten von Irene B. seltsam vorgekommen sei, aber: »Wir sind ja alle hier, um das Leben der Menschen zu retten. Wie kann man da denken, dass einer von uns dagegen arbeitet?« (Beine, 2011:325)

Den im Lichte der späteren Gerichtsprozesse »sicheren Erkenntnissen« gehen vage Eindrücke voraus, die anfällig sind für Missdeutungen und den Menschen unglaublich vorkommen. Das Unbehagen, einen Kollegen zu verdächtigen, kommt hinzu.

Die Mittel, mit denen Menschen in Kliniken umgebracht werden, sind spezifisch für den Gesundheitsbereich und fallen zunächst einmal gar nicht auf. Außerdem sind sie leicht verfügbar. Das Setzen von Spritzen, die Gabe von Medikamenten oder auch das Befeuchten von Mundschleimhäuten erscheinen bei argloser Betrachtung wie eine alltägliche Tätigkeit. Aus all diesen Gründen bleiben Gewalt und Tötungsdelikte gerade im Krankenhaus häufig unbemerkt.

Kriminologische Studien zeigen, dass die zur Anzeige gelangten Verdachtsfälle höchstens 50 Prozent aller begangenen Tötungsdelikte umfassen (Eisenberg und Kölbel, 2017). Hinzu kommt, dass in Deutschland jährlich etwa 11000 bis 22000 nicht natürliche Todesfälle (z. B. Suizide, Unfälle) unentdeckt bleiben, darunter auch 1200 bis 2400 Tötungsopfer. Einem registrierten Tötungsdelikt sollen so zwei bis drei nicht entdeckte Fälle gegenüberstehen (Merten, 2003). Diese Forschungsergebnisse beziehen sich auf Tötungsverbrechen, die nicht im Krankenhaus geschehen sind. Vieles spricht dafür, dass die Dunkelziffer in Kliniken deutlich höher ist.

Außerhalb eines Krankenhauses erregt ein Toter in aller Regel großes Aufsehen. Drinnen jedoch gehören das Sterben und der Tod zum Alltag. Von den 910 902 Sterbefällen im Jahr 2016 in Deutschland ereigneten sich immerhin 420 834 oder 46,2 Prozent in Kliniken. (Statistisches Bundesamt, 2018c)

Tätliche Übergriffe

Wie häufig tätliche Übergriffe ohne Todesfolge in Kliniken vorkommen, lässt sich schwer beurteilen, weil auch hier die Datenlage dünn ist. Einige wenige Fälle sind aber öffentlich geworden und haben entsprechendes Aufsehen erregt.

So wurden im Januar 2016 fünf ehemalige Krankenpfleger aus der Notaufnahme der Universitätsklinik Aachen zu Bewährungs- und Geldstrafen verurteilt. Sie hatten entwürdigende Selfies und ein Video mit hilflosen Patienten gemacht und sie untereinander ausgetauscht. Auf einem Foto ist ein Pfleger neben einer nackten Patientin zu sehen. Seine Hände hat er auf ihrem Körper liegen, dabei streckt er die Zunge weit heraus. (NN, 2016)

Eine Hebamme hatte am Münchner Klinikum Großhadern im Kreißsaal durch die Gabe blutverdünnender Mittel Schwangere während der Entbindung in Lebensgefahr gebracht. Sie wurde zu einer 15-jährigen Freiheitsstrafe verurteilt. (Rost, 2016)

An meiner Pilotstudie im Jahr 2015 an der Universität Witten/Herdecke beteiligten sich 356 Ärzt*innen, 1152 Altenpfleger*innen und 3121 Krankenpfleger*innen. Mit einem Fragebogen wurden die Arbeitssituation, die Erfahrungen mit und die Einstellungen zum Lebensende untersucht.

Es wurde unter anderem danach gefragt, ob in den letzten zwölf Monaten am eigenen Arbeitsplatz Patienten angefahren, beschimpft oder grob behandelt wurden. 48,6 Prozent der Befragten hatten innerhalb der letzten zwölf Monate verbale und 25,8 Prozent körperliche Übergriffe an ihrem Arbeitsplatz beobachtet. (Heukroth, 2016)

Leider gibt es nur wenige empirische Untersuchungen zu diesem schwierigen Thema, obwohl gewaltsame Übergriffe gegenüber Patienten in einem durchaus bedeutenden Umfang vorkommen. (Osterbrink und Andratsch, 2015)

Das Sterben in der Klinik

Die Umstände des Sterbens in Kliniken zu erforschen ist ebenfalls ein sehr schwieriges Unterfangen. Wird dort ein Leben beendet, findet das immer im Grenzbereich zwischen legalen und strafbaren Formen der Sterbehilfe statt. Wenn es sich nicht sogar um eine vorsätzliche Tötung handelt.

Nicht strafbar sind der einvernehmliche Behandlungsabbruch (passive Sterbehilfe) und die indirekte Sterbehilfe. Indirekte Sterbehilfe liegt vor, wenn Medikamente zur Schmerz- oder Angstlinderung verabreicht werden müssen, die dann unbeabsichtigt zum Tod führen. Gesetzeswidrig und strafbar sind dagegen Tötungen auf Verlangen, die sogenannte aktive Sterbehilfe, und andere Handlungen mit Todesfolge.

Ergebnisse einer Pilotstudie

In meiner bereits erwähnten Pilotstudie aus dem Jahr 2015 wurde das Dunkelfeld der aktiven Sterbehilfe durch Ärzte und Pflegekräfte in Kliniken und Heimen untersucht.

Um sich dem Thema zu nähern, lautete eine zentrale Frage: *Haben Sie selbst schon einmal aktiv das Leiden von Patienten beendet?*

Die Antworten sind erschütternd. Insgesamt wurden 4629 Personen befragt. Davon hatten 172 Untersuchungsteilnehmer (3,71 Prozent) in den vergangenen zwölf Monaten von mindestens einer aktiven Lebensbeendigung am Arbeitsplatz gehört. 77 Personen (1,7 Prozent) hatten selbst lebensbeendende Handlungen ausgeführt. 30 dieser 77 Befragten (0,6 Prozent) wiederum waren nicht darum gebeten worden. (Beine und Schubert, 2017)

Dieses Ergebnis belegt, dass neben legalen (z. B. passive Sterbehilfe und indirekte Sterbehilfe) auch illegale Formen (z. B. Tötung auf Verlangen, Totschlag u. a.) vorkommen.

Tötungen im Krankenhaus – keine Einzelfälle

Im Herbst 2018 habe ich dann mit Kollegen an der Universität Witten-Herdecke eine Folgestudie zur *Arbeitssituation und Einstellung bei ärztlichen und pflegerischen Kolleginnen und Kollegen in Krankenhäusern* durchgeführt. (Beine, 2020)

Der Schwerpunkt der Befragung lag diesmal auf dem Umgang mit Patient*innen während der Behandlung und am Lebensende. Die verschiedenen Formen von Sterbehilfe wurden separat definiert, mit Beispielen versehen und in der Befragung beschrieben.

Zur Vermeidung von falschen Zuordnungen wurde bei jeder Frage die zugehörige Definition der jeweiligen Form von Sterbehilfe eingeblendet. Die aktive Sterbehilfe wurde dabei so definiert: »Aktive Sterbehilfe bezeichnet aktive Handlungen (Behandlungen, Interventionen etc.), die eine Beendigung des Lebens beabsichtigen bzw. zum Ziel haben.«

Eine Frage zu diesem Themenkomplex lautete: »Wie häufig haben Sie selbst das Leben von Patienten/-innen in den vergangenen 24 Monaten aktiv beendet?« Eine andere Frage war: »Wie häufig wurde Ihnen gegenüber der Wunsch geäußert, das Leben einer Patientin/eines Patienten aktiv zu beenden?«

Die »aktive Sterbehilfe« ist, übersetzt in juristischen Sprachgebrauch, weitgehend mit »Tötung auf Verlangen« identisch. Durch diese Art der Fragestellungen wurde die absichtliche und zielgerichtete Lebensbeendigung durch aktive Sterbehilfe von anderen Tötungsdelikten abgegrenzt, z. B. von versehentlichen oder fahrlässigen Handlungen mit Todesfolge und von vorsätzlichen Tötungen wie Totschlag oder Mord.

An der Untersuchung beteiligten sich 2507 Ärzt*innen und 2683 Pfleger*innen. Nach eigenen Angaben hatten die Befragten in den zurückliegenden 24 Monaten in insgesamt 41 419 Fällen Sterbehilfe praktiziert. In 40 739 Fällen (98,4 Prozent) handelte es sich dabei um passive oder indirekte Sterbehilfe, assistierten Suizid oder andere legale Methoden.

Bei 680 der 41 419 Patient*innen (1,6 Prozent) wurde in den zurückliegenden zwei Jahren das Leben absichtlich und aktiv beendet. Bei 459 Patient*innen davon hatten 84 Ärzt*innen (3,35 Prozent) und bei 221 Menschen 65 Pfleger*innen (2,4 Prozent) das Lebensende absichtlich herbeigeführt. In diesen 680 Fällen sind sehr wahrscheinlich illegale lebensbeendende Handlungen enthalten, beginnend bei Tötungen auf Verlangen bis hin zum Mord.

Von den Untersuchungsteilnehmern, die in den zurückliegenden 24 Monaten aktiv Leben absichtlich beendet hatten, antworteten 46 Ärzt*innen (1,8 Prozent) und 27 Krankenpfleger*innen (1 Prozent) auf die Frage, wie oft sie um Sterbehilfe gebeten worden waren, mit »kein Mal«. Diese Ärzt*innen und Pfleger*innen hatten demnach in diesem Zeitraum nicht nur auf Verlangen getötet – sie haben das Leben von Menschen zielgerichtet beendet, ohne den Willen ihrer Opfer zu kennen.

Bei 84 Ärzt*innen und 459 Kranken wurde also pro Person im Durchschnitt das Leben von mehr als sechs Menschen ungefragt beendet. In der pflegerischen Berufsgruppe waren es 65 Untersuchungsteilnehmer*innen bei 221 Fällen, also pro Pflegekraft mehr als drei Patient*innen.

Erschreckend hohe Zahlen

Die Ergebnisse der Studie von 2018 belegen erneut, dass in deutschen Kliniken in einem erheblichen Umfang Tötungshandlungen durchgeführt werden. Im Grenzbereich zwischen Tötung auf Verlangen und anderen Tötungsdelikten gibt es offenbar ein großes Dunkelfeld. Die Studienergebnisse sind ein deutlicher Hinweis darauf, dass die Dunkelziffer ganz erheblich über dem Niveau anderer Tötungsdelikte liegt.

Angesichts dieser Ergebnisse ist es erstaunlich, dass zwar wesentlich mehr Ärzt*innen als Pflegepersonal vorsätzlich Handlungen mit Todesfolge ausgeführt hatten und trotzdem nahezu ausschließlich Personen aus der pflegerischen Berufsgruppe rechtskräftig verurteilt wurden.

Selbstverständlich lassen die Ergebnisse Interpretationsspielräume zu und bieten Anlässe für Fehlinterpretationen. So lässt sich nicht gänzlich ausschließen, dass Untersuchungsteilnehmer trotz der vorgegebenen Definition auch Interventionen als aktive Sterbehilfe eingeordnet haben, die nicht die absichtliche Beendigung des Lebens zum Ziel hatten.

Solche Missverständnisse sind z. B. dann denkbar, wenn eine notwendige und sinnvolle medikamentöse Schmerz- und/oder Angstlinderung im Rahmen einer Palliativbehandlung gleichsam als »unbeabsichtigte Nebenwirkung« zu einer Lebensverkürzung geführt hat. Solche Maßnahmen fallen jedoch nicht unter den Begriff der aktiven Sterbehilfe.

Wenig anfällig für Missverständnisse ist dagegen die Fragestellung, wie häufig ein Untersuchungsteilnehmer um Sterbehilfe gebeten wurde.

Wenn ein Arzt oder ein Pfleger nie darum gebeten wurde und trotzdem aktiv das Leben eines Menschen vorsätzlich beendet, dann scheidet Tötung auf Verlangen (aktive Sterbehilfe) als Tatbestand aus. Dann reden wir über andere Tötungsdelikte, z. B. über Totschlag oder Mord.

Studiendaten sind von Bedeutung, wenn wir gesicherte Erkenntnisse über Häufigkeit und Umstände von Tötungshandlungen in Kliniken haben wollen. Einstweilen müssen die Aussagen bereits überführter Täter und die Fakten aus den Strafprozessen genügen.

Bisher zusammengetragenes Datenmaterial zeigt, dass Tötung auf Verlangen in Deutschland von bis zu 13 Prozent der Ärzt*innen praktiziert wird (Schildmann et al., 2010; Maitra et al., 2010). Eigene Studienergebnisse weisen jedoch darauf hin, dass ein deutlich größeres Dunkelfeld als bei Tötungsdelikten an anderen Tatorten wahrscheinlich ist. Tötungshandlungen sind in deutschen Kliniken also wahrlich keine Einzelfälle.

Patient Krankenhaus

Moderne Technik ist nicht alles

Ein gut ausgestattetes Krankenhaus – das ist nach landläufiger Auffassung eine große Klinik. Es verfügt über mindestens einen Magnetresonanztomografen, einen Computertomografen, einen Linksherzkatheter-Messplatz, eine Stroke Unit zur schnellen Behandlung von Schlaganfällen, eine Intensivstation, minimalinvasive Bildgebungsverfahren und moderne Operationssäle.

Ein wirklich gut ausgestattetes Haus für Kranke umfasst aber viel mehr als moderne apparative Diagnostik und Hightech-Equipment mit entsprechend qualifiziertem Bedienungspersonal. Es muss ein Haus sein, in dem die Kunst der Gesprächsführung, des Zuhörens, des sensiblen Fragens und Beobachtens und der mitfühlenden Aufklärung gepflegt wird. Ein Haus, in dem die Vermittlung von Zuversicht und Hoffnung gelehrt und ausgeübt wird.

Denn das ist eine wesentliche Aufgabe der Pfleger*innen und Ärzt*innen in einem Krankenhaus. Sie müssen sich mit den einzelnen Patient*innen beschäftigen, vertrauensvolle Beziehungen herstellen, gesundheitliche Probleme erkennen und gemeinsam Antworten auf die Frage finden, was zu tun ist. Gerade am Anfang der Behandlung ist der zwischenmenschliche Kontakt ganz wichtig. Man muss miteinander reden, genau hinschauen und zuhören. Nur so können Ärzt*innen die Patient*innen gut beraten.

Sieht man von lebensbedrohlichen Notfällen ab, erschließt sich der diagnostische und pflegerisch-therapeutische Bedarf erst in der Begegnung zwischen Patient*innen und Helfer*innen. Medizin und Pflege können nur gut funktionieren, wenn

Kranke tatsächlich betreut und verstanden werden. Deswegen ist genügend Zeit für das Kennenlernen, die Vertrauensbildung und den Informationsaustausch unerlässlich.

Eine ruhige und verlässliche Atmosphäre ist nicht nur für die Früherkennung von krisenhaften Zuspitzungen und Komplikationen bei Patienten und Mitarbeitern entscheidend, sondern auch für den Krankheits- und Genesungsverlauf an sich. Es darf als gesicherte klinische Erfahrung angesehen werden, dass das Gefühl, umsorgt zu werden, Aufmerksamkeit zu bekommen und sich gut aufgehoben zu fühlen, wichtig für den Heilungsprozess ist.

Wer Kinder hat, der kann bei jedem Infekt, bei jedem Fieberanfall beobachten, wie sehr die Kleinen es genießen, den Eltern nahe zu sein, einen heißen Tee ans Bett gebracht zu bekommen und versorgt zu werden. Fürsorge ist also ein wichtiges Element bei der Genesung. Genau dieses Element ist in unseren Kliniken – und nicht nur dort – mit der Zeit verloren gegangen.

Neben einer guten Ausbildung und viel Erfahrung braucht das medizinische Personal also Zeit, möglichst viel Zeit. Doch genau diese Minuten für die notwendige Zuwendung sind in deutschen Krankenhäusern in den vergangenen Jahrzehnten Mangelware geworden.

Viele Patienten – wenig Personal

Der seit Jahrzehnten eklatante Mangel an Zeit für den persönlichen Patientenkontakt, für Aufklärung und für (Angehörigen-) Gespräche ist ungesund für Patienten und Mitarbeiter. Verursacht wurde er durch den Stellenabbau bei den Pflegenden, die Steigerung der Fallzahlen und durch die Verkürzung der Verweildauer von Kranken.

Längst wissen wir, dass zu wenige Pflegekräfte auf den Stationen die Risiken für ernsthafte oder gar tödliche Komplikationen signifikant ansteigen lassen (Griffiths et al., 2014). Im Jahr 2000 waren 332 269 pflegerische Vollzeitkräfte in deutschen Krankenhäusern beschäftigt. Dann begannen die massiven Kürzungen. Nachdem 2007 mit 298 325 der Tiefststand (Deutsche Krankenhausgesellschaft, 2015) erreicht wurde, ist die Anzahl der pflegerischen Vollzeitkräfte im Jahr 2017 wieder auf 328 327 gestiegen (Deutsche Krankenhausgesellschaft, 2020). Die derzeitige Personalausstattung in der Pflege entspricht so ungefähr dem Niveau von 1995 (Klauber et al., 2018:70).

Bei den Ärzten*innen schaut es ähnlich schlecht aus, wenn auch aus anderem Grund. Klinikärzt*innen verbrachten 2019 laut einer Studie sogar nur 13 Prozent ihrer Arbeitszeit im direkten Kontakt mit ihren Patient*innen. Andere Untersuchungen stellten einen Anteil von neun und zwölf Prozent fest. Das ist etwa die Hälfte der Zeit, die Ärzt*innen vor 30 Jahren am Patientenbett verbrachten. (Chaiyachati et al., 2019)

Dieser Mangel an Zeit für die Kranken ist ein wichtiger Grund für die Unzufriedenheit vieler Ärzt*innen. Bei einer Befragung des Marburger Bundes von 6200 Ärzt*innen im Jahr 2017 beklagten zwei Drittel der Krankenhausärzte (66 Prozent), dass ihnen für die eigentliche Behandlung ihrer Patienten nicht ausreichend Zeit zur Verfügung steht. (Marburger Bund, 2017)

Folgen der Arbeitslast in der Pflege

COVID-19 hat uns glasklar vor Augen geführt, was zu wenig Zeit für die Betreuung von Kranken praktisch bedeutet. Betten und Beatmungsgeräte waren einigermaßen schnell zu beschaffen. Die Anzahl qualifizierter Mitarbeiter*innen in den Kliniken ließ sich jedoch nicht einfach dem gestiegenen Bedarf anpassen. Dadurch wurde für alle sichtbar, dass Krankenpfleger*innen und Ärzt*innen in besonderer Weise »systemrelevant« sind. Und dass es von ihnen auf unabsehbare Zeit zu wenige geben wird.

Doch immerhin gibt es inzwischen Versuche, die Fehler der Vergangenheit wiedergutzumachen. Plötzlich wird ernsthaft darüber diskutiert, Krankenhaus-Kitas mit Nachtbetreuung einzurichten, um Eltern die Arbeit in der Klinik zu erleichtern. Berufsanfänger sollen mit einer »Neueinsteiger-Prämie« in die Pflege gelockt werden. Sogar bei der Bezahlung wird Besserung versprochen. Diese Anstrengungen dürfen aber nicht darüber hinwegtäuschen, dass eine jahrzehntelange, systemisch verursachte Personalknappheit die Mitarbeiter*innen dazu zwingt, sich ständig an ihrer Belastungsgrenze und darüber hinaus einzusetzen. Das betrifft überwiegend auch Menschen, die sich ursprünglich gut motiviert für ihren Beruf entschieden haben.

Viele Mitarbeiter*innen sagen im Gespräch, dass sie ihre Arbeit trotz der Umstände gern machen. Aber manche können nicht mehr. Deswegen hört man oft: »Ich könnte das Vollzeit nicht mehr machen.« – »Das ertrage ich nur, weil ich weiß, dass ich jetzt wieder vier Tage freihabe!« – »Ich bin froh, dass ich genügend Abstand zu dieser Arbeit habe!«

Der Anteil der Teilzeitbeschäftigten in der Pflege ist also nicht nur wegen des hohen Frauenanteils in der Pflege (etwa 85 Prozent) so hoch, sondern auch wegen der immensen Belastung. Die Bundesagentur für Arbeit gibt den Teilzeitanteil mit 58 Prozent an. (Statistik der Bundesagentur für Arbeit, 2020) Das ist weit mehr als im Gesamtdurchschnitt aller Berufe: Dort liegt er bei 28,6 Prozent. (NN, 2020a)

Die schwierigen Arbeitsbedingungen führen auch zu mehr Erkrankungen. 10,6 Tage fielen deutsche Arbeitnehmer 2017 im Durchschnitt krankheitsbedingt aus. In den Pflegeberufen waren es 22 Tage (Grobe et al., 2019). Das sollte niemanden überraschen. Dauerdruck macht Menschen krank.

Zusätzlicher Druck entsteht durch befristete Arbeitsverträge. Im Jahr 2016 hatte mehr als jede fünfte Beschäftigte (22,9 Prozent) im Bereich Gesundheit und Krankenpflege nur ein befristetes Arbeitsverhältnis. Auch das ist wesentlich mehr als im Durchschnitt der Beschäftigten insgesamt (14,6 Prozent). (Kliner et al., 2017:35)

Schon vor der Corona-Pandemie waren Reaktionen wie die von Sonja B. im Jahr 2018 nicht selten. Es gab Tage, da kam sie vom Dienst nach Hause, setzte sich auf ihr Sofa und weinte. Vor Erschöpfung. Aber auch, weil sie ständig mit dem Gefühl lebte, den todkranken Menschen nicht gerecht zu werden, die ihr anvertraut waren.

Sonja B. war viele Jahre Krankenschwester auf der Intensivstation einer Kölner Klinik. Sie hatte einen der angesehensten Berufe in diesem Land: abwechslungsreich, herausfordernd, verantwortungsvoll. Sie mochte ihre Arbeit, sagte sie. Dennoch hatte sie gekündigt: »Ich kann nicht mehr«, lautete die Begründung.

Rund 2675 Pflegekräfte wurden 2018 von einer Wochenzeitschrift zu ihrem Alltag befragt. 86 Prozent konnten ihre Patienten nicht adäquat versorgen. 85 Prozent konnten ihre Pausenzeiten nicht einhalten. 80 Prozent konnten die Hygienerichtlinien nicht einhalten. 75 Prozent hatten bereits eine Überlastungsanzeige geschrieben. (Biermann et al., 2018)

Diese Realitäten sprechen eine andere Sprache als die Hochglanzbroschüren und Sonntagsreden, mit denen heute um mehr Nachwuchs für die Pflege geworben wird.

Die Entwertung der Pflegeberufe und die Überlastung der Fachkräfte müssen beendet werden. Nur dann bleiben mehr Pflegende ihrem Beruf treu, der gleichzeitig attraktiver für Neueinsteiger wird. Doch bis dahin ist es noch ein weiter Weg.

In einer Studie, die bereits 2012 im *British Medical Journal* erschien, gaben 36 Prozent der deutschen Pflegekräfte an, dass sie sich gern nach einem anderen Job umschauen würden (Aiken et al., 2012). In persönlichen Gesprächen hört man häufig etwas wie Folgendes: »Ich wäre längst weg, wenn ich etwas anderes hätte!« Das andere wäre aber mit finanziellen Abstrichen vom ohnehin nicht üppigen Pflegegehalt verbunden. Das kann sich nicht jeder leisten.

Dazu kommt: Wer nicht mehr gern zur Arbeit geht, sucht sich andere Ausweichstrategien, z. B. Auszeiten oder die Reduzierung der Arbeitszeit. Darüber hinaus gibt es eine weitere, schlimmere Alternative, nämlich Zynismus und innere Distanz zur Arbeit.

Wer seine Arbeit ungern oder gar widerwillig macht, der ist anfälliger für Fehler. Auch wenn der Stress in der Arbeit zu groß ist, passieren mehr Fehler. Diese Fehler können im Krankenhaus tödliche Folgen haben.

Vom Gesundheitswesen zur Gesundheitswirtschaft

Die Verantwortung für den Zeitmangel liegt bei einer Gesundheitspolitik, die seit Mitte der 1980er-Jahre versucht, aus Krankenhäusern Wirtschaftsunternehmen zu machen und das Gesundheitswesen zur Gesundheitswirtschaft umzufunktionieren.

Zentrales Argument für diese grundlegende Werteverschiebung war die Behauptung von der »Kostenexplosion« im Gesundheitswesen. Diese wurde angeblich durch zu lange Liegezeiten, häufige Doppeluntersuchungen und »ein intransparentes Leistungsgeschehen« verursacht.

Getreu der neoliberalen Ideologie von der angeblich ordnenden Hand des Marktes sollten durch den marktwirtschaftlichen Ansatz mehrere Fliegen mit einer Klappe geschlagen werden. Ziele waren die Beitragsstabilität in der gesetzlichen Krankenversicherung, eine Reduzierung der Bettenzahl und die Verkürzung der durchschnittlichen Verweildauer in den Krankenhäusern.

Der Wettbewerb der Kliniken untereinander sollte eine »Marktbereinigung« bewirken, d.h. Klinikschließungen, die heute auch als »Marktaustritte« bezeichnet werden (Braun et al., 2010). »Pay for performance« lautete eine Propagandaparole für diesen Entwicklungstrend. »Transparentes Leistungsgeschehen und leistungsgerechte Vergütung« eine andere. Den Rest sollte auf Dauer der Markt regulieren. Das war die Hoffnung.

Diese Verlagerung von notwendigen Entscheidungen auf »den Markt« war auch Ausdruck eines politischen Dilemmas. Keine Partei, die eine politische Mehrheit erreichen möchte, kein Abgeordneter, der wiedergewählt werden möchte, geht in seinen Wahlkreis und verkündet die Schließung des Heimatkrankenhauses. Besteht in diesem Moment die Aussicht, dass ein anonymer, vordergründig unpolitischer Markt die erwünschten Ziele in absehbarer Zeit realisiert, kann der einzelne Lokalpolitiker schulterzuckend auf die übermächtige Gestaltungskraft des Marktes verweisen und die eigenen Hände in Unschuld waschen.

Die Fallpauschale und ihre Wirkung

Ab dem Jahr 1972 gab es in Deutschland das »Gesetz zur wirtschaftlichen Sicherung der Krankenhäuser und zur Regelung der Krankenhauspflegesätze« (KHG). Dieses Gesetz regelte die staatliche Krankenhausplanung und garantierte den staatlich anerkannten Krankenhäusern bei sparsamer Betriebsführung eine Erstattung der laufenden Kosten durch die Krankenkassen. Zur Berechnung der Beträge dienten festgelegte Pflegesätze pro Patient und Tag.

Verkürzt wurde dieses Finanzierungsverfahren als »Selbstkostendeckungsprinzip« bezeichnet. Investitionskosten (z. B. Gebäude, Großgeräte) sollten dabei von den Bundesländern übernommen werden.

In den frühen 1980er-Jahren begann dann der Umbau des Krankenhauswesens zur Krankenhausökonomie. Unter Verzicht auf staatliche Krankenhausplanung sollten allein marktwirtschaftliche Steuerungsmechanismen den Krankenhausbereich regulieren.

Doch erst im Jahr 2004 nahm diese Entwicklung durch das sogenannte Fallpauschalen-Gesetz richtig Fahrt auf. Mit diesem Gesetz wurden ab dem 1. Januar 2004 die Fallgruppen (DRGs) die verbindliche Grundlage für die Vergütung der Krankenhäuser. »Fälle«, deren Behandlung im Krankenhaus ähnliche Kosten verursacht hatten, wurden sukzessive zu Gruppen zusammengefasst, den diagnosebezogenen Fallgruppen.

Um die Umstellung auf das Fallpauschalen-System durchzusetzen, wurde von der Gesundheitsverwaltung eine eigene GmbH gegründet, das »Institut für das Entgeltsystem im Krankenhaus (InEK)« mit Sitz in Siegburg. Alle Krankenhäuser sind seitdem verpflichtet, jährlich die Diagnosen ihrer Patienten und die durchgeführten Leistungen (z. B. Spritzen, Katheteruntersuchungen, Operationen und alle anderen medizinischen Maßnahmen) an das InEK zu übermitteln. Aus diesen Daten werden die Fallgruppen, die DRGs, ermittelt und im sogenannten DRG-Katalog aufgeführt.

Demografische und klinische Merkmale, Diagnosen und Prozeduren fungieren über mehrere rechnerische Zwischenschritte als »Kostentrenner« und tragen so zur Bildung der unter Kostengesichtspunkten vergleichbaren Fallgruppen bei.

Jedes Jahr werden dazu die Istkosten von etwa 280 ausgewählten Beispielkrankenhäusern vom InEK analysiert. Mit den gewonnenen Daten wird der DRG-Katalog aktualisiert. Aus der Stichprobe ermittelt das InEK dazu für jede einzelne Fallgruppe (DRG) die durchschnittlichen Kosten pro Fall und dividiert diese durch einen Eurobetrag, der die durchschnittlichen Kosten aller Fallgruppen repräsentiert. Teilt man dann die Durchschnittskosten einer DRG durch diesen Zahlenwert, erhält man den Wert für das sogenannte Relativgewicht. Eine Krankenhausbehandlung, für die ein Relativgewicht größer als 1,0 herauskommt, ist nach dieser Kostenlogik aufwendiger als eine Behandlung mit einem Relativgewicht kleiner als 1,0.

Parallel dazu wird für jedes Bundesland in einem gesetzlich geregelten Verfahren am Verhandlungstisch der sogenannte Landesbasisfallwert festgelegt. Das ist der Geldwert für das Relativgewicht 1,0. Der tatsächliche Erlös des einzelnen Krankenhauses für einen Behandlungsfall errechnet sich, indem das Relativgewicht mit dem Landesbasisfallwert multipliziert wird.

Bevor die Klinik eine Rechnung stellen kann, sind umfangreiche bürokratische Vorarbeiten weitab von jedem Patientenkontakt erforderlich. Ganz neue Berufe sind so entstanden, z. B. medizinische Dokumentationsassistent*in und Kodierer*in.

Die Vielzahl neuer Tätigkeiten in diesem Zusammenhang ist in ungeahnte Höhen geschnellt. So haben sich aufseiten der Krankenkassen und aufseiten der Krankenhäuser sogenannte Abrechnungsspezialisten etabliert. In den Krankenhäusern steht eine bisher nicht quantifizierte Anzahl von Medizincontrollern, also Ärzt*innen, Pflegekräften, Kodierer*innen, Jurist*innen und Betriebswirt*innen, Dokumentationsassistent*innen und Rechnungsoptimierer*innen auf den Gehaltslisten. Diese Leute sind nur damit beschäftigt, die höchstmögliche Vergütung für das eigene Haus zu erreichen.

Auf Kassenseite wird eine ebenfalls unüberschaubar große Anzahl von Mitarbeitern beschäftigt, um die Abrechnungen der

Krankenhäuser zu kontrollieren. Ausgetragen werden die darauffolgenden »Abrechnungskriege« auf dem Rücken von Krankenpfleger*innen und Ärzt*innen, denen durch die Dokumentation und das Abfassen von Berichten zusätzliche wertvolle Zeit für Patienten und Angehörige verloren geht.

Kompliziert? Richtig.

Zum besseren Verständnis für die Folgen ein Beispiel: Ein Patient kommt in eine Klinik, weil er ein künstliches Kniegelenk braucht. Während seines Aufenthaltes müssen alle beteiligten Berufsgruppen (Ärzt*innen, Pflegekräfte, Physiotherapeut*innen, Ergotherapeut*innen etc.) ihre Behandlungsschritte von der Aufnahme in der Klinik bis zur Entlassung vollständig dokumentieren.

Nach der Entlassung des Patienten und erfolgreicher Codierung seines »Falls« wird ein spezielles EDV-Programm mit den Patienten- und Behandlungsdaten gefüttert. Diese sogenannte Grouper-Software generiert einen vierstelligen Code, in unserem Beispiel »Neues Knie« ist das I44C. Dieser Code steht für die entsprechende Fallgruppe (DRG). Im Definitionshandbuch ist diese Fallgruppe wie folgt beschrieben: »Bestimmte Endoprotheseneingriffe am Kniegelenk ohne äußerst schwere CC, ohne bestimmten Wechsel von Endoprothesen oder Prothesenkomponenten, ohne Implantation einer patientenindividuell angefertigten Endoprothese am Kniegelenk.«

Der Patient wird also in diese Fallgruppe einsortiert. In unserem Beispiel erhält der Fall das Relativgewicht 2. Der Landesbasisfallwert betrug z.B. für Nordrhein-Westfalen im Jahr 2020 3664,45 Euro. Der tatsächliche Erlös für diesen Eingriff wäre für die Klinik das Doppelte, also 7328,90 Euro. Das ist ein Festbetrag. Die realen Kosten der Klinik spielen keine Rolle. Die Krankenkassen bezahlen ausschließlich diese Pauschale.

Für Versorgungskliniken beispielsweise reichen diese Pauschalen überhaupt nicht aus. Sie müssen nämlich jederzeit unter Notfallbedingungen einsatzbereit sein und das erforderliche Bereitschafts- und Präsenzpersonal, die Technik und die entsprechend ausgestatteten Funktionseinheiten (z. B. Notfallambulanzen mit entsprechendem ärztlichem und pflegerischem Personal, z. B. Operationsbereitschaften, z. B. Labor- und radiologische Dienste) vorhalten.

Mittlerweile ist so ein intransparentes bürokratisches Gebilde entstanden, das kaum überschaubar und steuerbar ist. 2020 gab es knapp 1300 Fallgruppen und 214 pauschalierte Zusatzentgelte, die in einem komplizierten und in Teilen intransparenten Verfahren errechnet wurden. Allein der Diagnoseschlüssel ICD-10 beinhaltet mehr als 25 000 Diagnosen. Der Prozedurenschlüssel (OPS) umfasst mehr als 130 000 Prozeduren. Die Anleitungen für das korrekte Codieren findet man in den jährlich aktualisierten Kodierrichtlinien und in einem Definitionshandbuch, das im Jahr 2020 aus fünf Bänden mit 1330 Seiten bestand.

Die zentrale Botschaft dieses Systems: Patienten sind dann besonders lukrativ, wenn sie geplant aufgenommen werden können und viele gut vergütete »Prozeduren« durchlaufen.

Teure Operationen für mehr Patienten

Im Klinikum von Oldenburg machten Anfang der 2000er-Jahre Gerüchte die Runde, das Land Niedersachsen wolle überprüfen, welche Krankenhäuser mit Herz-Lungen-Maschinen ausgestattet sein sollten. Diese Maschinen sind erforderlich, wenn in einer Phase der Operation das Herz nicht pumpen soll. Die Herz-Lungen-Maschine übernimmt dann die Funktion von Herz und Lunge. Im Oldenburger Krankenhaus gab es diese Maschinen. Das sollte unbedingt so bleiben.

Nun lässt sich die Notwendigkeit für eine solche Maschine leicht begründen, wenn die Einsatzzeiten stimmen, also der Bedarf da ist. Der ist da, wenn viele Herzoperationen stattfinden. Denn der Einsatz der Herz-Lungen-Maschine bringt sehr viel Geld in die Klinikkasse.

Nun greift die unsichtbare Grundregel des Verdrängungswettbewerbs: Mehr Kunden (Patienten) führen zu mehr Leistungen (z. B. Herzoperationen) mit höheren Erlösen (Profit). Da ist es nur folgerichtig, dass das Klinikum Oldenburg die zehntausendste Operation mit Einsatz der hauseigenen Herz-Lungen-Maschine im März 2001 mit einer eigenen Presseerklärung feierte. Der damalige Direktor der Klinik für Herzchirurgie und Chef von Niels H. stellte stolz fest, dass die herzchirurgischen Eingriffe in den letzten beiden Jahren deutlich zugenommen hätten. (Klinikum Oldenburg, 2001)

In diesem Spannungsfeld dürfte es schwierig werden, die Notwendigkeit einer Operation am offenen Herzen frei von wirtschaftlichen Erwägungen festzustellen und die Entscheidung ausschließlich im Patienteninteresse zu treffen.

Es entwickelte sich schleichend ein Graubereich, in dem der eigentlich enge Rahmen des ärztlichen Ermessens weiter gefasst wurde: Neben Patientenbelangen werden heute wie selbstverständlich auch Klinikbelange berücksichtigt. Betriebswirtschaftliche und patientenbezogene Abwägungen verschmelzen zu einem intransparenten Entscheidungskontinuum. In der Folge sind gut vergütete Eingriffe in Kliniken immer häufiger geworden. Aus medizinischen Gründen ist diese Entwicklung jedenfalls nicht zwingend notwendig. Ein Chefarzt berichtete sogar, dass er »gezwungen« sei, »DRG-Medizin« zu betreiben. »Bei Entscheidungen am Patienten läuft der DRG-Katalog im Hinterkopf immer mit.«

Wenn mit Diagnostik und Therapie nicht das erwartete Geld

eingespielt wird, unterstellen Geschäftsführer den Ärzt*innen schon mal Leistungsverweigerung. Dann wird mit Stellenkürzungen und langfristig mit Schließung der Abteilung gedroht, wenn aus den roten keine schwarzen Zahlen werden.

Natürlich bestimmt diese Grundorientierung das gesamte Geschehen im Krankenhaus. Will man Niels H. glauben, dann hätte kein Patient länger als 24 Stunden bei ihm auf der Intensivstation bleiben sollen. Dann sei das Bett für den nächsten frisch Operierten gebraucht worden, erinnerte er sich. Kollegen hätten, erzählte der ehemalige Pfleger, sogar mit Tricks gearbeitet, um die Patienten schneller »verlegungsfähig« zu machen. Mit Anexate® wurden Patienten schneller aus der Narkose wach, und mit Wärmematten hätte man Patient*innen rasch wieder auf die richtige Körpertemperatur »aufgewärmt«, sie zügig vom Beatmungsschlauch befreit und verlegt. Das sei zwar nicht auf eine offizielle Anordnung hin erfolgt, aber er habe sich dieses Vorgehen von den Kollegen »abgeschaut«.

Die verborgene Grundregel des Verdrängungswettbewerbs greift auch hier: Viele Operationen sind gut fürs Haus, und für viele frisch Operierte braucht man freie Betten.

Ziele verfehlt

Für eine Klinik ist es also schlecht, wenn Patienten wenig Technik, aber viel Zeit für genaue Beobachtungen, für Gespräche und langwierige konservative Behandlungen benötigen. Dann sind sie nämlich nicht lukrativ.

Dazu ein Beispiel, auf das die Deutsche Diabetes Gesellschaft (DDG) im Februar 2016 hingewiesen hat. In Deutschland werden jedes Jahr etwa 50 000 Füße als Folge von Diabetes mellitus amputiert. Im internationalen Vergleich liegen wir damit weit vorn, was diese Art von Einfüßigkeit durch operative Eingriffe betrifft.

Die wesentliche Ursache dafür ist die Vergütung. Eine Amputation wird vergleichsweise angemessen finanziert. Behandlungen dagegen, die dem Erhalt der Extremität dienen, sind häufig langwierig, pflegeintensiv und mit Klinikaufenthalten von bis zu 40 Tagen verbunden. »Dieser Aufwand bildet sich in der dafür vorgesehenen Vergütung bisher nicht ab«, kritisierte Professor Dr. Baptist Gallwitz, Präsident der DDG. (Deutsche Diabetes Gesellschaft, 2016)

Die menschliche Zuwendung und die Zeit für eine sorgfältige Beobachtung und Diagnostik bleiben als Erstes auf der Strecke, wenn alle Beteiligten an der Belastungsgrenze arbeiten und der tatsächliche Bedarf in keinem Vergütungskatalog abgebildet wird.

Die eigentlichen Ziele, die mit der Umstellung auf die Marktsteuerung im Krankenhausbereich verfolgt wurden (z. B. Reduktion der Krankenhauskosten, Krankenhausschließungen), sind jedoch nicht erreicht worden. Die gesetzlichen Krankenversicherungen mussten im Jahr 2008 für Krankenhausbehandlungen 52,14 Milliarden Euro bezahlen, 2018 waren bereits 77,16 Milliarden Euro fällig. Das ist eine Steigerung von knapp 48 Prozent. (Deutsche Krankenhausgesellschaft, 2020)

Die Verweildauer im Krankenhaus ist gleichzeitig gesunken. Sie lag 1991 bei 14 Tagen (Bölt und Graf, 2012) und war bis zur Einführung der Fallpauschalen bereits auf knapp neun Tage zurückgegangen (Deutsche Krankenhausgesellschaft, 2015). Danach sank sie keinesfalls sprunghaft, sondern kontinuierlich weiter. Im Jahr 2018 lag sie bei 7,3 Tagen (Statistisches Bundesamt, 2018). Das bedeutet für die Kliniken mehr Patienten in weniger Zeit und erklärt einen Teil der gestiegenen Kosten.

Auch das Ziel, eine größere Zahl von Kliniken zum »Marktaustritt« zu bewegen, wurde nicht erreicht. Von den seit der

DRG-Einführung insgesamt 204 nicht mehr in der Statistik geführten Krankenhäusern sind lediglich 74 geschlossen worden. In den restlichen Fällen besteht das Krankenhaus als Teil eines Zusammenschlusses weiter (Preusker et al., 2014). Entgegen dem Trend der Vorjahre ist die Bettenzahl im Jahr 2018 sogar wieder gestiegen (Statistisches Bundesamt, 2020).

Höhere Kosten für die Versichertengemeinschaft und jetzt auch noch mehr Klinikbetten. Der Markt tut, was der Markt tun soll: Er steigert die Nachfrage und deckt den wachsenden Bedarf. Auf die Qualität seiner Angebote im Marktsegment Krankenhaus muss er nicht einmal besonders achten: Kranke Menschen sind keine Kunden.

Verdrängungswettbewerb statt Daseinsfürsorge

Seit Mitte der 1980er-Jahre haben folgerichtig in den Krankenhäusern die kaufmännischen Direktoren, Geschäftsführer oder Investoren das Sagen. Sie sind nicht dem ärztlichen Ethos verpflichtet und führen, fernab vom Patienten, die Kliniken aus rein wirtschaftlichem Blickwinkel. Dabei handeln sie mit einer Marktgläubigkeit, die umso stärker ist, je weniger sie durch pflegerischen oder medizinischen Sachverstand behindert wird. Wie im vorigen Abschnitt gezeigt, wurde das Verhältnis von Betriebseinnahmen zu Kosten zur entscheidenden Steuerungs- und Kontrollinstanz. Je mehr gut vergütete Fälle das Krankenhaus hat, die kostengünstig »versorgt« werden können, desto höher fallen die Erlöse aus.

Inzwischen haben wir uns sogar daran gewöhnt, dass solidarisch gezahlte Krankenversicherungsbeiträge als Rendite auf Konten von Aktionären landen. Kliniken sind zu einem lukrativen Investitionsfeld geworden. Deswegen ist beispielsweise die

Zahl der Privatkliniken von 446 im Jahr 2006 auf 723 im Jahr 2018 gestiegen (Deutsche Krankenhausgesellschaft, 2020).

Da ist es nur folgerichtig, wenn die Anbieter von stationären Gesundheitsleistungen (Krankenhäuser) bei potenziellen Kund*innen (Patient*innen) ihre Angebote (Diagnostik und Therapie) loben. So funktioniert die »angebotsinduzierte Nachfrage« von Patient*innen, die in der Krankenhauswirtschaft als Kunden deklariert werden.

Aber Menschen mit gesundheitlichen Problemen, Schmerzen und Ängsten treffen selten freie Entscheidungen. Ein funktionierender Markt hingegen verlangt informierte Kunden, die frei wählen können. Genau das können kranke Menschen in aller Regel nicht – Akutpatient*innen, Unfallopfer und Menschen mit Schmerzen schon gar nicht.

Der Markt soll es richten, obwohl eine weitere Säule für ein funktionierendes freies Spiel der Kräfte fehlt. Die »Leistungserbringer«, also die Kliniken in der »Krankenhauswirtschaft«, übernehmen nämlich keine Erfolgsgarantie. Keine noch so gute Pflege und keine noch so gute Medizin können nämlich eine Heilung garantieren.

Trotz fehlender Grundvoraussetzungen hat man also Krankenhäuser und Heime im doppelten Sinne des Wortes »zu Markte getragen«. Man hat sie auf ein Parkett gezwungen, auf das sie nicht gehören. Denn wenn man den Markt lässt, dann werden eben Geschäfte gemacht. Dann weitet der Betriebswirt die Leistungen aus, die Geld bringen, und senkt gleichzeitig die Kosten. Dieses System erzwingt einen betriebswirtschaftlichen Tunnelblick auf die eigenen Erlöse.

Eingeliefert – ausgeliefert

Die Konkurrenz um Patienten, die gute Erlöse versprechen, wurde dabei systemisch gefördert – mit fragwürdigem Erfolg: Die Fallzahl in deutschen Krankenhäusern stieg von 17,3 Millionen im Jahr 2000 auf 19,4 Millionen 2018 (Statistisches Bundesamt, 2018b). Wenn pro Fall quasi ein Stückpreis vergütet wird, dann ist das für Krankenhäuser offensichtlich der falsche Anreiz. »Durch die Fallpauschalen kam die Ökonomisierung durch die Tür. Heute reden wir in vielen Bereichen nur noch über Geld«, so die frustrierte Bemerkung eines Intensivpflegers als ein Beispiel für viele.

Ein wesentliches Ziel bei der Umstellung des Systems war die Verkürzung der Verweildauer eines Patienten, indem man nicht mehr pro Tag, sondern pro »Fall« bezahlt. Die Fallpauschalen gelten für die gesamte Behandlung, deren Länge durch die »obere Grenzverweildauer« gedeckelt ist. Dauert es bei einem Kranken länger, gibt es zwar einen täglichen Zuschlag, der aber nicht kostendeckend ist.

Diese finanzielle Daumenschraube führt dazu, dass Patienten häufig zu früh entlassen oder auf eine andere Station und damit eine andere Kostenstelle verlegt werden. Der Oberarzt einer Intensivstation in Süddeutschland äußerte zu diesem Thema, man entlasse Patienten mit einer Lungenentzündung in der Regel bereits nach sieben Tagen. Eigentlich sei das unverantwortlich, aber darüber dürfe man als Arzt inzwischen nicht mehr nachdenken.

Diese Steuerung der Krankenhäuser über die Einnahmen hat dazu geführt, dass gut bezahlte Maßnahmen, z. B. bildgebende Diagnostik, Eingriffe an der Wirbelsäule oder Hüft- und Kniegelenksersatz, unverhältnismäßig zugenommen haben. So hat sich in Deutschland die Zahl der Eingriffe an der Wirbelsäule seit 2007 um 71 Prozent erhöht (Schwenk, 2017). Bei den Hüft- und

Knieoperationen liegen wir im internationalen Vergleich seit Jahren weit vorn (Bleß und Kip, 2017).

Ein Beispiel: Kniegelenks-Arthroskopien werden inzwischen wie am Fließband durchgeführt. Am Tag des Eingriffs warten die Patient*innen mit ihrer Dokumentationsmappe auf speziellen Stühlen. Das zu operierende Knie ist markiert und bereits mit einem Schlitztuch so abgedeckt, dass sofort der Schnitt gesetzt und das Instrument eingeführt werden kann.

Der durchführende Arzt hat bis auf ein flüchtiges »Guten Morgen« keinen Kontakt zu den Patient*innen. Er führt auch nur diese einzelne Maßnahme durch, entnimmt eventuell noch eine Gewebeprobe und geht zum nächsten Patienten weiter. So kann man viele Arthroskopien schaffen, so funktionieren Medizinfabriken.

Hohe Kosten, mäßige Erfolge

Wenn Krankenhäuser geführt werden sollen wie Wirtschaftsbetriebe, darf man sich nicht wundern, wenn sie sich auch so verhalten. Das Schlimme daran ist, dass Ärzte und Pfleger im Laufe der Jahre die Ideologie des Marktes verinnerlichen. Viele Ärzt*innen und Pfleger*innen reden längst nicht mehr von »unserer Klinik«, sondern von »unserem Unternehmen.« Was bleibt ihnen auch übrig?

Wie so oft fängt es mit Worten an. Längst hat die Sprache des Marktes Einzug in Medizin und Pflege gehalten. »Holding areas« ist so ein Begriff, den man lange nur im Zusammenhang mit Flughäfen kannte. Neuerdings gibt es »holding areas« auch in Krankenhäusern.

Um die Operationssäle möglichst lückenlos auszulasten, zur Optimierung des »workflows«, werden die Patienten vor dem

Eingriff in einen Raum gebracht, der direkt an den Operationssaal angrenzt, die »holding area«. Dort werden Patienten entsprechend mit Beruhigungs- und Narkosemitteln vorbehandelt. Anschließend erfolgt der schnelle Wechsel: Patient A kommt in den OP, Patient B aus seinem Zimmer in die »holding area«. Dauert eine Operation länger als geplant, muss gewartet werden. Die Beruhigungs- und Narkosemittel werden entsprechend länger gegeben. Nicht gut für Patienten, aber gut für den Erlös der Klinik, und damit für die Stellung im Wettbewerb mit der Konkurrenz. Denn so kann man mit weniger Personal operieren, in jeder Hinsicht. Daher ist es fast zwangsläufig, dass Deutschland im Vergleich zum EU-Durchschnitt eine deutlich höhere Rate vermeidbarer Krankenhausaufnahmen aufweist (OECD Publishing, 2019). Und umso weniger erstaunt es, dass es im Vergleich mit anderen europäischen Ländern erheblich mehr Mittel für seine Krankenhäuser aufwendet. Die Pro-Kopf-Ausgaben für die Gesundheitsversorgung liegen in Deutschland höher als in allen anderen Mitgliedstaaten der Europäischen Union. Im Jahr 2017 wurden hierzulande durchschnittlich 4300 Euro für die Versorgung eines Patienten ausgegeben. Das waren 1400 Euro mehr als im EU-Durchschnitt. (Korzilius, 2019)

Trotz hoher Kosten ist Deutschland gemessen am Behandlungserfolg aber lediglich Durchschnitt. Beispielsweise verstarben 2015 bei uns 7,7 Prozent der Patienten über 45 Jahre, die mit einem akuten Herzinfarkt in Krankenhäuser eingewiesen wurden, innerhalb von 30 Tagen. Im Durchschnitt von 32 verglichenen OECD-Ländern lag die 30-Tage-Mortalität nach Aufnahme in ein Krankenhaus bei 6,8 Prozent. (OECD/EU, 2018) Sogar die durchschnittliche Lebenserwartung der Deutschen (81,1 Jahre) liegt deutlich unter der der meisten westeuropäischen Länder (NN, 2019).

Der Markt versagt

Das finanziell üppig ausgestattete deutsche Gesundheitssystem liefert also nicht die gewünschte Qualität bei der Patientenversorgung. Das liegt wesentlich am Finanzierungssystem, das Fehlsteuerungen verursacht.

Im ruinösen Verdrängungswettbewerb konkurrieren benachbarte Krankenhäuser um lukrative Fälle und arbeiten trotzdem defizitär. Dieser Trend dürfte sich unter Corona-Bedingungen verstärken. Schon 2018 haben 40 Prozent der deutschen Allgemeinkrankenhäuser das Geschäftsjahr mit Verlusten abgeschlossen. Für 2020 ist mit einer weiteren Verschlechterung zu rechnen. (Berger, 2021)

*Mehr Ärzt*innen, weniger Zeit für Kranke*

Die Kliniken reagieren auf die Verluste »marktgerecht«. Sie versuchen zu wachsen, also mehr Patienten zu »versorgen«, und gleichzeitig die Kosten zu reduzieren. So soll die eigene Existenz gesichert und die Pleite verhindert werden.

Der Berufsverband für Pflegeberufe hielt bereits im Herbst 2014 fest: »Pflege ist die größte Berufsgruppe im Krankenhaus. Wenn gespart werden soll, fällt der begehrliche Blick offenbar automatisch auf diesen Topf.« (Knüppel, 2014) Allein zwischen 1997 und 2007 wurden über 52000 Stellen im Pflegebereich der Krankenhäuser abgebaut (Simon, 2015).

Eine gegenläufige Entwicklung fand in der ärztlichen Berufsgruppe statt. Im Jahr 2000 waren in der ärztlichen Berufsgruppe 108 696 Vollkräfte im Krankenhaus beschäftigt, im Jahr 2018 164 636 (Statistisches Bundesamt, 2020). Diese schier unglaubliche Zunahme der ärztlichen Stellen folgt der Logik des marktwirtschaftlichen Umbaus der Krankenhäuser. Es sind fast ausschließlich ärztliche »Leistungen«, die durch Fallpauschalen und pauschalierte Sonderentgelte gut bezahlt werden. Von Beginn an lag es daher im Interesse des einzelnen Krankenhauses, möglichst viele dieser »Leistungen« abzurechnen. Das geht natürlich nur, wenn der ärztliche Dienst entsprechend personell ausgestattet ist.

Dennoch ist die Zeit der Mediziner für Patientenkontakte knapper geworden, denn die patientenferne Arbeitsbelastung für die Ärzt*innen im Krankenhaus hat sich erhöht. Dafür gibt es mehrere Gründe. Zum einen sind erheblich mehr und ältere Patienten zu versorgen. Zum anderen ist, wie bereits erwähnt, die Verweildauer pro Fall gesunken. Diese Konstellation hat zwangsläufig zur Folge, dass in kürzerer Zeit mehr ärztliche Tätigkeiten bei mehr Patienten erforderlich sind.

Von großer Bedeutung sind außerdem die drastisch angestiegenen Dokumentationsanforderungen. Ärztliche Tätigkeiten können nur abgerechnet werden, wenn sie dokumentiert und codiert werden. Entsprechend häufig und lange sind Ärzt*innen mit ihrer Leistungsdokumentation beschäftigt. Hinzu kommen Auseinandersetzungen mit den internen Controllern und die »Abrechnungskriege« mit den medizinischen Diensten der Kassen. Aus all diesen Gründen verbringen Krankenhausärzte zu viel Zeit mit einer ausufernden Bürokratie. Zeit, die für Gespräche fehlt. (NN, 2011)

Profit vor Patientenwohl

Niemand zweifelt inzwischen mehr daran, dass medizinische Entscheidungen durch betriebswirtschaftliches Kalkül beeinflusst werden.

Schon 2012 rief der damalige Präsident der Deutschen Gesellschaft für Chirurgie, Prof. Markus W. Büchler, in seiner Eröffnungsrede zum Chirurgenkongress dazu auf, sich unnötigen Operationen zu widersetzen. »Wir Chirurgen müssen uns für eine ausschließlich patienten- und krankheitsorientierte Chirurgie einsetzen. [...] Chirurgen werden glaubwürdig bleiben, wenn sie die Indikation zur Operation patientenorientiert stellen und sich den falschen Anreizen im Gesundheitssystem widersetzen.« Insbesondere kritisierte er die Chefarztverträge, »die sich mit Blick auf die Aktionäre am finanziellen Gesamterfolg des Krankenhauses orientieren, nicht an der chirurgischen Qualität.« (NN, 2012)

Doch inzwischen haben wir uns längst daran gewöhnt, dass die Verantwortung für die »medizinische Leistungssteuerung« den Chefärzt*innen übertragen wurde. Sie tragen damit die Verantwortung dafür, dass auf ihren Stationen wirtschaftlich im Sinne von mehr Fallzahlen und Prozeduren gehandelt wird.

Die so erzeugte Spannung ist für viele Ärzt*innen jedoch kaum mehr erträglich. Der hippokratische Eid verpflichtet sie zur bedingungslosen Orientierung am Wohl des einzelnen Kranken. Dessen Wohl steht aber in den Kliniken häufig in Widerspruch zu den wirtschaftlichen Zielvorgaben.

Dann müssen Ärzt*innen zwischen zwei einander entgegenstehenden Zielen wählen. Entweder sie richten ihre Entscheidungen am Wohl des einzelnen Patienten aus und gefährden so den wirtschaftlichen Erfolg und damit langfristig den eigenen Arbeitsplatz, den der Kolleg*innen oder gar den Fortbestand der Klinik. Oder sie beugen sich dem wirtschaftlichen Zwang und handeln in manchen Fällen gegen ihr Ethos als Arzt und gegen die Bedürfnisse der Kranken. Als Folge steigen viele Ärzt*innen aus, gehen in die innere Emigration oder werden zynisch. Zufrieden mit der Arbeitssituation ist kaum jemand.

In einem solchen System wächst natürlich die Gefahr, dass die Gebührenordnung irgendwann jede medizinische Entscheidung beeinflusst.

Wirtschaftlich erwünschte Diagnosen

Im Rahmen einer qualitativen Forschungsarbeit wurden im Jahr 2016 Interviews mit Krankenhausärzten geführt. Thematisch ging es um die Frage, inwieweit die wirtschaftliche Lage des Krankenhauses und finanzielle Vorgaben ärztliche Entscheidungen beeinflussen.

Zwei Drittel der Ärzte berichteten in den Befragungen von Operationen ohne echte medizinische Indikation, von verlängerten Beatmungszeiten, fragwürdigen Herzkatheteruntersuchungen und Darmspiegelungen. Mehr als die Hälfte erzählte von Patient*innen, die eigentlich nicht ins Krankenhaus gehört hätten. Mit ihrer Aufnahme wurde schlicht die Anzahl der abzurechnenden Fälle erhöht.

Ein Arzt bekannte freimütig, dass gezielt Herzkatheter gelegt würden, auch wenn das nicht zwingend notwendig wäre: »Das bringt Cash für die Klinik.« Dazu passt die Aussage eines Arztes, die Indikationsstellung sei dehnbar. Ohne dass man sich strafbar mache, könne man sie großzügig auslegen. Offenbar vor allem im Sinne des Krankenhauses, nicht unbedingt im Sinne der Patienten.

Ein Klinikmitarbeiter beschreibt in der Studie, mit welch drastischen Maßnahmen sein Klinikchef vorgeht: »Kein Patient darf länger als 6,5 Tage liegen – das wird vom Geschäftsführer festgelegt. Der sagt dem Chef, wie viele Liegetage er pro Patient hat, und droht mit Bettenkürzungen.« (Naegler und Wehkamp, 2017)

Diese Art der Ökonomisierung verhindert gute Medizin. Die Zuwendung zum Patienten mit fundierter Anamnese, gewissenhafter körperlicher Untersuchung, patientengerechter Diagnostik, Aufklärung, Beobachtung, Patienten- und Angehörigengesprächen und nicht zuletzt das Herausfinden des Patientenwillens sind so kaum möglich. Ärzt*innen wird nicht mehr beigebracht, wie sie Empathie empfinden können, sondern »wie sie so tun könnten, als hätten sie Empathie.« Die Entwicklung führt dazu, dass »am Ende alles wegrationalisiert wird, worauf es bei der Gesundung des Menschen zentral ankommt. Und das ist vor allem die Zeit.« (Maio, 2012)

Die meisten Ärzte bestätigen tatsächlich, dass ihre Diagnosen durch wirtschaftliche Aspekte beeinflusst werden. Der überwiegende Teil findet das gefährlich und ethisch unakzeptabel. Sogar viele Chefärzte bedauern, dass sie zu »Erlösmaximierern« geworden sind. Bestimmte Krankheiten würden ausgenutzt, andere nicht angemessen kuriert. Es gebe Diagnosen ohne Anamnesen, Therapien ohne Diagnosen, frühzeitige Entlassungen ohne angemessene Betreuung, Unterschriften unter die Behandlungseinwilligung ohne hinreichende Beratung.

Gesundheit im Hintertreffen

Man kann also sagen, dass die vermehrte Arbeitsbelastung im deutschen Krankenhausbereich direkte Folge des marktwirtschaftlichen Umbaus ist. Jedes Krankenhaus ist aus verständlichen Gründen primär daran interessiert, den eigenen Fortbestand zu sichern. Das kann in diesem System nur mit einer ausgeglichenen Bilanz gelingen. Das eigentliche »Produkt« eines Krankenhauses, nämlich die Gesundheit von Patienten, gerät dabei ebenso sehr ins Hintertreffen wie Mitarbeiterbelange.

Das Fallpauschalen-System bildet nur Diagnosen, Prozeduren und Merkmale ab, nicht aber den benötigten Pflegeaufwand. Das soll sich inzwischen ändern. Im Jahr 2020 wurden mit dem Pflegepersonal-Stärkungsgesetz die Pflegekosten aus dem Fallpauschalen-System herausgenommen. Für die Finanzierung der realen Kosten des Krankenhauses für die Pflege am Bett ist demnach ein gesondertes Pflegebudget vorgesehen. Dieses Budget soll gewährleisten, dass die in den Krankenhäusern anfallenden Pflegepersonalkosten vollständig von den Kostenträgern finanziert werden.

Anfang 2019 wurden zudem Pflegepersonaluntergrenzen in vier verschiedenen medizinischen Disziplinen (z. B. Intensivmedizin, Kardiologie) und im Jahr 2020 in weiteren vier Disziplinen (z. B. Herzchirurgie, Stroke Units) eingeführt. »Zur Vermeidung unerwünschter Ereignisse«, wie es hieß. »Unerwünschte Ereignisse« sind für den Kranken nachteilige Zwischenfälle, die eher durch die Behandlung und weniger durch die Krankheit selbst verursacht werden.

Die Berechnung der Pflegepersonaluntergrenzen erfolgte aber nicht etwa unter Bezugnahme auf den individuellen Pflege- und Behandlungsbedarf von realen Patienten, sondern durch eine sogenannte Perzentilenrechnung.

Die Idee dafür hatten die Deutsche Krankenhausgesellschaft und der Spitzenverband der gesetzlichen Krankenkassen in Zusammenarbeit mit der Unternehmensberatung KPMG entwickelt. Um festzustellen, wie viele Pflegekräfte nötig sind, hat man die personell am schlechtesten ausgestatteten Krankenhäuser als Maßstab genommen. Danach hätten nur jene Häuser aufstocken müssen, die zum untersten Viertel gehören (Ludwig, 2018). Aber nicht einmal dazu ist es einstweilen gekommen. Wegen der Corona-Pandemie sind die Pflegepersonaluntergrenzen seit März 2020 ausgesetzt.

Auch sonst ist seitdem wenig passiert. Die entscheidenden Akteure halten am Fallpauschalen-System fest, obwohl unnötige Krankenhausaufenthalte und Operationen und Personalknappheit eine Gefährdung der Patientensicherheit begünstigen. Im Klartext heißt das: Die in einer Klinik arbeitenden Menschen müssen weiterhin über ihre Belastungsgrenze hinausgehen, um die »Margen« zu erreichen. Oder die »Sachkosten« werden gesenkt, indem z. B. die vorschriftsmäßige Vorbereitung der Operationsbestecke unterlassen wird. Das Patientenwohl gerät dabei ins Hintertreffen, das Ethos der Helferberufe wird deformiert, und der Nachwuchs bleibt aus.

Helfer*innen zwischen den Stühlen

In den meisten Kliniken finden regelmäßig Konferenzen statt, in denen die pflegerischen und ärztlichen Leiter*innen von der Geschäftsführung über die wirtschaftliche Situation aufgeklärt werden. Da werden die neuesten Fallzahlen, die Belegungs- und Kostenentwicklungen in den einzelnen Abteilungen vorgestellt und kommentiert.

Viele Gespräche mit Ärzt*innen und Pflegekräften verdeutlichen, dass in solchen Konferenzen die hier und da offen ausgesprochene Forderung oder auch die unausgesprochene Botschaft vermittelt wird, dass jeder Einzelne sich für den wirtschaftlichen Erfolg des Hauses und damit den Erhalt der Arbeitsplätze einsetzen solle. Die »Unternehmensziele« würden sich nur realisieren lassen, wenn alle Abteilungen die vorgegebenen Kennzahlen erreichen.

Wie man Krankenhäuser unter solchen Vorgaben endgültig zu Krankenhausfabriken macht, das weiß der Augsburger Marketingprofessor Gerhard F. Riegl: »Kein Halbgott in Weiß, sondern ein Markenartikel in Weiß«, das sollten die Ärzt*innen sein, so seine Empfehlung. Medizin sei ein Markt, und daher mache erst das richtige Marketing Ärzte und Patienten zufrieden. Die »idealen Patienten« seien die »fünf Prozent Veredelungsfälle«, mit denen sich etwas verdienen lasse, lautet Riedls Analyse. Wer sich nicht als »Medizin-Manager« verstehe, werde früher oder später den ökonomischen Tod als »ethischer Märtyrer« sterben. (Bartens, 2009)

Primat der Wirtschaftlichkeit

Häufig berichteten Pfleger und Ärzte in vertraulichen Gesprächen, dass in solchen Runden wie den oben beschriebenen Stellenstreichungen und Sachmittelkürzungen angekündigt würden. Außerdem bekäme derjenige persönliche Konsequenzen angedeutet, der Ziele nicht erreicht.

Beispielsweise musste sich der Chef-Anästhesist einer großen deutschen Klinik in einer Chefarztkonferenz vor der versammelten Geschäftsführung dafür rechtfertigen, dass die Beatmungszahlen auf seiner Intensivstation zu niedrig seien.

Während er es für medizinisch angebracht hielt, seine Patienten möglichst schnell von den Beatmungsgeräten zu nehmen, sahen die Klinikmanager nur den Erlösausfall durch gesunkene Beatmungszeiten. Geradezu beiläufig kommt dann das Statement der Geschäftsführung: »Sie wissen doch, dass von einem guten Abschneiden der Klinik auch Ihr Arbeitsplatz abhängt.«

Inzwischen ist es in deutschen Krankenhäusern offensichtlich guter Brauch, Chef- und leitenden Oberärzten in vertraulichen Gesprächen und gern im Beisein von Unternehmensberatern eine Fallvorgabe mitzuteilen. Die Mediziner wissen also, welche

Durchlaufzahl an Patienten von ihnen erwartet wird, um Station und Klinik finanziell abzusichern.

So schildert es auch der Oberarzt einer Münchner Universitätsklinik. Einmal pro Monat gibt es dort eine gemeinsame Sitzung aller Oberärzte. Es geht aber nicht um medizinische Themen, sondern um die Frage, wie die Abteilungen oder Stationen finanziell dastehen und wie es mit dem »case mix« aussieht.

Um das herauszubekommen, zählt man die Relativgewichte aller behandelten Patienten in einem Jahr zusammen. Dividiert man diese Zahl (den »case mix«) durch die Anzahl sämtlicher Patient*innen, die in diesem Jahr behandelt wurden, erhält man den Casemix-Index (CMI). Der Casemix-Index weist Krankenhauspatienten einen ökonomischen Wert zu, der sogenannten Fallschwere im DRG-System.

Anschließend wird diskutiert, ob sich die medizinischen Behandlungen finanziell für die Abteilung und damit für die Klinik unter dem Strich gelohnt haben.

Ein anderer Arzt spitzt es folgendermaßen zu: Es gehe nur noch darum, das Überleben der Abteilung zu sichern. Dabei zähle einzig das Prinzip der Kosteneffizienz, das sich an Fallzahlen, Interventionen und Begriffen wie »Casemix-Index«, »obere Grenzverweildauer« oder »Landesbasisfallwert« orientiere. »Im Zweifelsfall werden also eher solche Maßnahmen gewählt, die sich in ihrer Kostenstruktur gut abbilden lassen. Patienten, deren Behandlung ein finanzielles Risiko mit sich bringt, werden im schlimmsten Fall abgelehnt.«

Wer viele Jahre in diesem System arbeitet, der weiß: Ein Behandlungsfehler ist kein größeres Problem. Aber betriebswirtschaftlich nicht erfolgreich zu sein, das gibt Ärger.

Mediziner wehren sich

Langsam regt sich aber Widerstand gegen die Gängelung durch die Profitorientierung. In einem »Manifest für eine menschliche Medizin« forderten Ärzt*innen bereits im Jahr 2012: »Die Ökonomie soll der Medizin dienen, nicht umgekehrt« (Sänger et al., 2012).

2016 äußerte sich dann der Deutsche Ethikrat kritisch zu den Entwicklungen in deutschen Krankenhäusern. Er stellte fest, dass es für die im Krankenhaus Tätigen zunehmend schwierig sei, »ihre jeweiligen berufsethischen Pflichten umsetzen zu können«, und forderte, »das Patientenwohl als normatives Leitprinzip in den Mittelpunkt zu stellen.« (Deutscher Ethikrat, 2016)

Anfang 2018 legte der wissenschaftliche Beirat beim Bundesfinanzministerium ein Gutachten zur »Über- und Fehlversorgung in deutschen Krankenhäusern: Gründe und Reformoptionen« vor. Ausgangspunkt der Beiratsanalyse waren »Fallzahlsteigerungen im stationären Sektor, die sich nicht allein medizinisch begründen lassen«. Vielmehr sei es der »Kostendruck«, der die Kliniken dazu bringe, medizinische Entscheidungen wirtschaftlichen Erwägungen unterzuordnen. (Wissenschaftlicher Beirat beim Bundesministerium der Finanzen, 2018)

Die Arbeitsgemeinschaft der Wissenschaftlichen Medizinischen Fachgesellschaften legte dann im Dezember 2018 die Denkschrift »Medizin und Ökonomie – Maßnahmen für eine wissenschaftlich begründete, patientenzentrierte und ressourcenbewusste Versorgung« vor und kritisierte Fehlanreize, Personalknappheit, eine überbordende Bürokratie und eine Orientierung von Krankenhausbehandlung an »betriebswirtschaftlichen Zielgrößen« (Nothacker, 2018). Eine ähnliche Kritik hatte zuvor die Deutsche Gesellschaft für Innere Medizin mit einem Ärzte-Kodex geäußert (Schumm-Draeger et al., 2017).

Breite öffentliche Resonanz und Zustimmung fand auch der Ärzte-Appell »Rettet die Medizin – Gegen das Diktat der Ökonomie in unseren Krankenhäusern«, der im September 2019 im Stern veröffentlicht wurde (Albrecht, 2019).

Im Mai 2020 schließlich stellte die Leopoldina, die Nationale Akademie der Wissenschaften, fest, was die Pandemie deutlich zeige. Dass nämlich in einem Gesundheitssystem, das integraler Bestandteil der Daseinsvorsorge sei, nicht die gleichen wirtschaftlichen Maßstäbe angelegt werden dürften wie in der freien, wettbewerbsorientierten Wirtschaft. Die Gestaltung eines sich selbst regulierenden Gesundheitssystems, das auch Ausnahmesituationen meistere, sei eine staatliche Aufgabe. (Fritsch, 2020)

Dem ist nichts hinzuzufügen.

Miese Arbeitsbedingungen und Nachwuchsmangel

Dass viele Krankenhäuser nur den Mangel verwalten, zeigt ein Blick in das »Deutsche Krankenhaus-Barometer«. 40 Prozent der deutschen Kliniken haben im Jahr 2018 Verluste erwirtschaftet. Vier von fünf Krankenhäusern hatten 2018 Probleme, Stellen im Pflegedienst zu besetzen. Zudem suchten drei von vier Krankenhäusern Ärzt*innen. Stark zugenommen hatte zudem die Beschäftigung von Leih- oder Zeitarbeitskräften. Jedes zweite Krankenhaus setzte sie ein. Der Anteil hatte sich im Vergleich zum Jahr 2015 nahezu verdoppelt. Die Fluktuation von Pflegekräften war vor allem in großen Kliniken angestiegen. (Blum et al., 2019)

Vergebliche Anstrengungen

Diese Entwicklungen zeichnen sich seit vielen Jahren ab. Es dauerte jedoch lange, bis viel zu zaghafte politische Prozesse in Gang gesetzt wurden. Die Bundesregierung rief im Jahr 2009 dann endlich ein Pflegeförderprogramm ins Leben. Es wurde in das Gesetz mit dem schönen Namen »Krankenhausfinanzierungsreformgesetz« aufgenommen. Dort wurden 17 000 neue Vollzeitstellen in der Pflege vorgesehen. Geschaffen wurden sie jedoch nicht.

Die Krankenhausstatistik weist für 2009 bis 2011 nur 8200 neue Stellen aus. Hinzu kommt, dass ein Teil dieser neuen Stellen in den Funktionsdiensten der Krankenhäuser entstanden ist, nicht in der Krankenpflege. Das sind Abteilungen, in denen Röntgenuntersuchungen, Magen- und Darmspiegelungen und andere Untersuchungen durchgeführt werden. Hier arbeiten zwar zum Großteil auch Pflegekräfte, aber es gibt keine Betten. Diejenigen, die sich auf den Stationen um Patienten kümmern müssen, hatten von diesem Anteil neu geschaffener Stellen kaum etwas. (Simon, 2015)

Im Jahr 2014 wollte dann eine Bund-Länder-Arbeitsgruppe ein Konzept für eine Krankenhausreform erarbeiten und auf den Weg bringen. Zentraler Punkt sollte die Stärkung der allgemeinen Pflege sein. Dafür wurde eigens ein Pflegestellenförderungsprogramm für drei Jahre aufgelegt, in Höhe von 660 Millionen Euro. Auf den ersten Blick eine stolze Summe.

Doch auf dem Hauptstadtkongress Medizin und Gesundheit im Juni 2015 wurde der Plan des Ministers von den Vertreter*innen aus Pflege und Medizin einhellig abgelehnt. Das Pflegestellenförderungsprogramm sei zwar ein gut gemeinter Versuch, aber im Schnitt könne mit dieser Summe nur eine neue Stelle pro Krankenhaus geschaffen werden. Nicht mehr als ein Tropfen auf den heißen Stein, war die Meinung von Fachleuten, darunter zahlreiche Pflegedirektoren namhafter Krankenhäuser. »Behaltet euer Geld«, schallte es dem damaligen Gesundheitsminister Gröhe deswegen zornig entgegen.

Der Kongress richtet sich an Gesundheitspolitiker, Vertreter aus Pflege und Medizin sowie Manager aus »Gesundheitsunternehmen«. Die Ärzt*innen und Pfleger*innen zeigten deutlich, dass sie sich von der Politik allein gelassen fühlten. Das Pflegepersonal sei an der Belastungsgrenze, es drohe Gefahr für die Patienten, so die deutliche Warnung. Die Pflegedirektorin eines großen Universitätsklinikums forderte, man dürfe nicht einfach weiterhin auf die Selbstausbeutung der Mitarbeiter setzen.

Halten wir fest: Seit etwa 30 Jahren ist die personelle Unterbesetzung in der Pflege bekannt. Durchgreifende Änderungen sind bis heute nicht eingetreten. Im Gegenteil: Die Corona-Pandemie hat die Situation verdeutlicht und zugespitzt. Es gibt schlicht nicht genügend Fachkräfte.

Fachkräfte sind Mangelware

Heutzutage wollen immer weniger Menschen unter den derzeitigen Bedingungen einen Pflegeberuf ergreifen. Die Gründe dafür sind vielfältig. Arbeitszeiten, physische und psychische Belastungen sowie die schlechte Bezahlung werden häufig genannt.

Eine deutsche Pflegekraft betreut im Krankenhaus im Durchschnitt 13 Patient*innen, in England sind es 8,6 und in Norwegen 5,4 (Simon, 2019). In Deutschland ist die Situation also wesentlich schlechter, was den Pflegeschlüssel im Krankenhaus angeht.

Dabei hat Deutschland, bezogen auf die Gesamtbevölkerung, eigentlich mehr Helfer*innen zur Verfügung als im EU-Durchschnitt: 4,3 Ärzt*innen pro 1000 Einwohner in Deutschland, im

Vergleich zu 3,6 pro 1000 Einwohner im EU-Schnitt. Auch gibt es mit 12,0 Pflegekräften pro 1000 Einwohner mehr als in den europäischen Nachbarländern (8,5 Pflegekräfte pro 1000 Einwohner). (NN, 2019) Diese Schieflage erklärt sich durch die Vielzahl an Krankenhausbetten in Deutschland. Da liegt Deutschland weit vorn in Europa: 813 Betten je 100 000 Einwohner, gefolgt von Österreich mit 755 Betten. (Janssen und Augurzky, 2018:46)

Obwohl die Defizite seit Jahrzehnten bekannt sind, waren die Personalkosten in Kliniken immer der Topf, an dem sich die Klinikmanager am liebsten bedienten. Es war marktgerecht, Pflegepersonal zu kürzen, statt auf die Anschaffung technischer Geräte oder die Errichtung von Luxustrakten für zahlungskräftige Patienten zu verzichten. Das soll sich jetzt wieder einmal ändern.

Ab 2020 werden die Personalkosten der Pflege am Bett in den Kliniken aus dem System der Fallpauschalen ausgegliedert. Die tatsächlichen Kosten werden über ein gesondertes Pflegebudget vergütet. Ein Instrument für eine angemessene Personalausstattung wurde Anfang 2020 von der Deutschen Krankenhausgesellschaft (DKG), dem Deutschen Pflegerat (DPR) und der Gewerkschaft ver.di vorgelegt und nennt sich Pflegepersonalregelung (PPR 2.0). Würde allerdings mit diesem Modell der Bedarf an zusätzlich erforderlichen Krankenpfleger*innen ermittelt, ergäbe sich ein zusätzlicher Stellenbedarf von mindestens 40 000 Vollzeitkräften. (Heeser, 2020)

Diese Pflegekräfte gibt es jedoch nicht. Jetzt heißt es, dass sie auf dem Arbeitsmarkt fehlen und deshalb nicht eingestellt werden könnten. Diese »Erklärungen« kommen von den gleichen Leuten und Organisationen, die seit fast drei Jahrzehnten dafür gesorgt haben, dass der Nachwuchs vergrault wird.

Es geht auch anders

Dass es auch anders geht, weiß eine Pflegerin zu berichten, die vor Jahrzehnten nach Schweden auswanderte. Dort kommen auf eine Pflegekraft fünf Patienten. Gewöhnt an deutsche Verhältnisse fand sie das am Anfang üppig. Doch bald hatte sie sich daran gewöhnt, dass es dazugehört, mit Patienten zu reden und nicht nur schnell einen Verband zu wechseln. Dass es dazugehört, ausführlich im Team miteinander zu sprechen, sich darüber auszutauschen, was die Kollegen bewegt. Dass es dazugehört, sich regelmäßig mit den Vorgesetzten zusammenzusetzen, weil es wichtig ist, dass er oder sie informiert ist, wie es auf der Station läuft.

Die Krankenschwester machte in Schweden Karriere. Zunächst wurde sie Stationsleiterin, später Pflegedienstleiterin. Vor jedem Karriereschritt absolvierte sie Gespräche und sogenannte Persönlichkeitstests. Dabei musste sie fachliche Fragen beantworten, aber auch solche, die Auskunft über ihre Belastbarkeit und Persönlichkeit gaben.

Wer sich einem solchen Test verweigert, der wird in Schweden nicht befördert, so einfach ist das. Unnötig zu erwähnen, dass es in Schweden längst Standard ist, vor der Ausbildung zur Krankenpflegekraft Eignungsgespräche und einen Test zu durchlaufen. Außerdem muss sich in Schweden eine Pflegekraft ständig neu qualifizieren. Was die deutsche Pflegerin dort lernte, waren keine Grundsätze in Krankenhausökonomie. Was sie lernte, waren Gesprächsführung, Konfliktmanagement, Mitarbeiterführung und Gewaltprävention.

»Teambildung, das ist in Schweden ein Muss!«, erzählt sie. Einmal im Monat setzte sie sich mit allen ihr unterstellten Stationsleiter*innen zusammen, um sich über die Mitarbeiter zu unterhalten. Wie ist die Stimmung auf der Station, wie läuft es im Team, gibt es jemanden, der Probleme hat oder Probleme macht?

Begünstigt werden solche Runden sicherlich dadurch, dass in Schweden die Hierarchien allgemein flacher sind: »Man begegnet sich auf Augenhöhe, in vielerlei Hinsicht.« Tatsächlich ist auch bei der Bezahlung der Unterschied zwischen Ärzten und Pflegekräften nicht so groß wie in Deutschland.

Als die Frau nach mehreren Jahrzehnten nach Deutschland zurückkehrte, um in einer großen Klinik als Pflegedirektorin anzuheuern, sei das ein regelrechter Kulturschock gewesen. Sie sagt: »Eigentlich war ich für diese Arbeit nicht ausgebildet, denn von Finanzen verstehe ich nichts.« Und eigentlich will sie davon auch gar nicht so viel verstehen. »Der Mensch muss an erster Stelle stehen, erst danach sollten die Zahlen kommen.«

Fachlich und ethisch fragwürdig

Ein Pflegedienstleiter berichtete 2015 von der Vorgabe in seiner Klinik, einem universitären Herzzentrum, jährlich zwischen drei und fünf Prozent Rendite über Fallzahlsteigerungen zu erwirtschaften. Die aktuelle Zielvorgabe sei 90 Fälle (Behandlungsepisoden) pro Jahr. Vor zehn Jahren seien das noch 60 oder 70 Fälle gewesen. Genau das führe zu erschwerten Arbeitsbedingungen.

Zusätzlich haben die sprunghaft angestiegenen Dokumentationspflichten zu neuen Belastungen und zu fehlender Zeit für Patientenkontakte beigetragen. »Wir dokumentieren uns zu Tode«, beklagte eine Intensivpflegerin. Jeder Pflegeschritt, jede Wundbehandlung, jedes Medikament muss eingetragen werden. Es muss immer lückenlos erkennbar sein, was mit einem Patienten wann gemacht wurde.

Prinzipiell ist das eine sinnvolle Sache. Allerdings: Warum muss vielerorts doppelt dokumentiert werden, auf Papier und digital? Schulterzucken bei den Pflegekräften, die am Ende einer anstrengenden Schicht auch noch den Schreibkram erledigen müssen.

Es versteht sich von selbst, dass unter diesen Umständen keine Zeit bleibt, im Kollegenkreis die Arbeit zu reflektieren, verbindliche Absprachen zwischen den Berufsgruppen zu treffen, Anfänger gut anzuleiten oder gar zu erkennen, wenn Teammitglieder beginnen, mental abzurutschen.

Die herrschenden Verhältnisse machen die Gesundheitsberufe für potenziellen Nachwuchs im Krankenhaus nicht gerade attraktiver. Noch unattraktiver werden Helferberufe, wenn unübersehbar wird, dass in Krankenhäusern Patient*innen nicht ausreichend versorgt werden können. Viele Pflegekräfte empfinden es als persönliches Versagen, wenn Kranke – durch Personalknappheit und Hetze am Arbeitsplatz erzwungen – vernachlässigt werden. Man muss es erst einmal aushalten, dass ein Patient deshalb länger in seinen Exkrementen liegen muss, weil ein anderer Patient zu einer Operation gefahren werden muss. Man muss es erst einmal aushalten, mit anzusehen, dass ein Patient, der nicht allein essen kann, keine Unterstützung bekommt. Man muss es erst einmal aushalten, wenn im Stress falsche Medikamente verabreicht wurden und ernsthafte Schäden entstehen. Die alltägliche Konfrontation mit systemisch verursachten Verstößen gegen das eigene Berufsethos ist für viele kaum erträglich.

Der Widerspruch zwischen vorgegebenen betriebswirtschaftlichen Kennzahlen und einer guten Patientenversorgung verursacht bei Helfer*innen einen inneren Dauerkonflikt. Die Beschäftigten in den Heilberufen werden gezwungen, so zu arbeiten, wie sie es fachlich und ethisch nicht für richtig halten.

Viele der Befragten haben ein schlechtes Gewissen, weil sie nicht mehr die »Anwälte ihrer Patienten« sein können. Sie machen sich Vorwürfe, meinen, ihre Patienten im Stich zu lassen,

»nicht loyal« zu sein. Unter diesen Bedingungen kann der einzelne Helfer nicht eigenwirtschaftlich sinnvoll und medizinisch-pflegerisch angemessen zugleich arbeiten.

Senkt der Mitarbeiter den Standard ab, empfindet er Schuldgefühle gegenüber dem Patienten. Versucht der Mitarbeiter die vorgegebenen Fallzahlen zu erreichen, dem betriebswirtschaftlichen Prinzip zu genügen, dann verstößt er damit gegen seine eigenen fachlichen und ethischen Prinzipien.

Verfährt er hingegen gemäß seinen eigenen fachlichen und ethischen Prinzipien, dann gefährdet er das Betriebsergebnis der Klinik, die schwarze Null oder die Rendite, und damit letztlich den eigenen Arbeitsplatz. Der Helfer muss sich zwischen zwei Übeln entscheiden – entweder er vernachlässigt die betriebswirtschaftlichen Vorgaben oder er vernachlässigt Patienteninteressen.

Fällt es in einer solchen Arbeitsatmosphäre frühzeitig auf, wenn ein Mitarbeiter sich allmählich nicht mehr unter Kontrolle hat? Würden die Kollegen in der Lage sein zu verhindern, dass einer aus ihrem Kreis nicht nur Medikamente verwechselt, sondern Menschen vorsätzlich schadet? Was ist mit dem Ruf der Klinik, wenn gravierende Vorfälle an die Öffentlichkeit gelangen? Was ist mit dem eigenen Arbeitsplatz?

Folgen der Personalknappheit für Patienten

Wenn finanzielle Interessen im Krankenhaus Verhältnisse verursachen, die Menschen daran hindern, ihre Arbeit so zu verrichten, wie es sich gehört, dann kann dies für Patienten und Mitarbeiter nur gefährlich sein.

Das englische Fachjournal *The Lancet* veröffentlichte im Februar 2014 eine große Beobachtungsstudie. Dafür werteten die

Forscher über 400 000 Patientendaten aus 300 Krankenhäusern in neun europäischen Ländern aus. Die Patienten waren 50 Jahre alt oder älter und hatten einen chirurgischen Eingriff hinter sich. Die Wissenschaftler wollten herausfinden, ob Anzahl und Qualifikation der Pflegekräfte einen Einfluss auf den Genesungsprozess der Patienten hatten.

Der Beobachtungszeitraum umfasste 30 Tage, beginnend mit dem Tag der Operation. Das Ergebnis: Wenn eine Pflegekraft, die im Schnitt sechs Patienten betreut (was in Deutschland ohnehin nicht der Fall ist), nur einen weiteren Patienten mehr übernehmen muss, erhöht sich das Sterberisiko für die Betroffenen in den ersten 30 Tagen nach der Operation um sieben Prozent. Diese Zahlen belegen auf erschreckende Weise, wie gefährlich es sein kann, wenn die Arbeitsbelastung gerade auch für Intensivpfleger erhöht wird. (Aiken et al., 2014)

Aber es gibt noch eine andere Gefahr: dass sich nicht verarbeitete, aufgestaute Enttäuschungen und Ärger bei unpassender Gelegenheit entladen. Wie an den geschilderten Fällen gezeigt wurde, gibt es immer wieder Helfer, die eigene Ohnmachtserfahrungen in einem gesteigerten Machtbedürfnis mit Gewalt ausagieren.

Aus Fehlern lernen

Fehler passieren selbstverständlich überall. Aber klar ist, dass Hetze und Stress die Fehleranfälligkeit von Menschen erhöhen. Dazu eine selbst erlebte Geschichte. Bei der Frühvisite auf einer Station fiel auf, dass ein Medikament entgegen der ärztlichen Anweisung nicht für die einmalige Gabe pro Tag, sondern für eine zweimalige Gabe vorbereitet worden war. Die Pflegerin, der dieser Fehler unterlaufen war, hatte mehrere Jahre Berufserfahrung und erledigte ihre Arbeit gewissenhaft und kompetent. Allerdings hatte sie im Nachtdienst »nebenbei« die Medikamente für 60 Patienten vorbereiten müssen. Kontrolliert wurden die bereitgestellten Medikamente nicht. Grund: Personalmangel.

Für die ordentliche und gründliche Zusammenstellung der Medikamente für 60 Patienten hätten eigentlich mehrere Stunden Zeit eingeplant werden müssen. Diese Zeit gab es aber nicht. Außerdem konnte die Krankenschwester ihre Arbeit nicht konzentriert und ohne Unterbrechung verrichten, weil sie während des Nachtdienstes ständig zu Patienten gerufen worden war.

Eine alltägliche Arbeitssituation, die schwerwiegende Folgen haben kann und oft auch hat. Deswegen müssen wir aus solchen Situationen lernen.

Weil nicht sein kann, was nicht sein darf

In Deutschland werden jedes Jahr knapp 20 Millionen Krankenhausbehandlungen durchgeführt. Die Fehlerquote erhöht sich, wie wir bereits gesehen haben, wenn für zu viele Patienten zu wenig Personal da ist und die Arbeit im Eiltempo erledigt werden muss.

Das Aktionsbündnis Patientensicherheit befasst sich kontinuierlich mit den sogenannten schädlichen Zwischenfällen und errechnet allein für deutsche Krankenhäuser ein bis zwei Millionen »unerwünschte Ereignisse« pro Jahr. »Unerwünschte Ereignisse« können unvermeidbar sein, z. B. allergische Reaktionen nach Medikamentengabe, entzündete Wunden oder Kreislaufzusammenbrüche. Bis zu 800 000 dieser Zwischenfälle gehören zu den »vermeidbaren unerwünschten Ereignissen«. Sie werden verursacht durch Unachtsamkeit, Vergesslichkeit, mangelnde Konzentration, Zeitdruck oder Nachlässigkeit.

Viele der tatsächlich medizinischen Behandlungsfehler könnten ebenso vermieden werden wie Fehler im Hygienemanagement (Stichwort Krankenhauskeime). 200 000 Behandlungsfehler und 20 000 Todesfälle pro Jahr sind auf diese Ursachen zurückzuführen, meint das Aktionsbündnis. (Schrappe, 2018:309)

Dass Patienten das falsche Medikament oder eine falsche Medikamentenkombination bekommen, ist laut Statistik einer der häufigsten Fehler. Im besten Fall tritt dann keine oder nicht die erwünschte Wirkung ein. Im schlimmsten Fall kann es zu Komplikationen mit tödlichem Ausgang kommen.

Eines dieser häufigen »vermeidbaren unerwünschten Ereignisse« schilderte eine Krankenpflegerin. Schon vorher waren die Mitarbeiter auf ihrer Station überlastet und hatten dies bereits mehrfach in diversen Überlastungsanzeigen dokumentiert. Der Fehler geschah in der Urlaubszeit, in der abwesende Kollegen vertreten wurden, weswegen die Kommunikation im Team wenig eingespielt war.

Eine Patientin sollte auf das Medikament Azathioprin umgestellt werden. Dieses Mittel soll die Immunabwehr unterdrücken. Ein solches Immunsuppressivum wird beispielsweise nach einer Transplantation verabreicht, damit der Körper das neue Organ nicht abstößt.

Auf der Station war dieses Medikament nicht bekannt, weil es selten eingesetzt wurde. Die Patientin bekam anstelle von Azathioprin aus Versehen Azithromycin. Das ist ein Antibiotikum, das bei Infektionen der Atemwege, beispielsweise Lungenentzündungen, eingesetzt wird. Das wurde allerdings erst nach zwei Tagen bei einer Visite entdeckt.

In diesem Fall passierte nichts wirklich Schlimmes. Doch wie gefährlich solche Verwechslungen werden können, wurde im August 2020 deutlich. Ein junger Mann starb nach einer erfolgreichen Routineoperation, weil man ihm versehentlich ein Medikament gegeben hatte, das für seinen Zimmernachbarn bestimmt war. (NN, 2020b)

Die Einflussmöglichkeiten von Ärzt*innen und Pflegepersonal auf die Fehlerkultur sind begrenzt. Da gibt es das Meldesystem CIRS (Critical Incident Reporting System), das eigentlich aus der Luftfahrt kommt und seit 2014 im Gesundheitsbereich eingesetzt wird. Über die CIRS-Plattform kann jeder Mitarbeiter im Gesundheitswesen anonym Fehler melden, ohne befürchten zu müssen, als Denunziant zu gelten oder gar selbst an den Pranger gestellt zu werden.

Die Erwartungen an die Einführung des Systems waren hoch, doch in der Realität zeigen sich Schwächen. Es wird eher zögerlich davon Gebrauch gemacht. Nutzt man es dennoch, beklagen zahlreiche Mitarbeiter, würden entsprechende Meldungen keine oder nur unzureichende Folgen nach sich ziehen.

Trennung von Medizin und Pflege als Strukturproblem

Viele Pflegekräfte eint die Kritik an den Ärzt*innen. Immer wieder kommt in Gesprächen die Feststellung: »Die Ärzte hören ohnehin nicht auf uns!« – »Ich bin doch nur ein kleines Licht!« – »Die Ärzte schätzen uns nicht wert. Wir sind an der Basis, und da wirst du einfach nicht gehört.«

Einige fühlen sich degradiert, viele wenig wahr- und noch weniger ernst genommen. Eine Intensivpflegerin schilderte, dass viele Ärzte Fehler nicht zugeben könnten und auch nicht gern Rat bei anderen suchten. »Viele Ärzte müssten eigentlich erst einmal erzogen werden, was Kommunikation angeht«, so ihr Fazit.

Das klingt kompliziert und anstrengend, nicht nach etwas, das eigentlich selbstverständlich sein sollte. Ein kooperativer Austausch über Krankengeschichte, Diagnostik, Therapie, Verlauf und die nächsten Schritte gehört einfach dazu, um eine gute Versorgung zu gewährleisten.

Tatsächlich ergaben sich aus meiner letzten Untersuchung aus dem Jahr 2018 deutliche Unterschiede in der objektiven und subjektiven Wahrnehmung der Arbeitssituation von Ärzt*innen und Pflegekräften.

Ärztliche Mitarbeiter*innen fühlen sich besser durch das Team unterstützt, als dies bei Pflegepersonal der Fall war. Die eigene Arbeitsbelastung wird von Pfleger*innen als deutlich höher beurteilt als von Ärzt*innen. Mitarbeiter aus der Pflege haben signifikant häufiger Kontakt zu sterbenden Patient*innen als Ärzt*innen. (Beine, 2020)

Gründe dafür sind in strukturellen Problemen an den Krankenhäusern zu suchen. Immer wieder erweist sich die Aufsplittung in eine ärztliche und eine pflegerische Parallelhierarchie als hinderlich. Unter den daraus resultierenden Schwierigkeiten leiden Ärzte und Pfleger gleichermaßen und am Ende auch die Patient*innen.

Die häufig auf Abgrenzung voneinander bedachten »Dienstarten« führten dazu, dass er Probleme mit dem Pflegepersonal nicht direkt ansprechen könne, beklagt ein Oberarzt. Der Dienstweg müsse eingehalten werden, und der sehe vor, dass Kritik nur über die Pflegedienstleitung geäußert werden könne. Es müsse quasi »über Bande gespielt werden«, und das werde in der Regel als grundsätzlicher Angriff auf die Mitarbeiter verstanden.

Besser wäre es, die Dinge auf einer anderen, informelleren Ebene zu thematisieren. Denn ein Patient ist darauf angewiesen, dass die verschiedenen Berufsgruppen über ihn Bescheid wissen, sich untereinander gewissenhaft und vollständig informieren und gemeinsam einen stimmigen Behandlungsplan verfolgen.

Doch nicht nur für Patienten wäre eine offene Kommunikation zwischen den »Dienstarten« hilfreich. Gerade junge Assistenzärzt*innen, die über viel theoretisches, aber nur wenig praktisches Wissen verfügen, sind im Alltag auf die Expertise erfahrener Pflegekräfte angewiesen. Doch dieses so wichtige Miteinander auf Augenhöhe findet nicht immer statt.

Wer mit Ärzten spricht, bekommt im Übrigen genau die umgekehrten Klagen über die mangelnde Kommunikation der Pflegekräfte zu hören. Einigen können sich beide Seiten allerdings auf eines: Im Alltag fehlen schlicht Zeit und Raum für notwendige Gespräche.

Der Oberarzt eines großen Uniklinikums meinte dazu etwas bitter: »Es gibt in unseren Kliniken generell keine Gesprächskultur mehr. Und schon gar nicht gibt es die Chance, dass wir sachlich über unsere Arbeit reden könnten, ohne uns sofort gegenseitig der Fehler zu bezichtigen.«

Dabei steht längst fest, dass »unerwünschte Ereignisse« vor allem dadurch reduziert werden können, dass Fehler gemeldet werden und sinnvolle Konsequenzen folgen. Diese Meldung muss unbürokratisch, ehrlich und ohne die Sorge erfolgen können, dafür bestraft zu werden. Darüber hinaus muss sichergestellt werden, dass man gemeldete Fehler professionell bearbeitet und dass aus ihnen gelernt wird. (Bourn, 2005)

Ein Beispiel dafür, wie man mit Fehlern nicht umgehen darf, haben die Kliniken in Delmenhorst und Oldenburg im Umgang mit Niels H. geliefert. Sie mussten sich vom Vorsitzenden Richter im Prozess gegen den Pfleger in seiner mündlichen Urteilsbegründung fehlenden Aufklärungswillen und indirekt Vertuschung bescheinigen lassen.

Ein Oldenburger Arzt, früher selbst Mitarbeiter im Klinikum und inzwischen in freier Praxis tätig, beobachtete den Prozess gegen Niels H., wann immer es seine Zeit zuließ. In einer Verhandlungspause bemerkte er: »Dahin kann ich niemanden mehr überweisen – da will keiner mehr hin.«

Plädoyer für eine Systemkorrektur

Tötungsserien verhindern

Konfrontiert mit Krankenhausmorden, verfallen wir nur allzu gern in Wunschdenken: Das sind absolute Einzelfälle. Wer so etwas tut, ist krank. Solche schnellen und beruhigenden Behauptungen sind häufig zu hören. Aber diese Statements sind falsch. Ebenso falsch ist es, diese Verbrechen außergewöhnlich unachtsamen und ignoranten Kollegen und Vorgesetzten anzulasten.

Zur Erinnerung: Bei einer Untersuchung im Herbst 2018 gaben 3,4 Prozent der Ärzt*innen und 2,4 Prozent der Pfleger*innen an, in den zurückliegenden zwei Jahren vor der Untersuchung aktiv und absichtlich das Leben von Patient*innen beendet zu haben. 84 Ärzt*innen bei 459 Patient*innen und 65 Pfleger*innen bei 221 Patient*innen. Wurde dabei auf Verlangen getötet?

46 Ärzt*innen (1,8 Prozent) und 27 Pfleger*innen (1,0 Prozent) wurden nach eigenen Angaben bis zum Zeitpunkt der Befragung nicht um eine Lebensbeendigung gebeten und praktizierten sie dennoch. 46 Ärzt*innen bei 226 Menschen und 27 Pfleger*innen bei 99 Menschen. (Beine, 2020) Alles nur Einzelfälle?

Und wie ist es zu erklären, dass Ärzt*innen sehr viel häufiger angeben, unverlangt menschliches Leben beendet zu haben als Pfleger*innen, es aber nahezu ausschließlich rechtskräftige Urteile gegen Pflegekräfte gibt?

Auffälligkeiten erkennen und nachverfolgen

An vielen Tatorten fielen ein unerklärlich gestiegener Medikamentenverbrauch oder verschwundene Medikamente nicht auf. Obwohl der Medikamentenverbrauch eigentlich überwacht wird.

So hatte Reinhard B. (siehe Fallübersicht am Ende des Buches) 90 Ampullen herzstärkender Medikamente bestellt und diese innerhalb weniger Tage verbraucht, obwohl niemandem auf der Intensivstation in Rheinfelden eines dieser Medikamente verordnet worden war.

In einer Klinik in Wien war über Jahre auf einer Station ein Vielfaches der Menge eines Beruhigungsmittels verwendet worden, verglichen mit einer ähnlich belegten Nachbarstation, ohne dass dies gestoppt wurde.

Im Fall von Stephan L. war in Sonthofen nicht aufgefallen, dass Narkosemittel verbraucht und mehrfach nachbestellt worden waren, obwohl auf der Station gar keine Narkosen durchgeführt wurden und niemand solche Medikamente bekommen sollte.

Im Fall von Niels H. waren von Dezember 2002 bis Juli 2005 auf der Delmenhorster Intensivstation die Gilurytmal®-Bestellungen von 50 Ampullen im Jahr 2002 auf 225 im Jahr 2003 und auf 380 Ampullen im Jahr 2004 angestiegen. Niemand schöpfte Verdacht, obwohl das Mittel nur in wenigen Einzelfällen ärztlich verordnet worden war. (Landgericht Oldenburg, 2015)

Es wäre in allen Fällen vermutlich ganz anders gelaufen, hätten die Täter*innen teure Medikamente eingesetzt. Denn in deutschen Kliniken wird der Arzneimittelverbrauch selbstverständlich überwacht. Allerdings betrifft das vornehmlich teure Präparate, z. B. Medikamente gegen Krebserkrankungen oder bestimmte Antibiotika.

Tatsächlich bestimmen die Diskussionen über gestiegene Kosten viele Sitzungen der Arzneimittelkommissionen in Krankenhäusern. Da beschäftigt man sich weniger mit den medizinischen Informationen, sondern mit den Kosten. Das ist eine weitere Facette der Probleme von erlösgesteuerten Krankenhäusern, die in vielerlei Hinsicht gefährlich ist.

Weder erhöhte Sterbeziffern noch verdächtige Laborbefunde oder die häufige Anwesenheit eines bestimmten Kollegen beim unerwarteten Tod eines Patienten fielen bei den bekannten Tötungsserien auf. Die Täter*innen blieben meist lange unentdeckt (siehe Fallübersicht am Ende des Buches).

Deutliche Verhaltensauffälligkeiten im Pflegeteam führten nicht zu Rückmeldungen und nicht zu Mitarbeitergesprächen. Die wenigen gemeldeten Vorkommnisse versickerten auf dem Weg nach oben in der Hierarchie oder wurden nicht ernst genommen. Tatsächlichen Aufklärungswillen und konsequente interne Untersuchungen gab es kaum.

Dabei wäre es einfach, die Quote der Sterbefälle auf einer Station zu erfassen, Häufungen zu erkennen und zu thematisieren. Es wäre einfach, die Todeszeitpunkte mit den Dienstplänen abzugleichen und Auffälligkeiten herauszufiltern und zu besprechen.

Fast jeder Krankenhausmitarbeiter mit längerer Berufserfahrung kennt Situationen, in denen Medikamente verschwunden waren, Kollegen sich zu ihrem Nachteil veränderten oder unerwartete Todesfälle vorkamen. Die Verhältnisse in Delmenhorst, Oldenburg, Berlin, Gütersloh, Wuppertal oder Sonthofen während der Tötungen waren nicht anders als anderenorts auch. Deswegen ist zu befürchten, dass sich einzelne Tötungen nie völlig verhindern lassen.

Doch Tötungsserien können verhindert werden, wenn man typische Auffälligkeiten registriert und ihnen konsequent nachgeht.

Fatale Fehleinschätzungen

Als die Ermittlungsergebnisse im Fall Niels H. im Juni 2016 öffentlich wurden, warnte Bundesgesundheitsminister Gröhe vor einem »Kontrollwahn in den Krankenhäusern«. Man dürfe nicht alle Pflegekräfte unter Generalverdacht stellen. Er warnte außerdem davor, die Taten auf mangelnde Kontrolle infolge von Arbeitsdruck und schlechter Personalausstattung zurückzuführen. Keine noch so gute Personaldecke werde einen Mörder daran hindern, »einen unbeaufsichtigten Moment für sich zu nutzen«. (Woratschka, 2016)

Diese Einschätzung erscheint angesichts der hier untersuchten Serientötungen ebenso unangemessen wie die Äußerung des Spitzenrepräsentanten der Deutschen Krankenhausgesellschaft während des laufenden Gerichtsverfahrens gegen Niels H. im Januar 2019. Er versicherte dem Fernsehpublikum, dass sich »so etwas« nicht wiederholen könne. (Hinrichs, 2019)

In dieser Weise täuscht man sich selbst und andere. Die »unbeaufsichtigten Momente« dauerten mitunter viele Jahre, und »so etwas« ganz Ähnliches hat sich vom Januar 2019 bis Ende 2020 mehrfach wiederholt. Mit solchen Statements wird der Blick auf die strukturellen Probleme verschleiert.

Das Vergütungssystem, das Mengenwachstum und Kostensenkung fördert, überfordert die wenigen vorhandenen Helfer*innen und gefährdet die Patientensicherheit. Die 200 000 Behandlungsfehler in deutschen Kliniken und die darauf zurückzuführenden 20 000 Todesfälle pro Jahr ließen sich durch eine ausreichende Personalausstattung und weniger Überforderung sicher reduzieren.

Mehr Personal, mehr Zeit

Personalknappheit und die Hetze bei der Arbeit begünstigen bei Tötungsserien lange Tatzeiträume und die hohen Opferzahlen. Es fehlen die Zeit und die Kraft für den aufmerksamen Blick, eine kollegiale Rückmeldung oder ein Mitarbeitergespräch. So geschehen beispielsweise in der Charité im Fall von Inge B., wo für die Klärung suspekter Vorgänge keine Zeit war – »wegen des verstärkten Arbeitsanfalls«.

Diese Zeit ist jedoch dringend erforderlich, um die Umgebung aufmerksam im Blick zu behalten und um unmittelbar auf Zustandsveränderungen bei Kranken reagieren zu können. Ebenso braucht man mehr Zeit für Kontakte mit Patient*innen und Gespräche mit Angehörigen.

Als große Aufdeckungsbarriere erweist sich zusätzlich der befürchtete Imageschaden der Klinik. Der Markt bestraft negative Schlagzeilen in der Regel mit sinkender Nachfrage. Das bedeutet in der »Krankenhausbranche« weniger Patienten. Weniger Patienten sind ungünstig für die Erlöse. Sinkende Erlöse können schnell existenzbedrohend werden. Da kann es dann schon passieren, dass ein Geschäftsführer – so wie Rudolf M. in Oldenburg – es für nicht akzeptabel hält, aufgrund von »vagen Verdachtsmomenten und Zufällen« das Krankenhaus zu gefährden. Der Ruf des Hauses ist da allemal wichtiger. So wird der offene Umgang mit Fehlern und offensichtlich verdächtigem Verhalten schädlich für das Betriebsergebnis. Aufklärung wird so zum Wettbewerbshindernis. Diese Mechanismen haben in Oldenburg dazu beigetragen, dass Niels H. die Möglichkeit hatte, anschließend in Delmenhorst 56 nachgewiesene Morde zu verüben.

Notwendig wären außerdem spezifische Aus- und Weiterbildungen und teamübergreifende Gesprächsrunden. Mitarbeiter*innen und Vorgesetzte müssen wissen, dass »so etwas« auch auf der eigenen Station passieren kann. An Orten des häufigen Sterbens wie beispielsweise Intensivstationen fällt die Aufdeckung vorsätzlicher Tötungen besonders schwer.

Es gilt also, in Krankenhäusern ein Arbeitsklima zu schaffen, das Zeit und Raum für genaue Beobachtungen, die Reflexion des eigenen Handelns und den Austausch bietet.

Aus- und Weiterbildung verbessern

Es ist erstaunlich, dass die Gerichtsverfahren gegen die Helfer*innen, die vor den Augen ihrer Kollegen und Vorgesetzten zu Mördern geworden waren, von den Ausbildungsverantwortlichen nicht für Anschauungsunterricht genutzt wurden. In den Gerichtssälen waren keine Seminargruppen von Universitäten oder Kurse von Krankenpflegeschulen anzutreffen. Dabei könnten Unterrichtseinheiten über das gefährliche Zusammenwirken von Ehrgeiz, Überforderung, Abstumpfung und Verrohung auf der einen Seite und Erfolgsdruck, Führungsversagen und Vertuschen auf der anderen Seite eine Menge bewirken.

Jeder, der diese Gerichtsverhandlungen verfolgt und selbst bereits Patienten versorgt hat, muss danach Tötungen auch am eigenen Arbeitsplatz für durchaus vorstellbar halten. Wären diese Vorstellungen Thema bei der Ausbildung, könnten gefährliche Entwicklungen wahrscheinlich häufiger rechtzeitig entdeckt werden.

Lernen, mit den Anforderungen umzugehen

In kaum einem anderen Tätigkeitsfeld ist die Konfrontation mit Leid und Sterben so groß wie im Krankenhaus. Pflegekräfte und Mediziner*innen werden oft mit schwersten Leidenszuständen und schwierigen Sterbeprozessen konfrontiert. Der psychische Druck ist enorm, wenn jeder Fehler lebensgefährliche Folgen haben kann. Diese schwierige Arbeit muss zudem meist unter erheblichem Zeit- und Effizienzdruck bewältigt werden.

In der Ausbildung wird viel zu wenig darauf eingegangen, wie Helfer*innen mit den vielen, teils widersprüchlichen Anforderungen umgehen können. Man muss Auszubildenden deswegen beibringen, wie man Fehlentwicklungen frühzeitig erkennen kann. Der Umgang mit Fehlern und die Fähigkeit, konstruktive Rückmeldungen zu geben, müssen geübt, die tägliche Umsetzung vorgelebt werden.

Zukünftige Helfer*innen müssen darin geschult werden, das eigene Denken und Tun ständig zu überprüfen. Und sie müssen verstehen, dass das ein lebenslanger Prozess ist. Selbstverständlich muss es für diesen Lernprozess verbindliche Zeiten und geschützte Räume geben, auch in Weiterbildungen, wenn man bereits im Beruf steht.

Wie kann man erkennen, dass die Grenzen der eigenen Belastbarkeit erreicht oder gar überschritten sind? Was kann man tun, wenn sich ein Teammitglied auffällig verhält? Mit solchen Fragen werden Berufsanfänger im Augenblick allein gelassen. Sie werden in ein System hineingeworfen, in dem sie unvorbereitet vielfältigen psychosozialen Belastungen ausgesetzt werden.

Grenzüberschreitungen entgegenwirken

Gewalt gegenüber Schutzbefohlenen muss ebenso Thema in der Ausbildung werden wie später in der Fort- und Weiterbildung. Die Frühwarnzeichen sollten alle Helfer*innen kennen. Das ist schon deshalb erforderlich, weil es in kaum einem anderen Berufsfeld eine so große Abhängigkeit gibt wie die zwischen Krankenhauspatient*innen und ihren Helfer*innen. Kranke sind auf Hilfe und Zuwendung angewiesen und vertrauen darauf, gut behandelt und gepflegt zu werden. Unvermeidbar ist daher ein helfender Beruf im Krankenhaus mit der Ausübung von Macht verbunden. Diese Macht kann man zum Wohl der Schutzbefohlenen einsetzen, man kann sie aber auch missbrauchen.

Gerade asymmetrische Beziehungen sind anfällig für Missbrauch. Je schutzloser eine Person, desto größer ist das Risiko des Machtmissbrauchs. Wer unmittelbar in der Patientenversorgung arbeitet, erlebt nicht selten enttäuschte Hoffnungen und Verzweiflung beim Überbringen trauriger Nachrichten und am Lebensende. Es ist eine anspruchsvolle Daueraufgabe, die persönlichen Grenzen und die Grenzen professionellen Handelns zu akzeptieren und sich von vermeintlichen oder tatsächlichen grenzüberschreitenden Handlungsaufträgen abzugrenzen.

Diese Aufgabe kann nur im Austausch mit Kolleg*innen gelingen. Der Umgang mit der eigenen Ohnmacht und Hilflosigkeit will gelernt sein. Gelingt das nicht, sind Selbstwertkrisen und Verbitterung die Folgen, die irgendwann vielleicht Patienten zu Opfern werden lassen.

Um das zu verhindern, gibt es viele Fragen, die sich Helfer*innen stellen müssen – und zwar während des gesamten Berufslebens: Welche persönlichen Auswirkungen haben die alltäglichen Anforderungen und Verrichtungen auf mich? Etwa das Aufschneiden von Menschen bei Operationen, das Wegwischen von Exkrementen, die Versorgung von entstellten Unfallopfern, die Begleitung von sterbenden Menschen, der Umgang mit schimpfenden Personen oder bedrohlichen Situationen? Was löst es bei mir aus, wenn Patienten nicht mehr gut versorgt werden können, weil der Arbeitsanfall zu groß ist? Die möglichen Reaktionen auf diese vielfältigen Belastungen müssen fester Bestandteil der Aus- und Weiterbildung sein.

Externe Supervision, also eine neutrale und kompetente Stimme von außen, kann dabei sehr hilfreich sein. Helfer*innen können sich dadurch über die Motive für ihre Berufswahl Klarheit verschaffen. Was verbirgt sich hinter dem häufig geäußerten Wunsch, helfen zu wollen und im Kontakt mit anderen Menschen zu sein? Gibt es tiefer liegende Motive, die etwa mit Selbstunsicherheit, Narzissmus oder Machthunger verknüpft sind? Hängt die Motivation für einen Helferberuf mit der weitverbreiteten Ansicht zusammen, dass Helfer*innen durch die Patient*innen ihre eigenen Probleme lösen wollen?

Helfer*innen sollten zudem über ihre Belastbarkeit und den Zusammenhang zwischen ihrem eigenen Befinden und der Qualität ihrer Arbeit Bescheid wissen. »Wenn es mir gut geht, dann komme ich mit der Situation klar. Geht es mir schlecht, dann wird mir alles zu viel, und ich bin sofort auf hundertachtzig«, so berichtete ein Pfleger. Es ist wichtig, die eigene Reaktion auf Aggressivität, Ekelgefühle und Konflikte zu kennen.

Konflikten vorbeugen, Warnzeichen erkennen

Für eine förderliche Arbeitsatmosphäre ist der alltägliche, berufsgruppenübergreifende Austausch unerlässlich. In fast allen Krankenhäusern, die zu Tatorten wurden, bestanden lang andauernde und ungelöste Konflikte zwischen Berufsgruppen, Hierarchieebenen oder Einzelpersonen. Solche ungelösten Spannungen sind Risikofaktoren für lange Tatzeiträume und hohe Opferzahlen.

Nicht zuletzt muss der Zusammenhang von Macht und Ohnmacht wieder und wieder thematisiert werden. Nur so lässt sich eine Wahrnehmung entwickeln, die gefährliche Fantasien und übergriffiges Verhalten erkennt – das eigene und das der anderen.

Häufig sind Vorgesetzte jedoch nicht fähig, Mitarbeitern eine konstruktive kritische Rückmeldung zu geben. Es ist eben für den Moment meist einfacher, die Dinge laufen zu lassen, ohne sie anzusprechen. Werden aber Fehler dauerhaft übergangen, kann es zu gefährlichen Entwicklungen kommen. Von den Vorgesetzten wird vorgelebt, ob Regelverstöße toleriert werden und ob es ein Interesse an der Qualität der Arbeit gibt.

Bleiben aber beispielsweise wichtige Informationen an Vorgesetzte ohne erkennbare Reaktion, kommt die alte Militärweisheit »melden macht frei« im Krankenhaus zum Vorschein. Der einzelne Mitarbeiter denkt dann, er hätte seiner Pflicht Genüge getan, sobald der Verdacht gemeldet ist. Er wähnt sich nicht mehr in der Verantwortung.

Doch aus der persönlichen Verantwortung für das Patientenwohl gibt es kein Entkommen. Auch das ist eine der Lehren aus den Gerichtsprozessen, von denen man sich wünschte, jeder Helfer hätte sie verinnerlicht.

Erste Vorboten für gewalttätiges Verhalten manifestieren sich häufig in einer zynisch-verrohten Sprache. Da ist dann die Rede vom »Abkratzen« oder »Krepieren«, wenn jemand im Sterben liegt.

Eine Intensivschwester beispielsweise zuckte im Gespräch hilflos mit den Schultern. »Jeder geht anders mit Stress um, die meisten versuchen, das auszublenden. Man will nicht so genau hingucken, nicht bei sich und auch nicht bei den anderen. Augen zu und durch. […] Wenn ich es mir recht überlege, dann gibt es schon viele psychisch Auffällige. […] Na ja, wir reden schon manchmal ganz schön zynisch über die Patienten. Aber ganz ehrlich, irgendwie muss man das alles verarbeiten, und die Sprache ist für viele ein Ventil.«

Fast jeder Helfer kennt zynische oder sarkastische Kollegen. Die Grenze zwischen diesem scheinbar nötigen Ventil und purer

Bösartigkeit ist offenbar schmal, denn einer rohen Sprache folgen nicht selten ebensolche Taten.

Das gilt übrigens ebenso für öffentliche Diskussionen, wenn vom »Altenberg«, von der »Rentnerschwemme« oder von der »Kostenexplosion im Gesundheitswesen« und den »Soziallasten« die Rede ist. Wer möchte schon anderen zur Last fallen und die Kosten im Gesundheitswesen zum Explodieren bringen? So eine Rhetorik ist Ausdruck und Verstärker der Entwertung von menschlichem Leben, wenn es in die Jahre kommt und auf Hilfe und Unterstützung angewiesen ist. Unvermeidlich werden durch diese Sprache auch die Helfer*innen entwertet, die sich um diese Menschen kümmern.

Auch viele der späteren Täter*innen hätte man an ihrer Sprache erkennen können. Sie zogen sich zurück, wurden verschlossener, reagierten gereizt, wechselten in den Nachtdienst, vergriffen sich im Ton und handelten eigenmächtig. Aber das Führen von Kliniken rein nach Ertragsgesichtspunkten und nicht nach den Geboten menschlicher Ethik erschwert offensichtlich den Umgang mit solchen Fehlentwicklungen.

Klasse statt Masse

Was wir brauchen, ist nichts weniger als ein Systemwechsel. Unsere Krankenhäuser müssten ab sofort dafür belohnt werden, wenn sie sich ganzheitlich kranken Menschen und ihren Bedürfnissen widmen. Das Entlohnungssystem für Kliniken darf keinen Anreiz mehr dafür bieten, dass medizinische Entscheidungen einen Einfluss auf den Profit des Krankenhauses haben.

Die fachlichen und ethischen Standards in Medizin und Pflege müssen mit Patientenwohl, Gemeinwohl und Wirtschaftlichkeit in ein neues Gleichgewicht gebracht werden. Denn für die

Versorgung der Patienten ist es sowohl gefährlich als auch fachlich und ethisch nicht zu vertreten, dass bei medizinischen Entscheidungen der Budgeterfolg des Krankenhauses eine sehr einflussreiche Rolle spielt.

Wie wir gesehen haben, beeinflussen jedoch gegenwärtig die Gewinnerwartungen von Investoren im Klinikbereich medizinische Indikationsstellungen, etwa bei gut vergüteten Operationen.

Spitzenreiter – bei den Kosten

Im internationalen Vergleich lag Deutschland, wie bereits erwähnt, in der EU bei den Krankenhausbetten im Jahr 2015 mit 813 Betten je 100 000 Einwohner ganz vorn (Statistisches Bundesamt, 2018a). Selbstverständlich ist nur ein belegtes Bett ein gutes Bett. Deutschland gibt außerdem mit 11,2 Prozent EU-weit den höchsten Anteil am Bruttoinlandsprodukt für Gesundheit aus. Allein für den Krankenhausbereich stiegen die Ausgaben der gesetzlichen Krankenkassen von 64,2 Milliarden Euro im Jahr 2013 auf 80,3 Milliarden Euro im Jahr 2019. (Gottfried, 2018)

Eigentlich sollte man meinen, dass Deutschland damit auch bei der Versorgungsqualität Spitzenreiter ist. Dem ist aber nicht so. So starben in Deutschland 8,7 Prozent der Patienten über 45 Jahre während eines stationären Klinikaufenthaltes, wenn sie mit einem akuten Herzinfarkt eingewiesen worden waren. Von 32 OECD-Ländern lag Deutschland damit auf Platz 25 (Hacker, 2016). Bei der Lebenserwartung liegt Deutschland nur auf Platz 18 in der EU. Auch bei anderen Gesundheitsparametern befindet sich Deutschland allenfalls im Mittelfeld der Industrieländer, z. B. bei der Versorgung chronisch Kranker oder bei der Kindersterblichkeit.

Spitzenreiter ist Deutschland dagegen auf ganz anderen Feldern – beim Gelenkersatz, bei Herzkatheteruntersuchungen und Eingriffen an der Wirbelsäule (EbM-Netzwerk, 2019). Hier hat das Fallpauschalen-System zu deutlichen Über-, Unter- und Fehlversorgungen geführt (Bundesministerium der Finanzen, 2018). Überdiagnostik und Übertherapie gab es z. B. bei radiologischer Diagnostik oder beim Gelenkersatz.

Wenn Deutschland im EU-Vergleich also das meiste Geld für Krankenhäuser ausgibt und die Ergebnisse eher unterdurchschnittlich sind, dann sollte man doch wenigstens davon ausgehen, dass ausreichend Personal vorhanden ist. Zumal Deutschland mehr Ärzte pro Einwohner hat als der EU-Durchschnitt: 4,3 pro 1000 Einwohner im Vergleich zu 3,6 pro 1000 Einwohner im EU-Schnitt. Auch mit 12,0 Pflegekräften pro 1000 Einwohner liegt Deutschland deutlich über dem europäischen Durchschnitt mit 8,5 Pflegekräften pro 1000 Einwohner. (Hacker, 2016)

Setzt man dann allerdings die Zahl der Krankenhausärzte zur Bettenzahl ins Verhältnis, dann ist die Arzt-pro-Bett-Quote im europäischen Vergleich niedrig. Ganz am Ende rangiert die Pfleger-pro-Bett-Quote. In Norwegen gibt es knapp 40 Pfleger*innen für 1000 Krankenhauspatienten und in Frankreich fast 32. Für 1000 Patienten in einem deutschen Krankenhaus standen im Jahr 2016 dagegen nur 19 Pfleger*innen zur Verfügung. (Böcken und Kostera, 2017) Diese Quote ist eine der niedrigsten in der EU (EbM-Netzwerk, 2019).

Diese Fehlentwicklung ist wesentlich verursacht durch ein Finanzierungssystem, das die deutschen Krankenhäuser seit Jahrzehnten in einen ruinösen Verdrängungswettbewerb zwingt. Stellenabbau und Unterbesetzung bei gleichzeitiger Steigerung der Fallzahlen sind gut für die Bilanz und den Fortbestand des Hauses, aber schlecht für Mitarbeiter*innen und gefährlich für Patient*innen. Die vielen Krankenhäuser in Deutschland, die möglichst viele (lukrative) Patient*innen mit möglichst wenig Personal in möglichst kurzer Zeit »versorgen«, behindern eine wirklich gute Versorgung. Hinzu kommt, dass komplizierte und »teure Patienten« mit im Jargon sogenannten schlechten Risiken möglichst abgewimmelt werden.

Rund 25 Prozent aller Kliniken sind derzeit personell und technisch nur unzureichend ausgestattet (Hacker, 2016). Im Jahr 2018 war etwa ein Drittel der Krankenhäuser insolvenzgefährdet. Gleichzeitig machten viele private Krankenhausträger Gewinne. (Klauber et al., 2018)

Falsche Verteilung von Mitteln

Eigentlich sind sich alle Beteiligten einig: Es muss sich dringend etwas ändern. Aber leider regiert das »Sankt-Florian-Prinzip«. Die Probleme werden nicht angegangen, sondern in die Zukunft verschoben. Denn irgendeine Wahl ist immer. Der Politiker, der in seinem Wahlkreis für die Umwandlung eines Krankenhauses in ein ambulantes Gesundheitszentrum kämpft, dürfte dann schlechte Chancen haben. Deswegen hofft »die Politik« auf »den Wettbewerb, den Markt«. Und diesen anonymen Markt unterstützt sie nach Kräften.

Grundsätzlich haben die Krankenhäuser Anspruch auf Förderung der Investitionskosten (z. B. Neubauten oder neue Geräte) durch das jeweilige Bundesland. Dieser gesetzlichen Verpflichtung kommen die Länder aber seit Jahren nicht mehr ausreichend nach. Die Fördermittel der Länder wurden von 3,4 Milliarden Euro im Jahr 2000 auf 2,8 Milliarden Euro im Jahr 2017 gesenkt. (Gottfried 2018) Dadurch können Kliniken zum »Marktaustritt« gezwungen werden, ohne dass dies auf den einzelnen Entscheidungsträger oder eine Partei zurückfällt.

In dieser Misere wird deshalb Geld, das für die Behandlung von Patienten bezahlt wird und für die Personalausstattung vorgesehen ist, für die Finanzierung von Neubauten, Sanierungen und Geräten zweckentfremdet, zulasten der Patientensicherheit und der Mitarbeiter*innen.

Unter dem Schlagwort »Deckungsbeitrag« wird dieser allseits bekannte kollektive Gesetzesverstoß verharmlost. Seit vielen Jahren werden Unsummen für die nicht erforderliche bauliche und technische »Standortsicherung« ausgegeben.

Auf dem Weg in eine bessere Zukunft

Der staatlich gelenkte Krankenhausmarkt hat zu kostspieligen Fehlversorgungen, Personalmangel und einer entfesselten Bürokratie geführt (Bundesministerium der Finanzen, 2018). Drei von vier Krankenhäusern suchen Ärzte (Blum et al., 2019). Schon jetzt fehlen mindestens 40 000 Pfleger*innen in den Kliniken (Heeser, 2020). Wir lassen es zu, dass ein extrem kostspieliger Verdrängungswettbewerb der Kliniken untereinander befeuert wird. So geht der Blick auf das Patienten- und Gemeinwohl verloren, und die Kosten steigen bei sinkender Qualität.

Der medizinisch notwendige Bedarf und die Versorgungsqualität müssten zu dominierenden Steuerungsinstanzen im Krankenhaus werden. Diese Qualität ließe sich z. B. an den Komplikationsraten und dem nachhaltigen Erfolg von Operationen und Therapien festmachen. Auch das Ausbildungsniveau und die Qualität der Personalausstattung sind ein Qualitätskriterium. Sie ließe sich daran messen, wie Patienten und ihre Angehörigen den Behandlungserfolg beurteilen.

Bevor wir ein neues Krankenhauswesen sinnvoll planen können, muss eine ganze Reihe von Fragen beantwortet und müssen

Zahlen analysiert werden. Wie viele Einrichtungen und Dienste (z. B. Krankenhäuser, Polikliniken, Gesundheitszentren) brauchen wir für eine gute und ressourcenbewusste Versorgung der Bevölkerung? Sollen Krankenhäuser Einrichtungen der Daseinsfürsorge sein oder marktwirtschaftliche Dienstleistungsunternehmen? Soll es weiterhin möglich sein, dass Beiträge von Versicherten durch private Krankenhausbetreiber in die Taschen anonymer Investoren fließen? Sollen die ambulante und die stationäre Versorgung von Kranken und Verletzten weiter unverbunden nebeneinander existieren? Wie viel Vertrauen können Patient*innen haben, dass ihr persönliches Wohl bei der Entscheidung über Diagnostik und Therapie stets Vorrang hat gegenüber betriebswirtschaftlichen Diktaten?

Um diese Fragen zu beantworten, brauchen wir eine offene gesellschaftliche Diskussion, die auch unangenehme Wahrheiten nicht verschweigt, und politischen Gestaltungswillen.

Unabdingbar müssen in einem erfolgreichen Gesundheitssystem der Zukunft folgende Anforderungen erfüllt werden:

- Gesundheitsfürsorge muss Bestandteil der staatlichen Daseinsfürsorge sein; ebenso die Bedarfsplanung und eine angemessene Ausstattung mit Personal und Sachmitteln.
- Es bedarf eines Vergütungssystems im Gesundheitswesen, das Anreize für eine medizinisch sinnvolle patienten- und gemeinwohlorientierte Versorgung schafft und das trotzdem wirtschaftlich ist.
- Die dauerhafte Aufwertung der Helferberufe und wirklicher Respekt gegenüber Patienten*innen und Angehörigen sind Voraussetzungen für eine Verbesserung der Zustände im Krankenhaus.
- Notwendig ist außerdem ein Wille zur Veränderung bei der gesamten Bevölkerung, also bei uns allen.

Ein Schritt in die richtige Richtung ist das seit 2020 gültige Pflegepersonalstärkungsgesetz. Auf Grundlage des individuellen Pflege- und Behandlungsbedarfs muss ein Personalschlüssel ermittelt, verbindlich festgelegt und ausreichend finanziert werden. So lässt sich das Fallpauschalen-System durch ein einfaches und bürokratiearmes System ersetzen, das bei sparsamer Betriebsführung die realen Kosten der tatsächlich erforderlichen Krankenhäuser erstattet.

Es gilt außerdem, die Entwertung der Helfer*innen und die Gleichgültigkeit gegenüber ihren Nöten zu überwinden. Nur so können die Gesundheitsberufe wieder attraktiver und die Versorgungsqualität gesteigert werden. Dafür ist eine grundlegende Kurskorrektur erforderlich.

Tötungsserien in Kliniken sind derzeit in ein Versorgungssystem eingebettet, das durch Gewinnstreben und unverantwortlichen Personalabbau bei steigenden Leistungsanforderungen gekennzeichnet ist. Dadurch wird das Erkennen von Fehlern und Warnzeichen erschwert. Gleichzeitig entstehen Anreize für das Kaschieren von Fehlentwicklungen. Letztlich gibt es keine Garantie dafür, dass Extremtaten, wie sie in diesem Buch dokumentiert wurden, nicht wieder vorkommen. Doch im Moment haben es Täter wie Niels H. allzu leicht.

Erst wenn genügend qualifizierte und ausreichend geschulte Mitarbeiter*innen die nötige Zeit für einen unverstellten und kritischen Blick auf die komplexe Krankenhausrealität haben und der offene Umgang mit Fehlern systematisch gefördert wird, können gefährliche Entwicklungen erkannt und Täter frühzeitig gestoppt werden.

Wir können viel dafür tun, dass solche Verbrechen nicht mehr vorkommen.

Anhang

Fallübersicht

Tötungsserien im Ausland

	(Beine 1998:28)	(Beine 1998:30)	(Beine 2011:25)	(Beine 2011:26)
Täter*in	Lee Roy H.	Frans H.	Cecile B.	Arnfinn N.
Geschlecht	♂	♂	♀	♂
Land	USA	Holland	Belgien	Norwegen
Alter	21	40	44	45
Urteil	1975	1976	1978	1983
Strafe	lebenslänglich	lebenslänglich	Forensik	21 Jahre
Todesopfer	6	5	3	22
Verdachtsfälle	unbekannt	ca. 30	30	unbekannt
Tatzeitraum	unbekannt	4 Jahre	3 Jahre	3,5 Jahre
Tötungsart	Lidocain	Insulin Diazepam	Insulin	Curare
Beruf	Pfleger	Pfleger	Pflegerin	Pfleger
Tatort(e)	Klinik	Klinik	Klinik	Klinik
schuldfähig	ja	vermindert	unbekannt	vermindert

	(Beine 1998:32)	(Beine 1998:33)	(Beine 1998:35)	(Beine 2011:35)
Täter*in	unbekannt	Robert D.	Donald H.	Richard A.
Geschlecht	♂	♂	♂	♂
Land	Japan	USA	USA	USA
Alter	unbekannt	46	35	27
Urteil	1983	1984	1987	1989
Strafe	unbekannt	lebenslänglich	lebenslänglich	50 Jahre
Todesopfer	2	12	50	2
Verdachtsfälle	unbekannt	60	74	unbekannt
Tatzeitraum	8 Monate	4 Wochen	unbekannt	6 Monate
Tötungsart	Schläge	Lidocain	Luftinjektionen, Rattengift	Pancuronium
Beruf	Pfleger	Pfleger	Pfleger	Pfleger
Tatort(e)	Klinik	Klinik	Klinik	Kinik, ICU
schuldfähig	unbekannt	ja	ja	ja

	(Beine 2011:39)	(Beine 2011:40)	(Beine 2011:40)	(Beine 2011:42)
Täter*in	Orville L. M.	Edson G.	Kristen G.	Efren S.
Land	USA	Brasilien	USA	USA
Geschlecht	♂	♂	♂	♂
Alter	36	43	33	31
Urteil	1999	2000	2001	2002
Strafe	lebenslänglich	76 Jahre	lebenslänglich	lebenslänglich
Todesopfer	6	4	4	6
Verdachtsfälle	100	130	unbekannt	100
Tatzeitraum	22 Monate	6 Monate	2 Jahre	8 Jahre
Tötungsart	KCl, Adrenalin	KCl	Ephedrin	Ersticken Pancuronium
Beruf	Pfleger	Pfleger	Pflegerin	Therapeut
Tatort(e)	Klinik, ICU	Klinik	Klinik	Klinik
schuldfähig	ja	ja	ja	ja

	(Beine 2011:48)	(Beine 2011:69)	(Beine 2011:77)	(Beine 2011:83)
Täter*in	Timea F.	Christine M.	Charles C.	Benjamin G.
Land	Ungarn	Frankreich	USA	England
Geschlecht	♀	♀	♂	♂
Alter	26	33	43	27
Urteil	2003	2003	2006	2006
Strafe	11 Jahre	12 Jahre	397 Jahre	lebenslänglich
Todesopfer	1	6	29	2
Verdachtsfälle	40	30	60	unbekannt
Tatzeitraum	10 Monate	18 Monate	16 Jahre	3 Monate
Tötungsart	KCl	KCl, Sedativa	Digoxin	Muskelrelaxantien, Insulin,Sedativa
Beruf	Pfleger	Pflegerin	Pfleger	Pfleger
Tatort(e)	Klinik	Klinik	10 Kliniken	Klinik
schuldfähig	ja	ja	ja	ja

	(Beine 2011:84)	(Beine 2011:87)	(Beine 2011:88)	(Beine 2011:90)
Täter*in	Vickie J.	Colin N.	Petr Z.	Sonja C.
Land	USA	England	Tschechien	Italien
Geschlecht	♀	♂	♂	♀
Alter	40	32	31	38
Urteil	2006	2008	2008	2008
Strafe	lebenslänglich	lebenslänglich	lebenslänglich	20 Jahre
Todesopfer	10	4	7	5
Verdachtsfälle	20	unbekannt	unbekannt	unbekannt
Tatzeitraum	3 Monate	7 Monate	4 Monate	unbekannt
Tötungsart	Muskelrelaxantien	Insulin	Heparin	Luftinjektionen
Beruf	Pflegerin	Pfleger	Pfleger	Pflegerin
Tatort(e)	Klinik	Klinik	ICU	Klinik
schuldfähig	ja	ja	ja	ja

	(Beine 2011:90)	(Graczyk 2012)	(Crossley 2015)	(Redaktion 2020)
Täter*in	Aino N.	Kimberly S.	Victorino Ch.	Daniela P.
Land	Finnland	USA	GB	Italien
Geschlecht	♀	♀	♂	♀
Alter	59	38	49	47
Urteil	2010	2012	2015	2020
Strafe	lebenslang	lebenslang	lebenslang	30 Jahre
Todesopfer	4	5	2	1
Verdachtsfälle	unbekannt	unbekannt	unbekannt	38
Tatzeitraum	5 Jahre	4 Monate	2 Monate	2 Jahre
Tötungsart	Opiate, Sedativa	Bleichmittel	Insulin	Kalium
Beruf	Pflegerin	Pflegerin	Pfleger	Pflegerin
Tatort(e)	Klinik, Heim	Klinik	ICU	Klinik
schuldfähig	ja	ja	ja	ja

	(Corfixen 2019)	(NN 2018)	(Bocci 2019)	(Hamill 2020)
Täter*in	Christina H.	Ivo P.	Fausta B.	Reta M.
Land	Dänemark	Belgien	Italien	USA
Geschlecht	♀	♂	♀	♀
Alter	32	61	57	46
Urteil	2017	2018	2019	schuldig
Strafe	12 Jahre	27 Jahre	lebenslang	steht im Frühjahr 2021 noch aus
Todesopfer	4	5	4	7
Verdachtsfälle	30	54	10	unbekannt
Tatzeitraum	3 Jahre	33 Jahre	1 Jahr	11 Monate
Tötungsart	Morphium	Luftinjektionen	Heparin	Insulin
Beruf	Pflegerin	Pfleger/ Diakon	Pflegerin	Pflegerin
Tatort(e)	Klinik	Klinik	ICU	Klinik
schuldfähig	ja	ja	ja	ja

Tötungsserien im deutschen Sprachraum

	(LG Wuppertal 1976)	(LG Freiburg 1981)	(LG Wuppertal 1989)
Täter*in	Rudi Z.	Reinhard B.	Michaela R.
Land	Deutschland	Deutschland	Deutschland
Geschlecht	♂	♂	♀
Alter	geb. 1929	geb. 1950	geb. 1958
Urteil	1976	1981	1989
Strafe	lebenslang	7 Jahre	11 Jahre
Todesopfer	2	7	5
Verdachtsfälle	9	10	14
Tatzeitraum	8 Monate	4 Tage	4,5 Monate
Tötungsart	Dominal	Digitalis	Clonidin, KCl
Beruf	Diakon	Pfleger	Pflegerin
Tatort(e)	Klinik, Heim	ICU	ICU
schuldfähig	ja	vermindert	ja

	(Landesgericht für Strafsachen Wien 1991)	
	Lainz	
Täterin	Waltraud W	Irene L.
Land	Österreich	Österreich
Geschlecht	♀	♀
Alter	geb. 1958	geb. 1961
Urteil	1991	1991
Strafe	lebenslang	lebenslang
Todesopfer	15	5
Verdachtsfälle	50	50
Tatzeitraum	7 Jahre	7 Jahre
Tötungsart	»Mundpflege« Rohypnol	»Mundpflege« Rohypnol
Beruf	Pflegehelferin	Pflegehelferin
Tatort(e)	Klinik	Klinik
schuldfähig	ja	ja

	(LG Bielefeld 1993)	(KG Luzern 2005)	(LG Kempten 2006)
Täter*in	Wolfgang L.	Roger A.	Stephan L.
Land	Deutschland	Schweiz	Deutschland
Geschlecht	♂	♂	♂
Alter	geb. 1956	geb. 1969	geb. 1978
Urteil	1993	2006	2006
Strafe	15 Jahre	lebenslang	lebenslang
Todesopfer	10	25	27
Verdachtsfälle	17	keine	42
Tatzeitraum	8 Monate	6 Jahre	17 Monate
Tötungsart	Luftinjektionen	Ersticken, Sedativa	Sedativa, Muskelrelaxantien
Beruf	Pfleger	Pfleger	Pfleger
Tatort(e)	Klinik	Klinik, Heime	Klinik
schuldfähig	ja	ja	ja

	(LG Berlin 2007)	(LG Oldenburg 2019)
Täter	Irene B.	Niels H.
Land	Deutschland	D
Geschlecht	♀	♂
Alter	geb. 1952	geb. 1976
Urteil	2007	2019
Strafe	lebenslang	lebenslang
Todesopfer	5	87
Verdachtsfälle	8	ca. 200
Tatzeitraum	16 Monate	4,5 Jahre
Tötungsart	Sedativa, Nipruss®	Gilurytmal®
Beruf	Pflegerin	Pfleger
Tatort(e)	ICU	IUC
schuldfähig	ja	ja

Glossar

Abszess	Eiteransammlung in einer abgeschlossenen Gewebehöhle
Abwehr-mechanismen	Unbewusst ablaufende seelische Prozesse, die einen hemmenden Einfluss auf das Eindringen von Triebimpulsen und Vorstellungen ins bewusste Erleben haben.
Affektisolierung	Die Person wehrt emotionale Konflikte oder Belastungen ab, indem sie ihre ursprünglich damit verbundenen Gefühle abtrennt. Der Mensch verliert die Verbindung mit diesen Gefühlen, die mit einer bestimmten Vorstellung (z. B. Straftat, traumatisches Ereignis) verbunden sind. Gleichzeitig kann der Betroffene die Situation beschreiben, weiß also um das Ereignis.
Ajmalin	Wirksubstanz von Gilurytmal® Medikament zur Behandlung von Herzrhythmusstörungen, wird ausschließlich intravenös verabreicht.
Altersmarasmus	Altersschwäche
Amiodaron	Wirksubstanz von Cordarex® Medikament zur Behandlung von Herzrhythmusstörungen
Anämie	Blutarmut, Verminderung des roten Blutfarbstoffes
Anexate®	Gegenmittel bei Überdosierung mit Benzodiazepinen; Wirksubstanz: Flumazenil
Antiarrhythmika	Medikamente gegen Herzrhythmusstörungen

Anus praeter	Künstlicher, operativ angelegter Darmausgang
Apallisches Syndrom	Wachkoma, schwerste Schädigung des Gehirns
Aphasie	Sprachstörung
Apoplex	Schlaganfall
Arrhythmie	Herzrhythmusstörung
Arthritis, rheumatische	Rheumatische Gelenkentzündung
Ascites	Pathologische Flüssigkeitsansammlung in der freien Bauchhöhle
Asystolie	Fehlende Kontraktion des Herzmuskels, d. h. Herzstillstand
Atemdepression	Zunehmende Verlangsamung der Atmung
autoerotische Asphyxie	Selbst herbeigeführte Strangulation oder Erstickung mit dem Ziel, sexuellen Lustgewinn zu erreichen
Azathioprin	Wirkstoff, der das Immunsystem unterdrückt, z. B. bei Organtransplantationen, Multipler Sklerose
Azithromycin	Antibiotikum
Balintgruppe	Arbeitsgruppen, die unter der Leitung eines erfahrenen Gruppenleiters regelmäßig zusammenkommen, um über Patienten aus ihrer Praxis zu sprechen.
Baralgin®	Schmerzmittel Wirkssubstanz: Metamizol
Betadorm®	Schlafmittel Wirksubstanz: Diphenhydramin
Bezodiazepine	Gruppe von beruhigenden und angstlösenden Medikamenten, z. B. Valium®, Lexotanil®, Rohypnol®
Bolus	(Zu) schnelles Spritzen eines Medikamentes

Bradycardie — Langsame Herztätigkeit

Bromazepam — Wirksubstanz in Lexotanil®, gehört zur Gruppe der Benzodiazepine

Butterfly — Einmalspritze mit Schmetterlingsgriff und Anschluss-Schlauch zum Anlegen einer Infusion

Cardiomyopathie — Erkrankung des Herzmuskels

Carotisthrombose — Blutpfropf in der Kopfschlagader

Catapresan® — Blutdrucksenkendes Medikament Wirksubstanz: Clonidin

Cerebralsklerose — Krankhafte Veränderung der Hirnarterien mit Verhärtung, Elastizitätsverlust und Querschnittseinengung

Clonidin — Wirksubstanz eines blutdrucksenkenden Medikaments Handelsname: Catapresan®

Curare — Pfeilgift
Wirkt bei direkter Aufnahme in die Blutbahn lähmend auf die Bewegungs- und Atemmuskulatur. Therapeutische Verwendung als muskelerschlaffendes Medikament, z. B. bei Narkosen vor einer künstlichen Beatmung.

Cyanid — Blausäure

Cyanose — Blaufärbung wegen mangelnder Sauerstoffsättigung des Blutes, erkennbar z. B. an Lippen, Fingernägeln und im Gesicht

Debilität — Leichte Form der geistigen Behinderung

Defibrillator — Schockgeber
Medizinisches Gerät, mit dem man durch dosierte Stromstöße gefährliche Herzrhythmusstörungen beenden kann.

Dekompensation	Entgleisung, z. B. wenn der Körper die Fehlfunktion eines Organs nicht mehr kompensieren kann.
Depridol®	Stark schmerzstillendes Betäubungsmittel Wirksubstanz: Methadonhydrochlorid
Diabetes mellitus	Zuckerkrankheit
Diarrhoe	Durchfall
Diazepam	Wirksubstanz in Valium® Medikament aus der Gruppe der Benzodiazepine
Digitalis	Mittel zur Förderung der Leistungsfähigkeit des Herzens
Digoxin	Medikamentengruppe, die bei Herzmuskelschwäche eingesetzt wird
Dilatative Kardiomyopahie	Pathologische Vergrößerung der Herzkammern
Dilaudid-Atropin®	Starkes, morphinhaltiges Schmerzmittel
Dissimulieren	Vorsätzliches Herunterspielen von Krankheitszeichen
Diurese	Harnausscheidung
Diuretika	Medikamente zur Wasserausscheidung (Wassertabletten)
Dolantin®	Starkes, morphinartig wirkendes Schmerzmittel Wirksubstanz: Pethidin
Dolargan®	Starkes, morphinartig wirkendes Schmerzmittel Wirksubstanz: Pethidin
Dominal®	Neuroleptikum gegen Psychosen, Unruhe- und Erregungszustände Wirksubstanz: Prothipendyl

Dormicum® Starkes Beruhigungsmedikament, wird z. B. in der Intensivmedizin zur Sedierung (u. a. zur Erzeugung eines künstlichen Dauerschlafes) oder vor operativen Eingriffen verabreicht. Wirksubstanz: Midazolam

Dysphorisch Missmutig, unausgeglichen, mürrisch, nörglerisch

Dyspnoe Atemstörung

Elektrolyte Lebensnotwendige Mineralien, z. B. Natrium, Kalium, Calcium, Clorid, Phosphat

Encephalitis Gehirnentzündung

Endoskopie Technik, mit der sich Körperhöhlen und Hohlorgane betrachten lassen, z. B. bei Darm- oder Magenspiegelung

Ephedrin Wirkstoff, der bei Asthma eingesetzt wurde und heute kaum noch verwendet wird

Erysipel Wundrose

Esmeron® Muskelrelaxantium, bewirkt in 3 bis 4 Minuten die völlige Erschlaffung der gesamten Muskulatur bei erhaltenem Bewusstsein für etwa 45 Minuten. Die Atemmuskulatur fällt aus. Ohne künstliche Beatmung sterben die Menschen.

Etomidat® Kurz wirksames Narkotikum
Patienten verlieren sehr schnell Bewusstsein, Schutzreflexe und Erinnerung.

Fentanyl® Stark wirkendes Schmerzmittel mit morphinartiger Wirkung Wirksubstanz: Fentanyldihydrogencitrat

Flexüle Peripherer Venenkatheter

Flunitrazepam Wirksubstanz aus der Gruppe der Benzodiazepine, z. B. in Rohypnol®

Flurazepam	Wirkstoff z. B. in Rhypnol®, Dalmadorm® oder Staurodorm®, lange wirksames Benzodiazepin
Fraktur	Bruch
Gangrän	Absterben von Körpergewebe infolge von Minderdurchblutung
Gastroskopie	Magenspiegelung
Gerontopsychiatrie	Alterspsychiatrie
Glykoside	Gruppe von herzstärkenden Medikamenten, z. B. Kombetin®, Lanitop®, Novodigal®
Grenzverlust, identifikatorischer	Eigene Stimmungen und Gefühle können nicht unterschieden werden von den Stimmungen und Gefühlen anderer Menschen, z. B. Patienten.
Haldol®	Neuroleptikum, das überwiegend zur Behandlung von Schizophrenien eingesetzt wird.
Hämatom	Bluterguss
Hamburg-Wechsler-Intelligenztest	Testverfahren zur Intelligenzmessung
Heparin	Hemmt die Blutgerinnung
Heptadon®	Starkes morphinartig wirkendes Schmerzmittel (Betäubungsmittel) Wirksubstanz: Methadon
Hermiparese	Halbseitige Lähmung
Herzglykoside	Medikamentengruppe zur Stärkung des Herzmuskels
Herzinsuffizienz	Herzmuskelschwäche
hyperthymes Temperament	Überschwängliches, lebhaftes Temperament
Hypertonie	Bluthochdruck
Hyperventilation	Gesteigerte Atemfrequenz
Hypochrom	Farbstoffmangel in einem Gewebe oder in einer Zelle
Hypoglykämie	Verminderter Blutzucker

Hypoxisch	Sauerstoffmangel
Infusion, infundieren	Tropfenweises Einfließenlassen von Flüssigkeitsmengen in eine Vene
Insuffizienz	Schwäche, ungenügende Leistung, z. B. Herzinsuffizienz, Nieren-, Ateminsuffizienz
Insulin	In der Bauchspeicheldrüse gebildetes, blutzuckersenkendes Hormon. Es kann synthetisch hergestellt werden und wird therapeutisch bei Diabetes mellitus verwendet.
Intoxikation	Vergiftung
Intravenös	In die Vene
Intubieren	Einführen eines Schlauches in die Luftröhre zur künstlichen Beatmung
Kachektisch	Ausgezehrt
Kalium	Mineralstoff (Elektrolyt), der viele Funktionen im Organismus hat. Im Vergiftungsfall kann es zu tödlichen Herzrhythmusstörungen kommen.
Kaliumchlorid	Elektrolytlösung zum Ausgleich eines gestörten Mineralhaushaltes, bei Überdosierung eventuell tödlich
Kammerflimmern	Unkoordinierte Bewegungen der Herzkammern wegen ungeordnetem und ungleichzeitigem Zusammenziehen einzelner Herzmuskelfasern
Kardiomyopathie	Herzmuskelerkrankung, Vergrößerung der Herzhöhlen
Kardiovaskulär	Das Herz und die Blutgefäße betreffend
Katecholamine	Körpereigne und künstliche Substanzen, werden in der Notfallmedizin bei Reanimationen, Schockzuständen und schweren allergischen Reaktionen verwendet.

Kodan®	Desinfektionsmittel
Kombetin®	Medikament aus der Gruppe herzstärkender Glykoside Wirksubstanz: Strophantin
Lanitop®	Medikament aus der Gruppe herzstärkender Glykoside Wirksubstanz: Methyldigoxin
Laparoskopie	Bauchspiegelung
Leberzirrhose	Chronische Lebererkrankung, bei der sich das Gewebe irreversibel knotig-narbig verändert
Lefax®	Magen-Darm-Mittel zur Verminderung von Luft- bzw. Gasbildung im Darm Wirksubstanz: Dimeticon
Lidocain®	Medikament zur örtlichen Betäubung und zur Behandlung von Herzrhythmusstörungen
Luftembolie	Verschluss eines Blutgefäßes durch Luft
Luminal®	Stark wirksames Schlafmittel Wirksubstanz: Phenobarbital
Lungenödem	Lungenschwellung durch Ansammlung von Flüssigkeit
Lysthenon®	Muskelrelaxantium, bewirkt innerhalb von ca. 60 Sekunden die völlige Erschlaffung der gesamten Muskulatur für etwa vier Minuten bei erhaltenem Bewusstsein. Die Atemmuskulatur fällt aus. Ohne künstliche Beatmung sterben die Menschen.
Marasmus	Kräfteschwund, allgemeiner Verfall
Melleril®	Medikament aus der Gruppe der Neuroleptika Wirksubstanz: Thioridazin
Metastasen	Ansiedlung von erkranktem Gewebe abseits vom ursprünglichen Entstehungsort

Methadon	Synthetisches Opioid, das stark schmerzstillend wirkt. Es wird als Opiatersatzstoff in Heroin-Substitutionsprogrammen eingesetzt, kann ebenfalls abhängig machen.
Midazolam	Starkes Beruhigungsmedikament, wird z. B. in der Intensivmedizin zur Sedierung (u. a. zur Erzeugung eines künstlichen Dauerschlafes) oder vor operativen Eingriffen verabreicht. Handelsname: Dormicum®
Mikrocytär	Pathologisch kleine rote Blutkörperchen
Morbus Parkinson	Schüttellähmung
Morphium	Betäubungsmittel zur Behandlung sehr starker Schmerzen
Multiple Sklerose	Chronisch-entzündliche Erkrankung des zentralen Nervensystems
Münchhausen-Syndrom	Nach dem Lügenbaron benannte psychische Erkrankung, bei der die Betroffenen körperliche Beschwerden erfinden bzw. selbst hervorrufen und meist plausibel und dramatisch präsentieren.
Muskelrelaxantien	Medikamente, die eine Erschlaffung der Skelettmuskulatur bewirken.
Muskuläre Dystrophie	Zunehmender Verfall der Skelettmuskulatur und deren Ersatz durch Bindegewebe
Myocardon®	Medikament zur Behandlung von Durchblutungsstörungen des Herzmuskels Wirksubstanz: Theophyllin
Myodegeneratio cordis	Degenerative Erkrankung des Herzmuskels
Mythomanie	Ausgeprägte, eventuelle krankhafte Neigung zum Lügen

Natriumcarbonat	Natriumsalz der Kohlensäure
Nekrosen	Tod von Zellen im lebenden Organismus mit Schädigung des umliegenden Gewebes
Neurocil®	Stark dämpfendes Neroleptikum Wirksubstanz: Levomepromazin
Neuroleptika	Gruppe von Psychopharmaka, wirken dämpfend auf halluzinatorische und wahnhafte Erlebnisse und auf Angst.
Niereninsuffizienz	Nierenversagen
Nipruss®	Medikament zur Behandlung von bestimmten Formen des Bluthochdruckes, z. B. in der Intensivmedizin bei einer hypertonen Krise. Wird es in einer zu hohen Dosis und zu schnell verabreicht, muss mit einem extremen Blutdruckabfall gerechnet werden, der unter Umständen zu einem schnellen Tod führt. Wirkstoff: Nitroprussidnatrium
Novadral®	Blutdrucksteigerndes Medikament Wirksubstanz: Norfenefrin
Novodigal®	Medikament aus der Gruppe herzstärkender Glykoside Wirksubstanz: Acetyldigoxin
Nozinan®	Neuroleptikum, starke sedierende Eigenschaften Wirkstoff: Levomepromazin
Opiate	Substanzen, die im Opium vorkommen und schmerzstillend wirken
Ösophagusvarizen	Krampfadern der Speiseröhre
Pankreatitis	Entzündung der Bauchspeicheldrüse
Pantopon®	Stark wirksames Schmerzmittel, bis 1985 im Handel Wirksubstanz: Opium
Parotissarkom	Bösartiges Geschwulst der Ohrspeicheldrüse

Pavulon®	Muskelerschlaffendes Medikament Wirksubstanz: Pancuronium
PEG	Perkutane endoskopische Gastrostomie, eine direkte Verbindung zwischen Bauchwand und Magen zur künstlichen Ernährung
Perfusor	Spritzenpumpe (Dosierpumpe), mit der man kontinuierlich Medikamente über einen Venenkatheter zuführen kann.
Persönlichkeit, neurasthenische	Rasch ermüdbar, körperliches und psychisches Schwächegefühl, Kopf- und Gliederschmerzen, Schweißausbrüche und Schlafstörungen
Persönlichkeit, schizoide	Emotionale Kälte, Fehlen warmer, zärtlicher Empfindungen für andere, Gleichgültigkeit gegenüber Lob und Kritik und den Gefühlen anderer. Kaum Freundschaften. Ungesellig und unfähig, Feindseligkeiten zu äußern.
Persönlichkeitsstörung	Persönlichkeitsstruktur, die durch die zugespitzte Ausprägung bestimmter Merkmale so akzentuiert ist, dass daraus Leiden und/oder Konflikte entstehen.
Persönlichkeitsstörung, narzisstische	Die Betroffenen haben einen auffällig starken Selbstbezug, während das soziale Verhalten eher unauffällig ist. Häufig findet man bei diesen Menschen Minderwertigkeitsgefühle, Größenphantasien und einen sehr ausgeprägten Ehrgeiz.
Persönlichkeitsstörung, zwanghafte	Persönlichkeitsstörung, bei der eine übermäßige Beschäftigung mit Ordnung und Perfektion störend in Erscheinung tritt. Diese Menschen versuchen häufig, andere Personen den gleichen Ordnungen zu unterwerfen.

Persönlichkeitsstörung Borderline	Durchgängige Instabilität im Bereich der Stimmung, der zwischenmenschlichen Beziehungen und des Selbstbildes eines Menschen, z. B. abrupter Wechsel zwischen Depression, Reizbarkeit und Angst; übermäßige Wut mit eingeschränkter Kontrolle, Suiziddrohungen oder Suizidversuche, chronisches Gefühl der Leere.
Pethidin	Morphinartiges Analgetikum (Schmerzmittel) Handelsname: Dolanthin®
Phenobarbital	Stark wirksames Schlafmittel Handelsname: Luminal®
Phenothiazine	Untergruppe der Neuroleptika
Plasmaexpander	Ersatzmittel für Blut zur Auffüllung des Blutkreislaufes nach Blutverlusten
Pleura	Brustfell
Pneumonie	Lungenentzündung
Postoperative Sepsis	Blutvergiftung (Infektion mit Keimen) nach einer Operation bei Schwächung der Abwehrkräfte
Praetibiale Ödeme	Flüssigkeitseinlagerungen vor den Schienbeinen
Projektion	Unbewusste Verlagerung von unvereinbaren eigenen Wünschen und Gefühlen (z. B. Wut, Schuldgefühle, Versagensängste, Schwäche) nach außen, z. B. in eine andere Person. Eine andere Person bekommt damit Eigenschaften, die der Betroffene bei sich selbst abwehrt.
Psychopathologie	Lehre von den Leiden der Seele
Psychosyndrom, organisches	Bei Hirnschädigung auftretende, unterschiedliche psychische Veränderungen
Psyquil®	Medikament aus der Gruppe der Neuroleptika Wirksubstanz: Triflupromazin

Pumonal	Die Lunge betreffend
Pylorospasmus	Krampfhafter Verschluss des Schließmuskels am Magenausgang
Reanimation	Wiederbelebung
Rektoskopie	Spiegelung des Mastdarms
Rektum	Mastdarm
Retrosternal	Hinter dem Brustbein gelegen
Rohypnol®	Angstlösendes Medikament aus der Gruppe der Benzodiazepine Wirksubstanz: Flunitrazepam
Rorschach-Test	Psychodiagnostisches Testverfahren
Schizotyp	Rückzug von Kontakten mit einzelgängerischem Verhalten und eine in sich gekehrte, scheue Zurückhaltung. Die Betroffenen verfügen nur über ein begrenztes Vermögen, Gefühle auszudrücken und zu spüren.
Scophedal®	Stark wirksames Schmerzmittel Wirksubstanzen: Scopolamin, Oxycodon, Ephedrin
Seda-Ildamen®	Medikament zur Durchblutungssteigerung des Herzmuskels Wirksubstanz: Oxyfedrin
Sedativa	Gruppe von Medikamenten, die beruhigend wirken.
Seduxen	Angstlösendes Beruhigungsmedikament aus der Gruppe der Benzodiazepine Wirksubstanz: Diazepam
Senile Demenz	Geistiger Verfall im Alter
Sertralin	Arzneimittel, das als Antidepressivum und bei Angststörungen eingesetzt wird Handelsname: z. B. Zoloft®
Sigmakarzinom	Krebserkrankung des Dickdarms
Sigmapolypen	Gestielte Geschwulst im Dickdarm
Silikose	Staublungenerkrankung

Sklerosierung	Krankhafte Verhärtung eines Organs
Somnifen®	Barbitursäurehaltiges Narkosemittel (nicht mehr im Handel)
Sotalol	Medikament zur Behandlung verschiedener Herzrhythmusstörungen Handelsname: Sotalex®
Strophantin	Untergruppe der herzstärkenden Glykoside Handelsname: z. B. Kombetin®
Subkutan	Unter die Haut
Succinylcholin	Muskelrelaxantium, das zu einer Lähmung der Atemmuskulatur führt Handelsname: z. B. Lysthenon®
Tachycardie	Gesteigerte Herzfrequenz
Temagin®	Schmerzmittel Wirksubstanz: Acetylsalicylsäure
Therapierefraktär	Nichtansprechen auf die Behandlung
Thioridazin®	Wirksubstanz aus der Gruppe der Neuroleptika Handelsname: z. B. Melleril®
Tilidin®	Stark wirksames Schmerzmittel, das ähnlich wie Morphium wirkt. Wird auch als Rauschmittel missbraucht, weil es beruhigend, euphorisierend und enthemmend wirken kann.
Tracheotomie	Luftröhrenschnitt
Tramal®	Stark wirksames Schmerzmittel, das ähnlich wie Morphium wirkt. Wird auch als Rauschmittel missbraucht, weil es beruhigend, euphorisierend und enthemmend wirken kann.
Tranquillizer	Gruppe von Medikamenten, die beruhigend und angstlösend wirken.
Truxal®	Medikament aus der Gruppe der Neuroleptika Wirksubstanz: Chlorprothixen

Tubus	Hohlsonde, z. B. zur Beatmung
Ulcus Duodeni	Zwölffingerdarmgeschwür
Valium®	Angstlösendes Beruhigungsmedikament aus der Gruppe der Benzodiazepine Wirksubstanz: Diazepam
Vegetative Labilität	Erkrankung, bei der keine organische Ursache für die beklagten körperlichen Symptome, wie z. B. Schwindel, Herzklopfen, Magenbeschwerden, gefunden werden.
Zyanotisch	Bläulich-violette Hautverfärbung

Literatur

Aiken, Linda H.; Sermeus, Walter; van den Heede, Koen; Sloane, Douglas M.; Busse, Reinhard; McKee, Martin et al. (2012): Patient safety, satisfaction, and quality of hospital care: cross sectional surveys of nurses and patients in 12 countries in Europe and the United States. In: BMJ *(Clinical research ed.)* 344, e1717. DOI: 10.1136/bmj.e1717.

Aiken, Linda H.; Sloane, Douglas M.; Bruyneel, Luk; van den Heede, Koen; Griffiths, Peter; Busse, Reinhard et al. (2014): Nurse staffing and education and hospital mortality in nine European countries. A retrospective observational study. In: *The Lancet* 383 (9931), S. 1824–1830. DOI: 10.1016/S0140-6736(13)62631-8.

Albrecht, Bernhard (2019): KRANK. Die Logik der Ökonomie verdrängt das Ethos der Heilkunst. Sie macht unsere Kliniken kaputt und gefährdet Patienten. Ärzte wehren sich – und fordern eine Wende. In: *stern*, 05.09.2019 (37), S. 24–35.

Bartens, Werner (2009): Mein Freund, der Röntgenapparat. In: *Süddeutsche Zeitung*, 06.06.2009.

Beine, Karl H. (1998): Sehen, Hören, Schweigen. Patiententötungen und aktive Sterbehilfe. Freiburg im Breisgau: Lambertus.

Beine, Karl H. (2011): Krankentötungen in Kliniken und Heimen. Aufdecken und verhindern. 2., überarb. Aufl., Freiburg im Breisgau: Lambertus.

Beine, Karl H. (2020): Praxis der Sterbehilfe durch Ärzte und Pflegekräfte in deutschen Krankenhäusern. In: *Deutsche medizinische Wochenschrift (1946)* 145 (22), S. 123–129. DOI: 10.1055/a-1235-6550.

Beine, Karl H.; Schubert, Torben (2017): Das Dunkelfeld intentional lebensbeendender Handlungen durch Ärzte und Pflegekräfte. In: *Deutsche medizinische Wochenschrift (1946)* 142 (13), 83–88. DOI: 10.1055/s-0043-109889.

Beine, Karl H.; Turczynski, Jeanne (2017): Tatort Krankenhaus. Wie ein kaputtes System Misshandlungen und Morde an Kranken fördert. München: Droemer.

Berger, Roland (2021): Krise in der Krise: Deutschlands Krankenhäuser zwischen wirtschaftlicher Sanierung und Covid-19 (Krankenhausstudie 2020). Online verfügbar unter https://www.google.com/search?client=firefox-b-d&q=Krankenhausstudie+2020%E2%80%9C, zuletzt geprüft am 22.01.2021.

Berndt, Christina (2013): Vorsicht Klinik. In deutschen Krankenhäusern regieren die Controller. Opfer sind Patienten und Angehörige. Die Berichte von traumatischen Erfahrungen häufen sich. Zeit zum Umdenken. In: *Süddeutsche Zeitung* 69, 14.08.2013, S. 3.

Biermann, Kai; Dursun, Manuela; Polke-Majewski, Karsten (2018): Wo bleibt der Aufstand? Frustration und Verzweiflung prägen den Alltag vieler Pflegender. Aus Überlastung tun sie nur noch das Nötigste für die Kranken. Doch einige finden unerwartet Verbündete. ZEIT ONLINE. Hamburg. Online verfügbar unter http://www.zeit.de/arbeit/2018-02/krankenhaus-pflege-fachkraeftemangel-bezahlung-mangel/komplettansicht.

Bleß, Hans-Holger; Kip, Miriam (2017): Weißbuch Gelenkersatz. Versorgungssituation bei endoprothetischen Hüft- und Knieoperationen in Deutschland. s.l.: Springer. Online verfügbar unter http://www.doabooks.org/doab?-func=fulltext&rid=20429.

Blum, Karl; Löffert, Sabine; Offermanns, Matthias; Steffen, Petra (2019): KRANKENHAUS BAROMETER 2019. Umfrage 2019. Hg. v. Deutsches Krankenhausinstitut e. V. Düsseldorf.

Bocci, Michele (2019): Infermiera Piombino, ergastolo per Bonino. Lei in lacrime: »Non è giusto«. Riconosciuta colpevole per quattro pazienti morti in ospedale, per sei il fatto non sussiste. la Republica. Online verfügbar unter https://firenze.repubblica.it/cronaca/2019/04/19/news/infermiera_piombino_sentenza_morti_pazienti_insulina-224458785/, zuletzt geprüft am 19.04.2019.

Böcken, Jan; Kostera, Thomas (2017): Pflegepersonal im Krankenhaus. Mehr Pflegepersonal erhöht die Versorgungsqualität – Konkrete Vorgaben zum Stellenplan sind erforderlich. Hg. v. Bertelsmann Stiftung. Gütersloh (Spotlight Gesundheit, 6). Online verfügbar unter https://www.bertelsmann-stiftung.de/de/publikationen/publikation/did/spotlight-gesundheit-pflegepersonal-im-krankenhaus/.

Bölt, Ute; Graf, Thomas (2012): 20 Jahre Krankenhausstatistik. Auszug aus Wirtschaft und Statistik. Hg. v. Statistisches Bundesamt. Wiesbaden (Wirtschaft und Statistik). Online verfügbar unter www.destatis.de, zuletzt geprüft am 11.06.2017.

Bourn, John (2005): A safer place for patients. Learning to improve patient safety: report. London: Stationery Office (2005–2006 [H.C.] 456).

Braun, Bernard; Buhr, Petra; Klinke, Sebastian; Müller, Rolf; Rosenstock, Rolf (2010): Pauschalpatienten, Kurzlieger und Draufzahler. Auswirkungen der DRGs auf Versorgungsqualität und Arbeitsbedingungen im Krankenhaus. 1., Aufl., Bern: Huber (Krankenhausmanagement).

Bundesgerichtshof, Beschluss vom 17.08.1994, Aktenzeichen 4 StR 412/94, S. 1.

Bundesgerichtshof (11.09.2020): Urteil des Landgerichts Oldenburg im Fall der Tötung zahlreicher Patienten durch einen Krankenpfleger rechtskräftig. Nr. 121/2020. Karlsruhe.

Calderone, Christian et al. (2016): Konsequenzen aus den Krankenhausmorden ziehen – Sonderausschuss zur Stärkung der Patientensicherheit einsetzen. Niedersächsischer Landtag – 17. Wahlperiode. Hannover (Drucksache 17/5790).

Chaiyachati, Krisda H.; Shea, Judy A.; Asch, David A.; Liu, Manqing; Bellini, Lisa M.; Dine, C. Jessica et al. (2019): Assessment of Inpatient Time Allocation Among First-Year Internal Medicine Residents Using Time-Motion Observations. In: JAMA *internal medicine.* DOI: 10.1001/jamainternmed.2019.0095.

Corfixen, Kristian (2019): Sygeplejersken – Krankenschwester. En af danmarkshistoriens mest spektakulære drabssager – einer der spektakulärsten Mörder in der Geschichte Dänemarks. 1. udgave. [Kbh.]: Lindhardt og Ringhof.

Crossley, Lucy (2015): Filipino nurse who murdered two patients and poisoned 19 more claims: ›I am completely innocent. I now face 35 years in custody for crimes I did not commit‹. MailOnline. Online verfügbar unter https://www.dailymail.co.uk/news/article-3089384/Filippino-nurse-murdered-two-patients-poisoned-19-claims-completely-innocent-face-35-years-custody-crimes-did-not-commit.html, zuletzt aktualisiert am 20.05.2015, zuletzt geprüft am 16.12.2020.

Darley, John M.; Bateson, C. Daniel (1973): From Jerusalem to Jericho. A study of situational and dispositional varable in helping behavior. In: *Journal of Personality and Social Psychology* 27 (1), S. 100–108.

Deutsche Diabetes Gesellschaft (2016): Zu viele Fußamputationen in Deutschland. Online verfügbar unter https://www.diabetes-online.de/a/zu-viele-fussamputationen-in-deutschland-1753877.

Deutsche Krankenhausgesellschaft (2015): Krankenhausstatistik. Hg. v. Deutsche Krankenhausgesellschaft. Berlin. Online verfügbar unter http://www.dkgev.de/media/file/22436.Foliensatz_Krankenhausstatistik_Stand_2015–12–14.pdf.

Deutsche Krankenhausgesellschaft (Hg.) (2020): Krankenhausstatistik. Eckdaten der Krankenhausversorgung. Online verfügbar unter https://www.dkgev.de/fileadmin/default/Mediapool/3_Service/3.2._Zahlen-Fakten/Eckdaten_Krankenhausstatistik.pdf.

Deutscher Ethkikrat (2016): Patientenwohl als ethischer Maßstab für das Krankenhaus. Berlin (Stellungnahme). Online verfügbar unter https://www.ethikrat.org/fileadmin/Publikationen/Stellungnahmen/deutsch/stellungnahme

-patientenwohl-als-ethischer-massstab-fuer-das-krankenhaus.pdf, zuletzt geprüft am 06.01.2021.

Deutsches Netzwerk Evidenz-basierte Medizin – EbM-Netzwerk (2019): Evidenzbasierte Medizin und Daseinsfürsorge statt erlösgesteuerter Gefährdung des Patientenwohls. Berlin. Online verfügbar unter https://nachrichten.idw-online.de/2019/02/27/evidenzbasierte-medizin-und-daseinsfuersorge-statt-erloesgesteuerter-gefaehrdung-des-patientenwohls/.

Eisenberg, Ulrich; Kölbel, Ralf (2017): Kriminologie. 7., völlig neu bearbeitete Auflage, Tübingen: Mohr Siebeck.

Fischer-Fels, Jonathan (2020): Notfallpläne und Realitäten. Infiziertes Gesundheitspersonal. In: *Deutsches Ärzteblatt* 117 (47), S. 2278–2280.

Fritsch, Johannes (2020): Coronavirus-Pandemie: Medizinische Versorgung und patientennahe Forschung in einem adaptiven Gesundheitssystem. Hg. v. Leopoldina (Ad-hoc-Stellungnahme).

Gerber, Thomas (2019): Pfleger soll mehrere Patienten getötet haben. Ein 27 Jahre alter Krankenpfleger steht im Verdacht, Patienten der SHG-Klinik Völklingen gezielt getötet zu haben. Zu den Taten soll es laut Staatsanwaltschaft zwischen März 2015 und März 2016 auf der Intensivstation der Klinik gekommen sein. swr. Online verfügbar unter https://www.sr.de/sr/home/nachrichten/panorama/pfleger_mordverdacht_shg_klinik_voelklingen_100.html.

Gerlach, Christina (2018): Wer ist Niels Högel – Vom Krankenpfleger zum Mörder. Hallo Niedersachsen. Oldenburg: Norddeutscher Rundfunk.

Gnirke, Kristina; Hülsen, Isabell; Müller, Martin M (2016): In der Krankenfabrik. Ausgeliefert Patienten, ausgebeutete Ärzte: Innenansichten eines Klinik-Konzerns. In: *Der Spiegel*, 17.12.2016 (Nr. 51), S. 14–22.

Gottfried, Michaela (2018): Vdek-Basisdaten des Gesundheitswesens in Deutschland / vdek – Die Ersatzkasse. Hg. v. Verband der Ersatzkassen. Berlin.

Graczyk, M. (2012): Kimberly Saenz, Ex-Nurse Gets Life In Prison For Killing 5 With Bleach. Hg. v. St. Hoffer. The Huffington Post. Online verfügbar unter http://www.huffingtonpost.com/2012/04/03/kimberly-saenz-life-in-prison_n_1399139.html.

Griffiths, Peter Donald; Ball, Jane Elisabeth; Drennan, Jonathan; James, Liz; Jones, Jeremy; Recio-Saucedo, Alejandra; Simon, Michael (2014): The association between patient safety outcomes and nurse/healthcare assistant skill mix and staffing levels and factors that may influence staffing requirements. Hg. v. Centre for Innovation and Leadership in Health Science. University of Southampton. Southampton (National Nursing Research Unit). Online verfügbar unter https://www.researchgate.net/publication/312880399_The_association_between_patient_safety_outcomes_and_nursehealthcare_assistant_skill_mix_and_staffing_levels_and_factors_that_may_influence_staffing_requirements, zuletzt aktualisiert am 09.03.2014.

Grobe, Thomas; Steinmann, Susanne (2019): Gesundheitsreport 2019. Pflegefall Pflegebranche? So geht's Deutschlands Pflegekräften. Hg. v. Techniker Krankenkasse. Online verfügbar unter https://www.tk.de/presse/themen/praevention/gesundheitsstudien/tk-gesundheitsreport-2019-2042098.

Großekemper, Tobias (2018): Mit dem Wissen von damals sehe ich nicht, wie ich mich anders hätte verhalten sollen. In: *Ruhr Nachrichten*, 27.11.2018.

Gude, Hubert; Hackenbroch, Veronika; Jüttner, Julia (2016): Die Schuld der anderen. Der Krankenpfleger Niels Högel tötete Patienten in Serie. Nun droht Klinikverantwortlichen der Prozess, weil sie ihn nicht gestoppt haben. Hinweise gab es genug. In: *Der Spiegel*, 29.10.2016 (Nr. 44), S. 52–55.

Gude, Hubert; Hackenbroch, Veronika; Jüttner, Julia (2018): Der Jahrhundertmörder. Der Krankenpfleger Niels Högel tötete mehr Menschen als alle anderen Serientäter in der Bundesrepublik. Wer ist dieser Mann, der wegen 97-fachen Mordes angeklagt ist? In: *Der Spiegel*, 14.04.2018 (16), S. 46–53.

Guido, Simone; Guido, Bernhard; Schadt, Kathrin (2015): Tim lebt! Wie uns ein Junge, den es nicht geben sollte, die Augen geöffnet hat. Asslar: adeo.

Hacker, Jörg (Hg.) (2016): Zum Verhältnis von Medizin und Ökonomie im deutschen Gesundheitssystem. 8 Thesen zur Weiterentwicklung zum Wohle der Patienten und der Gesellschaft. Zum Verhältnis von Medizin und Ökonomie im deutschen Gesundheitssystem. Berlin, 21. Januar. Nationale Akademie der Wissenschaften Leopoldina. Köthen (Anhalt): Druckhaus Köthen GmbH & Co. KG.

Hamill, Sean D. (2020): Clarksburg VA nursing assistant pleads guilty to 7 veterans' murders. Victims' families agreed to spare her death penalty. Hg. v. Pittsburgh Post-Gazette. Clarksburg. Online verfügbar unter https://www.post-gazette.com/news/crime-courts/2020/07/14/Former-nursing-assistant-VA-hospital-West-Virginia-Reta-Mays-charged-multiple-patients-deaths/stories/202007140101, zuletzt geprüft am 15. 07. 2020.

Hans, Julian (2020): Mordversuche im Krankenhaus. Ein Pfleger soll im Klinikum rechts der Isar das Leben von drei Patienten aufs Spiel gesetzt haben, um sich selbst als Retter aufspielen zu können. In: *Süddeutsche Zeitung* 76, 12.11.2020, S. 28.

Healy, Jack; Farr, Isabella; Feiger, Leah; Duffy, Clare (2019): One Doctor. 25 Deaths. How Could It Have Happened? A murder case inside an Ohio intensive care unit exposed years of lapses and missed warnings. New York Times.

Online verfügbar unter https://www.nytimes.com/2019/10/11/us/ohio-doctor-overdose.html, zuletzt aktualisiert am 11.09.2019.

Heeser, Alexandra (2020): Neues Instrument zeigt höheren Personalbedarf als bisher angenommen. kma Klinik Management aktuell. Stuttgart. Online verfügbar unter https://www.kma-online.de/aktuelles/pflege/detail/neues-instrument-zeigt-hoeheren-personalbedarf-als-bisher-angenommen-a-42497.

Heukroth, Hanna (2016): Gewalt gegen Pflegebedürftige und die Haltung zur aktiven Sterbehilfe des medizinischen und pflegerischen Personals. Masterarbeit. Universität Witten/Herdecke, Witten. Klinische Psychologie und Psychotherapiewissenschaft.

Hinrichs, Peer (2019): Interview mit Gerhard Baum, 22. Januar 2019. Berlin: Die Welt TV.

Holm, Carsten (2001): Schlamperei mit Todesfolge. Mangelnde Klinik-Hygiene fordert jährlich Zehntausende Opfer. Jüngster Fall: Im niedersächsischen Oldenburg spritzten Ärzte ein verseuchtes Kontrastmittel, zwei Menschen starben. In: *Der Spiegel* 55, 29.10.2001 (44), S. 68–70.

Janssen, Dirk; Augurzky, Boris (Hg.) (2018): Krankenhauslandschaft in Deutschland. Zukunftsperspektiven, Entwicklungstendenzen, Handlungsstrategien. W. Kohlhammer GmbH. 1. Auflage. Stuttgart: Verlag W. Kohlhammer. Online verfügbar unter http://www.kohlhammer.de/wms/instances/KOB/appDE/nav_product.php?product=978-3-17-034315-3.

Klauber, Jürgen; Geraedts, Max; Friedrich, Jörg; Wasem, Jürgen; Barth, Alexander (Hg.) (2018): Krankenhausreport 2018. Bedarf und Bedarfsgerechtigkeit. Schattauer GmbH. Stuttgart: Schattauer (Krankenhaus-Report, 2018).

Kliner, Karin; Rennert, Dirk; Richter, Matthias; Bogai, Dieter (Hg.) (2017): Gesundheit und Arbeit – Blickpunkt Gesundheitswesen. BKK Gesundheitsatlas 2017. BKK Dachverband. Berlin: MWV Medizinisch Wissenschaftliche Verlagsgesellschaft.

Klinikum Oldenburg (22.03.2001): 10.000te Herzoperation mit Herz-Lungenmaschine. Oldenbirg. Online verfügbar unter https://www.klinikum-oldenburg.de/de/oeffentlichkeit/presse/pressearchiv/20991231_10_000te_herz-operation_mit_herz_lungen_maschine.html.

Knüppel, Johanna (2014): Kompensation von Personalausfällen in der Pflege. Ein Projekt der Bundesarbeitsgemeinschaft (BAG) Pflege im Krankenhaus. Hg. v. Deutscher Berufsverband für Pflegeberufe e. V. – Bundesverband. Berrlin. Online verfügbar unter https://www.dbfk.de/media/docs/expertengruppen/pflege-im-krankenhaus/BAG-PiK-Kompensation.pdf, zuletzt geprüft am 03.01.2021.

Korzilius, Heike (2019): Deutsches Gesundheitssystem: Hohe Kosten, durchschnittliche Ergebnisse. In: *Deutsches Ärzteblatt* 116 (49), S. 2283–2284.

Krafft-Dahlhoff, Carmen; Kuka, Rainer (2020): Todbringende Arznei: Essener Arzt wegen des Verdachts auf Totschlag verhaftet. Ein Krankenhausarzt soll zwei todkranken Männern Medikamente verabreicht haben, die für die Patienten tödlich waren. Eine Mordkommission ermittelt. Westdeutscher Rundfunk. Köln. Online verfügbar unter https://www1.wdr.de/nachrichten/ruhrgebiet/oberarzt-festgenommen-100.html, zuletzt geprüft am 23.11. 2020.

Krausz, Rosvita (2018): Er arbeitete umsichtig und gewissenhaft. Über den Krankenhausmörder Niels Högel. Das Feature. Köln: Deutschlandfunk.

Kriminalgericht Luzern, Urteil vom 21.01.2005, Aktenzeichen 01 04 43, S. 1–6.

Landesgericht für Strafsachen Wien, Urteil vom 29.03.1991, Aktenzeichen 20k Vr 3624/90, S. 1–124.

Landgericht Berlin (522) 1 Kap Js 1904/06 Ks (1/07), Urteil vom 29.06.2007, Aktenzeichen (522) 1 Kap Js 1904/06 Ks (1/07), S. 1–54.

Landgericht Bielefeld (10 Ks 46 Js 572/90 StA Bielefeld) – L 1/92X –, Urteil vom 22.07.1993, Aktenzeichen 10 Ks 46 Js 572/90 StA Bielefeld – L 1/92 X –, S. 1–166.

Landgericht Freiburg, Urteil vom 08.05.1981, Aktenzeichen Ks 1/77 – VII AK 47/79, S. 1–138.

Landgericht Kempten 1 Ks 212 Js 14068/04, Urteil vom 20.11.2006, Aktenzeichen 1 Ks 212 Js 14068/04, S. 1–133.

Landgericht Oldenburg (5 Ks 800 Js 54254/17 (1/18), Niels H. Urteil vom 06. 06. 2019, Aktenzeichen 5 Ks 800 Js 54254/17 (1/18), S. 1–149.

Landgericht Oldenburg (4 Ks 1/07), Urteil vom 23.06.2008, Aktenzeichen 4 Ks 1/07, S. 1–29.

Landgericht Oldenburg (5 Ks 1/14), Urteil vom 26.02.2015, Aktenzeichen 5 Ks 1/14, S. 1–45.

Landgericht Oldenburg (5 Ks 7/06), Urteil vom 22.12.2006, Aktenzeichen 5 Ks 7/06, S. 1–34.

Landgericht Wuppertal, Urteil vom 02.08.1976, Aktenzeichen 30 Ks 1/75 (46/75 V), S. 1–302.

Landgericht Wuppertal, Urteil vom 11.09.1989, Aktenzeichen 25 Ks 26 Js 233/86 (21/88 V), S. 1–253.

Ludwig, Kristina (2018): Spahn will Untergrenze für Pfleger. Der Minister schreibt Kliniken vor, wie viel Personal sie einsetzen müssen. Kritiker halten den Plan für ungenügend. In: *Süddeutsche Zeitung* 74, 25.08.2018 (Nr. 195), S. 8.

Maio, Giovanni (Hg.) (2012): Macht und Ohnmacht des Wortes. Ethische

Grundfragen einer personalen Medizin; [Festschrift zum 70. Geburtstag von Dietrich von Engelhardt]. Unter Mitarbeit von Dietrich von Engelhardt. Göttingen: Wallstein-Verl.

Maitra, Robin T.; Harfst, Anja; Bjerre, Lise M.; Kochen, Michael M.; Becker, Annette (2010): Do German General Practitioners Support Euthanasia? In: *European Journal of General Practice* 11 (3–4), S. 94–100. DOI: 10.3109/13814780509178247. Malèvre, Christine (1999): Mes aveux. Paris: Fixot.

Marburger Bund (2017): Zu wenig Zeit für Patienten, zu viel Arbeit mit Bürokratie. Hg. v. Marburger Bund. Online verfügbar unter https://www.marburger-bund.de/hessen/meldungen/zu-wenig-zeit-fuer-patienten-zu-viel-arbeit-mit-buerokratie.

Merten, Martina (2003): Qualität mangelhaft. Die Dunkelzifferrate nicht erkannter Tötungsdelikte ist hoch, die Anzahl der Obduktionen gering. Ein (Muster-)Gesetzentwurf der Bundesärztekammer für die Leichenschau soll dies ändern. In: *Deutsches Ärzteblatt* 100 (40), S. 2558.

Naegler, Heinz; Wehkamp, Karl-Heinz (2017): Medizin zwischen Patientenwohl und Ökonomisierung. Krankenhausärzte und Geschäftsführer im Interview. Unter Mitarbeit von Georg Marckmann. 1. Auflage, Berlin: Medizinisch Wissenschaftliche Verlagsgesellschaft.

NN (2011): Im Gesundheitssystem versickern Milliarden. Der Spiegel. Online verfügbar unter http://www.spiegel.de/wirtschaft/soziales/0,1518,806445,00.html.

NN (2012): Chirurgenpräsident übt Kritik an zunehmender Gewinnorientierung in Kliniken. Hg. v. Deutsche Gesellschaft für Chirurgie (DGCH). Berlin. Online verfügbar unter https://www.management-krankenhaus.de/news/chirurgenpraesident-uebt-kritik-zunehmender-gewinnorientierung-kliniken.

NN (2016): Bewährungsstrafen für Aachener Krankenpfleger. Das Aachener Amtsgericht hat fünf ehemalige Krankenpfleger einer Klinik verurteilt. Die Angeklagten hatten mit entwürdigenden Patientenbildern einen Skandal ausgelöst. Hg. v. SPIEGELONLINE. Der Spiegel. Online verfügbar unter http://www.spiegel.de/panorama/justiz/aachen-selfies-mit-wehrlosen-patienten-bewaehrung-fuer-krankenpfleger-a-1073262.html.

NN (2018): 27 Jahre Haft für belgischen Ex-Diakon. Belgier Ivo P. spritzte als Pfleger Luft in Venen seiner Mutter. Hg. v. Katholische Nachrichten-Agentur. Brügge. Online verfügbar unter https://www.katholisch.de/artikel/16381– 27-jahre-haft-fuer-belgischen-ex-diakon.

NN (2019): Deutsches Gesundheitssystem finanziell ineffizient. Hg. v. aerzteblatt.de. Online verfügbar unter https://www.aerzteblatt.de/nachrichten/107746/Deutsches-Gesundheitssystem-finanziell-ineffizient.

NN (2020a): Unfreiwillig Teilzeitbeschäftigte. Hg. v. Statistisches Bundesamt. Wiesbaden (Qualität der Arbeit). Online verfügbar unter https://www.destatis.de/DE/Themen/Arbeit/Arbeitsmarkt/Qualitaet-Arbeit/Dimension-3/unfreiwillig-teilzeitbeschaeftige.html.

NN (2020b): Tödliche Verwechslung. Tragischer Fall in Klinik: Patient erhält falsches Medikament. In: *Westfälischer Anzeiger*, 27.08.2020, S. 1.

Nothacker, Monika et al. (2018): Medizin und Ökonomie – Maßnahmen für eine wissenschaftlich begründete, patientenzentrierte und ressourcenbewusste Versorgung. Hg. v. Arbeitsgemeinschaft der Wissenschaftlichen Medizinischen Fachgesellschaften e. V. Berlin. Online verfügbar unter https://www.awmf.org/fileadmin/user_upload/Stellungnahmen/Medizinische_Versorgung/20181205_Medizin_und_%C3%96konomie_AWMF_Strategiepapier_V1.0mitLit.pdf.OECD Publishing (Hg.) (2019): State of Health in the EU. Deutschland: Länderprofil Gesundheit 2019.OECD/EU (2018) (2018): Health at a glance. Europe 2018: state of health in the EU cycle. Paris: OECD Publishing.

Osterbrink, Jürgen; Andratsch, Franziska (2015): Gewalt in der Pflege. Wie es dazu kommt. Wie man sie erkennt. Was wir dagegen tun können. 1. Aufl., München: Beck.

Preusker, Uwe; Müschenich, Markus; Preusker, Scen (2014): Darstellung und Typologie der Marktaustritte von Krankenhäusern Deutschland 2003–2013. Gutachten im Auftrag des GKV-Spitzenverbandes. Online verfügbar unter https://www.gkv-spitzenverband.de/media/dokumente/krankenversicherung_1/krankenhaeuser/gutachten_marktaustritt_krankenhaeuser/Gutachten_Marktaustritte_KH_07–2014_gesamt.pdf.

Ramelsberger, Annette (2016): Organversagen. Der Pfleger Niels Högel konnte zum Massenmörder werden, weil niemand genau hinsah. In: *Süddeutsche Zeitung* 72, 14.07.2016 (161), S. 3.

Redaktion (2020): Daniela Poggiali: l'ex »infermiera killer« è stata condannata a 30 anni di carcere. »Siamo sempre stati certi della responsabilità dell'indagata: per questo esprimiamo soddisfazione ma solo di tipo processuale« ha detto il Procuratore capo di Ravenna Alessandro Mancini. Lei non era presente in Aula. Si è sempre proclamata innocente. Online verfügbar unter https://www.today.it/citta/daniela-poggiali.html.

Rost, Christian (2016): Trauma im Kreißsaal. Aus Ärger über ihre Chefs verabreichte eine Hebamme Schwangeren Medikamente zur Blutverdünnung. Die Frauen gerieten in Lebensgefahr und erlebten schreckliche Stunden. Die Täterin muss 15 Jahre in Haft. In: *Süddeutsche Zeitung* 72, 29.10.2016 (Wolfratshausen), R 3.

Sänger, Susanne; Stüwe, Ursula; Brandenburg, Paul; Scheele, Michael; Wiesing,

Urban (2012): Manifest für eine menschliche Medizin. Online verfügbar unter http://www.zeit.de/2012/39/Manifest-fuer-eine-menschliche-Medizin.

Schildmann, J.; Dahmen, B.; Vollmann, J. (2015): Ärztliche Handlungspraxis am Lebensende. In: *Deutsche medizinische Wochenschrift (1946)* 140 (1), e1-6. DOI: 10.1055/s-0034-1387410.

Schildmann, Jan; Hoetzel, Julia; Mueller-Busch, Christof; Vollmann, Jochen (2010): End-of-life practices in palliative care. A cross sectional survey of physician members of the German Society for Palliative Medicine. In: *Palliative medicine* 24 (8), S. 820-827. DOI: 10.1177/0269216310381663.

Schrappe, Matthias (2018): APS-Weißbuch Patientensicherheit. Sicherheit in der Gesundheitsversorgung: neu denken, gezielt verbessern. Mit Geleitworten von Jens Spahn, Don Berwick und Peter Durkin. 1. Auflage, Berlin: MWV Medizinisch Wissenschaftliche Verlagsgesellschaft.

Schumm-Draeger, Petra-Maria; Kapitza, Thomas; Mann, Klaus; Fölsch, Ulrich; Müller-Wieland, Dirk (2017): Klinik Codex: Medizin vor Ökonomie. Rückhalt für ärztliches Handeln. In: *Deutsches Ärzteblatt* 114 (49), S. 2338-2340.

Schwenk, Uwe (2017): Rückenoperationen. Der Wohnort bestimmt, ob Patienten ins Krankenhaus kommen, konservativ behandelt oder operiert werden. Hg. v. Bertelsmann Siftung. Gütersloh.

Simon, Michael (2008): Personalabbau im Pflegedienst der Krankenhäuser. Hintergründe, Ursachen, Auswirkungen. 1. Aufl. s.l.: Verlag Hans Huber.

Simon, Michael (2015): Unterbesetzung und Personalmehrbedarf im Pflegedienst der allgemeinen Krankenhäuser. Eine Schätzung auf Grundlage verfügbarer Daten. Hannover. Online verfügbar unter https://orange.handelsblatt.com/wp-content/uploads/2017/09/Unterbesetzung-und-Personalmehrbedarf-im-Pflegedienst.pdf.

Simon, Michael (2019): Personalbesetzung – Dichtung und Wahrheit. Deutsche Krankenhäuser im internationalen Vergleich. In: *Pflegezeitschrift* 72 (3), S. 17-19. DOI: 10.1007/s41906-019-0006-6.

Simon, Michael; Müller, Bernd Hans; Hasselhorn, Hans Martin (2010): Leaving the organization or the profession – a multilevel analysis of nurses' intentions. In: *Journal of advanced nursing* 66 (3), S. 616-626. DOI: 10.1111/j.1365-2648.2009.05204.x.

Staatsanwaltschaft Saarbrücken (15.01.2021): Anklage gegen Krankenpfleger wegen Verdacht des mehrfachen versuchten Mordes. Pressemitteilung 01/2021. Saarbrücken. Mario Krah. Online verfügbar unter https://www.saarland.de/sta/DE/Pressemitteilungen/2021/pm_15-01-21_Anklage_gegen_Krankenpfleger.html.

Statistik der Bundesagentur für Arbeit (2020): Arbeitsmarktsituation im Pflegebereich Mai 2020. Hg. v. Bundesanstalt für Arbeit. Nürnberg (Berichte:

Blickpunkt Arbeitsmarkt). Online verfügbar unter https://statistik.arbeitsagentur.de/DE/Statischer-Content/Statistiken/Themen-im-Fokus/Berufe/Generische-Publikationen/Altenpflege.pdf?__blob=publicationFile&v=8.

Statistisches Bundesamt (2018a): Datenreport 2018. Ein Sozialbericht für die Bundesrepublik Deutschland. Hg. v. Statistisches Bundesamt (Destatis) und Wissenschaftszentrum Berlin für Sozialforschung (WZB). Bonn (Zeitbilder). Online verfügbar unter https://www.destatis.de/Europa/DE/Thema/Bevoelkerung Soziales/Gesundheit/Krankenhausbetten.html.

Statistisches Bundesamt (2018b): Einrichtungen, Betten und Patientenbewegung. Hg. v. Statistisches Bundesamt. Statistisches Bundesamt. Wiesbaden. Online verfügbar unter https://www.destatis.de/DE/Themen/Gesellschaft-Umwelt/Gesundheit/Krankenhaeuser/Tabellen/gd-krankenhaeuser-jahre. html;jsessionid=D9BDB8F9801AE30D8173972EA26DE48C.internet 8741.

Statistisches Bundesamt (2018c): Todesursachenstatistik. Todesursachen in Deutschland. Hg. v. Statistisches Bundesamt (Destatis). Wiesbaden. Online verfügbar unter https://www.destatis.de/DE/Methoden/Qualitaet/Qualitaetsberichte/Gesundheit/todesursachen.pdf?__blob=publicationFile&v=3.

Statistisches Bundesamt (2020): Mehr Krankenhausbetten im Jahr 2018 – Statistisches Bundesamt. Wiesbaden. Online verfügbar unter https://www.destatis.de/DE/Themen/Gesellschaft-Umwelt/Gesundheit/Krankenhaeuser/krankenhausbetten.html.

Statistisches Bundesamt (Destatis) (2018): Gesundheit. Krankenhäuser nach Jahre. Wiesbaden (Fachserie 12, Reihe 6.1.1). Online verfügbar unter https://www.destatis.de/DE/Publikationen/Thematisch/Gesundheit/Krankenhaeuser/GrunddatenKrankenhaeuser.html.

Statistisches Bundesamt (Destatis) (2020): Ärztliches und nichtärztliches Personal in Krankenhäusern. Hg. v. Statistisches Bundesamt (Destatis). Wiesbaden. Online verfügbar unter https://www.destatis.de/DE/Themen/Gesellschaft-Umwelt/Gesundheit/Krankenhaeuser/Tabellen/personal-krankenhaeuser-jahre.html.

Wissenschaftlicher Beirat beim Bundesministerium der Finanzen (2018): Über- und Fehlversorgung in deutschen Krankenhäusern: Gründe und Reformoptionen. Gutachten des Wissenschaftlichen Beirats beim Bundesministerium der Finanzen. Hg. v. Bundesministerium der Finanzen. Berlin. Online verfügbar unter https://www.bundesfinanzministerium.de/Content/DE/Standardartikel/Ministerium/Geschaeftsbereich/Wissenschaftlicher_Beirat/Gutachten_und_Stellungnahmen/Ausgewaehlte_Texte/2018-06-19-Ueber-und-Fehlversorgung-Krankenh.pdf;jsessionid=8E2BCB71FDCB7A74F2B5546293FDBBFE?__blob=publicationFile&v=3.

Woratschka, Rainer (2016): Klinikmorde in Delmenhorst Gröhe warnt vor Kontrollwahn in Krankenhäusern. Hg. v. Der Tagesspiegel. Berlin (23.06. 2016). Online verfügbar unter http://www.tagesspiegel.de/politik/klinikmorde-in-delmenhorst-groehe-warnt-vor-kontrollwahn-in-krankenhaeusern/13777160.html.